U0387007

外泌体在生物通讯系统中的作用

Role of Exosomes in Biological Communication Systems

（中文翻译版）

主 编

〔沙特〕费萨尔·A. 扎赫拉尼 （Faisal A. Alzahrani）

〔沙特〕伊斯兰·M. 萨阿德丁 （Islam M. Saadeldin）

主 译

陈红波

副主译

程 芳 邹衡芳

U0387008

科学出版社

北 京

图字：01-2022-1735

内 容 简 介

　　本书主要介绍了来自不同实验室的专业研究人员关于胞外囊泡和外泌体的重要研究，包括它们在生理和病理通讯中的作用，以及在不同生理和病理水平上的治疗用途。其中第1、2章阐述了胞外囊泡的分离方法和特性；第3～5章讨论了囊泡在男性和女性生殖及早期胚胎生命中的作用；第6、7章突出了干细胞来源的外泌体的再生能力和治疗潜力；第8～12章讨论了胞外囊泡在泌尿生殖系统、神经系统、肝脏疾病中的作用，以及干细胞来源的胞外囊泡；第13～16章揭示了囊泡在不同癌症和转移中的关键作用；第17、18章介绍了治疗性囊泡和外泌体的发展趋势。胞外囊泡在转化医学中具有重大应用潜力，特别是作为生物标记物和药物递送系统，有望为临床实践开发新的治疗和诊断工具。

图书在版编目（CIP）数据

外泌体在生物通讯系统中的作用 /（沙特）费萨尔·A. 扎赫拉尼（Faisal A. Alzahrani），（沙特）伊斯兰·M. 萨阿德丁（Islam M. Saadeldin）主编；陈红波主译. —北京：科学出版社，2022.6
　书名原文：Role of Exosomes in Biological Communication Systems
　ISBN 978-7-03-072509-7

　Ⅰ. ①外… 　Ⅱ. ①费…②伊…③陈… 　Ⅲ. ①临床医学－医学检验②细胞－超微结构－研究 　Ⅳ. ①R446.1②Q248

中国版本图书馆CIP数据核字（2022）第099449号

First published in English under the title
Role of Exosomes in Biological Communication Systems
edited by Faisal A. Alzahrani, Islam M. Saadeldin
Copyright © Springer Nature Singapore Pte Ltd, 2021
This edition has been translated and published under licence from
Springer Nature Singapore Pte Ltd, part of Springer Nature.

责任编辑：郭　颖 / 责任校对：郭瑞芝
责任印制：赵　博 / 封面设计：龙　岩

科 学 出 版 社 出版
北京东黄城根北街16号
邮政编码：100717
http://www.sciencep.com

天津市新科印刷有限公司 印刷
科学出版社发行　各地新华书店经销
*
2022年6月第 一 版　开本：720×1000　1/16
2022年6月第一次印刷　印张：15　插页：2
字数：318 000
定价：128.00 元
（如有印装质量问题，我社负责调换）

译者名单

主　　　　译：陈红波

副　主　　译：程　芳　邹衡芳

中　山　大　学：陈红波　程　芳　伍颖艺　黄如凡　石培霖

　　　　　　　　张曼琪　韩雨航　苏丹丹　颜海兰　肖有梅

　　　　　　　　查华联　林靖雄

远想医学研究院：邹衡芳　范　航　卢宏伟　周　晗　绍　静

　　　　　　　　姚基祥　颜福霞　欧春凤　林菁华

编者简介

主　　编

Faisal A. Alzahrani　沙特阿拉伯阿卜杜勒阿齐兹大学国王学院分子生物学副教授，他在班戈大学西北癌症研究中心获得医学科学博士学位，主要研究癌症干细胞和干细胞中基囚组维持的机制。之后，他加入大学任教，组建了自己的团队和实验室，并被任命为干细胞科副主任。Alzahrani 博士随后将他的研究重点放在干细胞衍生的外泌体及其治疗应用上。在英国阿斯顿医学院担任客座讲师期间，他对转化研究更感兴趣，并加入 MirZyme Therapeutics 担任中东和北非地区副总裁。

Islam M. Saadeldin　沙特阿拉伯国王沙特大学的副教授和埃及扎加齐格大学的兼职副教授。他 2012 年就读于韩国首尔大学并获得博士学位。2008 年作为日本新泻大学的访问学者，2013—2014 年在韩国首尔大学做博士后。他于 2019 年获得亚洲大学联盟（AUA）学者奖和首尔国立大学客座教授。他拥有通过 PiggyBac 转座子进行胚胎转基因的专利。他在多种权威期刊上发表了 100 多篇关于动物克隆、基因组编辑、辅助生殖技术、成体和胚胎干细胞，以及外泌体在病理生理学和胚胎 - 母体串扰中的作用的研究文章。他还担任 *Frontiers in Veterinary Science*、*Journal of Animal Reproduction and Biotechnology* 和 *Cloning and Transgenesis* 的编委，并担任 *The Open Stem Cell Journal* 的副主编。

编　　者

Ahmed Abdeen　埃及本哈大学兽医学院法医学和毒理学系

Nesma Elsayed Abdelaal　埃及开罗大学理学院化学系生物技术专业

Fawaz Abomaray　瑞典卡罗林斯卡医学院临床科学、干预和技术系妇产科

Saleh Al-Kareem　法赫德国王医学胚胎干细胞研究单位、沙特阿拉伯王国吉达阿卜杜勒阿齐兹国王大学理学院生物系

Fahad A. Almughem　国家制药技术中心，沙特阿拉伯利雅得阿卜杜勒阿齐兹

国王科技城（KACST）

Wahaj Alnefaie　英国阿斯顿大学生命与健康科学学院

Mohammad N. Alomary　国家生物技术中心、沙特阿拉伯利雅得阿卜杜勒阿齐兹国王科技城（KACST）

Faizah Alotaibi　伦敦地区癌症项目，劳森健康研究所，伦敦，西安大略大学，加拿大

Abdullah A. Alshehri　国家制药技术中心，沙特阿拉伯阿卜杜勒阿齐兹国王科技城（KACST）

Fawzia A. Al-shubaily　沙特阿拉伯阿卜杜勒阿齐兹国王大学理学院生物化学系

Wanessa Fernanda Altei　巴西圣卡洛斯联邦大学生理科学系生物化学和分子生物学实验室

Faisal A. Alzahrani　沙特阿拉伯阿卜杜勒阿齐兹国王大学法赫德国王医学研究中心理学院 ESC 研究组生物化学系

Maryam H. Al-Zahrani　沙特阿拉伯阿卜杜勒阿齐兹国王大学理学院生物化学系

Seonggyu Bang　韩国忠南国立大学兽医学院

Rasha A. Barakat　埃及达曼霍大学兽医系生理学

Jongki Cho　韩国忠南国立大学兽医学院

Heloisa Sobreiro Selistre de Araújo　巴西圣卡洛斯联邦大学生理科学系生物化学和分子生物学实验室

Patty Karina dos Santos　巴西圣卡洛斯联邦大学生理科学系生物化学和分子生物学实验室

Hoda Elkhenany　埃及亚历山大大学兽医学院外科系

Ahmed Osama Elmehrath　埃及开罗大学医学院

Mahmoud A. Elnaggar　韩国科学技术研究所生物医学研究所生物材料中心

Nagwa Mostafa El-Sayed　埃及吉萨眼科研究所医学寄生虫科

Xun Fang　韩国忠南国立大学兽医学院

Moaz Yahia Farghal　埃及开罗大学医学院

Mostafa Fathi Abdelhai　埃及艾因夏姆斯大学农业学院生物技术专业

Shilpi Gupta　分子遗传学和生物化学实验室分部，国家癌症预防和研究研究所（NICPR），印度诺伊达、爱德大学分子医学和干细胞研究所（AIMMSCR）干细

胞和癌症研究实验室，印度北方邦诺伊达

Masahiro Ikeda 日本宫崎骏大学农学院兽医药理学

Yoon Ki Joung 韩国生物医学研究所生物材料中心、韩国首尔科学技术研究所、韩国大田科技大学生物医学科学与技术学部

Asmaa F. Khafaga 埃及亚历山大大学兽医学院病理科

Min Jung Kim 韩国首尔国立大学动物医学院兽医学与生物技术系

Byeong Chun Lee 韩国首尔国立大学动物医学院兽医学与生物技术系

Seok Hee Lee 韩国首尔国立大学兽医学院动物遗传学和生物技术系、美国加利福尼亚州旧金山加利福尼亚大学生殖科学中心妇产科

Feriel Yasmine Mahiddine 韩国首尔国立大学动物医学院兽医学与生物技术系

Nagham Gamal Masoud 埃及艾因夏姆斯大学医学院

Mohammed Moulay 沙特阿拉伯王国阿卜杜勒阿齐兹国王大学法赫德国王医学研究中心胚胎干细胞研究组、沙特阿拉伯王国吉达阿卜杜勒阿齐兹国王大学理学院生物学系

Ahmed E. Noreldin 埃及达曼胡尔大学兽医学院组织学和细胞学系

Bianca Cruz Pachane 巴西圣卡洛斯联邦大学生理科学系生物化学和分子生物学实验室

Ahmad Yar Qamar 韩国忠南国立大学兽医学院、巴基斯坦拉合尔兽医和动物科学学院临床科学系

Manar Ezz Elarab Ramadan 埃及开罗国家肝病和热带医学研究所寄生虫学部

Islam M. Saadeldin 埃及扎加齐格大学兽医学院生理学系、沙特阿拉伯利雅得沙特国王大学动物生产系

Yousef Tarek Sonbol 埃及开罗大学医学院

Hiroko Sonoda 日本宫崎骏大学农学院兽医药理学

Ayae Tanaka 日本宫崎骏大学农学院兽医药理学

前　言

近年来，外泌体（exosomes，EX）成为细胞生物学领域的研究热点之一。外泌体，是一种与细胞膜融合后以外分泌形式释放到细胞外的胞外囊泡（extracellular vesicles，EV）。在原核与真核生物的所有类型细胞间，大多数外泌体可以凭借微小至纳米级的运载结构来传递基因功能信号。由于胞外囊泡可以通过运输蛋白、mRNA、miRNA、脂质、代谢产物和酶等从生理性或病理性角度调节细胞功能，到目前为止已有上千篇有关胞外囊泡分离及功能表征的文献报道，相关研究呈井喷式增长。但是，对于细胞分泌胞外囊泡的生理性原因，目前仍是一个未解之谜。已有推测认为细胞分泌胞外囊泡很有可能是为了去除冗余组分以维持细胞内稳态。最新研究也表明，胞外囊泡中某些细胞组分的积累，是受某些功能性或者靶向性的机制所驱动，这表明这些特异性组分在调节细胞间通讯中发挥重要作用。除了这个问题之外，研究者们更多地关注于干细胞源性胞外囊泡对病灶的再生修复能力，而后者对于克服细胞疗法的弊端以及促进非细胞体系疗法的发展具有重要意义。

我们已知胞外囊泡与生殖系统疾病、免疫应答、寄生虫致病性、泌尿系统疾病、肝脏疾病、心血管疾病、中枢神经系统疾病、癌症等一系列疾病有关，这是由于胞外囊泡转运的蛋白质、代谢产物和核酸可以改变受体细胞的生物应答反应，而这些应答反应能够促进或抑制疾病。针对于此，胞外囊泡可以被人工设计成治疗或给药载体，用来递送包括 siRNAs、反义寡核苷酸、化疗药物，以及免疫调节物质在内的各种疾病治疗物质。不仅如此，由于胞外囊泡存在于在所有细胞的细胞液中，不同的病变细胞胞外囊泡的变化可以作为一种生物标记，高效助力于不同疾病的辅助诊断。

在这本书中，我们重点论述了胞外囊泡和外泌体的几个研究方向，包括它们在细胞生理性和病理性信号传递中的功能，以及在不同生理学和病理学层面上的治疗作用。我们首先用第1、2章介绍胞外囊泡和外泌体的分离和表征技术；之后在第3～5章讨论外泌体在两性生殖以及早期胚胎生命中的作用；随后在第6、7章重点论述间充质干细胞源性外泌体的再生修复潜力；此外，在第 8 ～ 12 章我们讨论了胞外囊泡和外泌体与神经系统、泌尿系统、肝脏，以及胞外囊泡相关疾病的关系；在第13 ～ 16 章，我们揭示了胞外囊泡和外泌体在不同癌症转移过程中扮演的关键角色；最后在第 17、18 章我们探讨了胞外囊泡和外泌体在治疗方面的发展趋势。胞外囊泡和外泌体在转化医学中的应用潜力，特别是作为生物诊断标志物和给药系统方面的作用，有望为临床实践开发新的诊疗工具。

Jeddah，Saudi Arabia   Faisal A. Alzahrani

Riyadh，Saudi Arabia   Islam M. Saadeldin

目　录

本书参考文献
请扫二维码

第 1 章 胞外囊泡的分离和表征：传统与现代技术

Ahmed E. Noreldin，Asmaa F. Khafaga，Rasha A. Barakat

摘要

　　胞外囊泡（EV）是包含复杂细胞信息的微小膜泡。由于 EV 在胞间通讯和临床上的预后症状、诊断和治疗的作用，近年来 EV 研究备受关注。在本章中，我们概括了 EV 分离和表征的已有技术并介绍了这些技术的局限性和发展方向。此外，我们将着重介绍 EV 分离表征的新型技术及其发展状况。

关键词

　　胞外囊泡、外泌体、分离、电子显微镜、超速离心法

缩略词

AF4	非对称流场 - 流分馏	MVB	多泡体
AFM	原子力显微镜	NTA	纳米颗粒示踪分析技术
AKI	肾脏损伤	PBS	磷酸盐缓冲液
CCD	耦合系统	PCR	聚合酶链反应
cryo-EM	低温电子显微镜	PCS	光子相关光谱
CSF	脑脊髓液	PEG	聚乙二醇
DLS	动态光散射	PMT	光电倍增管
DUC	差速超速离心	Sc-NTA	散射光纳米颗粒示踪分析
EM	电子显微镜	SEA	荧光显微镜分析
EV	胞外囊泡	SEC	体积排阻层析
FC	流式细胞仪	SEM	扫描电子显微镜
FSC	荧光相关光谱学	SERS	表面增强拉曼光谱
FIC	荧光成像系统	Sp-IRIS	单粒子干涉反射成像传感器
FI-NTA	荧光发射	SPR	表面等离子共振
LSPRi	局域表面等离子共振	SPT	单粒子示踪

LTRS	激光拉曼光谱	TEM	透射电子显微镜
MISEV	胞外囊泡研究的基本信息	TRPS	可调谐电阻脉冲传感
MSC	间充质干细胞		

1.1　引言

　　胞外囊泡（EV）是大多数细胞都能够分泌的磷脂双分子层膜泡。由于其在疾病和生理中重要的生物学作用，近几年，EV 成为生物医学研究领域的热点（Bank 等 2015；Colombo 等，2014；Quek and Hill，2017）。最近，人们发现 EV 介导的细胞间通讯在癌症转移过程中扮演了重要的角色；一方面，EV 扩散到肿瘤微环境后增强了免疫调节、基质重塑和血管生成等一系列反应（Al-Nedawi 等，2008；Andreola 等，2002；Huber 等，2005；Luga 等，2012；Skog 等，2008）。另一方面，通过增强肿瘤细胞的迁移、增殖、耐化疗和上皮 - 间充质转化的能力，EV 向肿瘤细胞的转移加剧了肿瘤发生（Au Yeung 等，2016；Leca 等，2016；Luga 等，2012；Richards 等，2017）。除此之外，EV 也会在肿瘤远端位点处创造转移前龛（Alderton，2012；Costa-Silva 等，2015；Peinado 等，2012；Somasundaram 和 Herlyn，2012）。

　　Chargaff 和 West（1946）最早在血液中检测到了 EV，Wolf（1967）将其命名为"血小板灰尘"。后来，研究者们在直肠腺瘤微绒毛细胞提取出了 EV，并将其描述为"质膜碎片"（De Broe 等，1977）。1983 年，Harding 等深入研究后发现，囊泡是由质膜与多泡体（MVBs）结合而形成的（Harding 等，1983）。在那之后，Raposo 和他的同事们报道了从病毒转化的 B 淋巴细胞中分离出来的囊泡，具有刺激 T 细胞反应的能力（Raposo 等，1996）。2007 年，由于 EV 中 RNA 的发现，EV 被证明是细胞之间通讯的媒介而因此备受关注（Valadi 等，2007）。

　　EV 可以作为各种疾病的潜在生物标志物，这是由于其含有细胞分泌的脂质、核酸和蛋白质等多种物质。鉴于尿液（Duijvesz 等，2011）、血液（Caby 等，2005）、脑脊液（CSF）（Chen 等，2013）、唾液（Yang 等，2014）等含 EV 的液体样本采集相对方便，可以考虑用 EV 活检来替代常规活检（Wu 等，2017）。目前，EV 作为一种潜在的生物标志物已经被用于包括癌症在内许多疾病的研究（Choi，2015；Merchant 等，2017；Moon 等，2016）。

　　除了预后和诊断潜力外，EV 或脂质体作为靶向治疗载体的应用研究也在进行中（Crivelli 等，2017；Usman 等，2018；van der Meel 等，2014）。在临床上，人间充质干细胞（MSC）源的 EV 已经证明了它们的治疗能力。例如，与仅使用间充质干细胞相比，使用间充质干细胞来源的 EV 治疗急性肾损伤（AKI）的小鼠可以恢复 AKI 的功能（Bruno 等，2009）。此外，产生心肌缺血 / 再灌注损伤后，使用间充质干细胞来源的 EV 治疗可保护心脏功能（Arslan 等，2013）。因此，为了开发利用 EV 的生物医学能力，建立一种能够分析测定 EV 在样品中的浓度和分子组成的方法是非常有必要的。

但临床和生物 EV 样本的复杂性和 EV 的多样性阻碍了 EV 分析。根据 EV 生物起源可以将其家族分为三大类：凋亡小体、微囊泡和外泌体（Raposo 和 Stoorvogel，2013）。外泌体直径较小（40～100nm），在核内体腔室形成，通过多泡体与质膜结合排出。微囊泡直径在 100～1000nm，由质膜内凹直接产生。凋亡小体的直径从 50nm 到 5μm 不等，经由程序性细胞死亡过程中细胞膜出芽所分泌。EV 生物发生和分泌的主要途径如彩图 1 和图 1.1 所示。

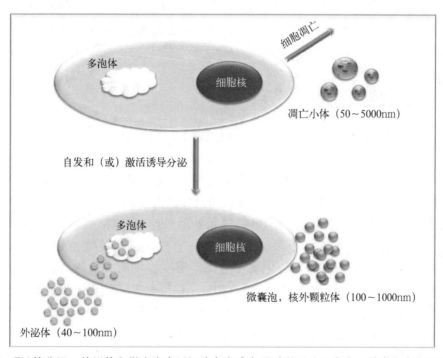

图 1.1　EV 的分泌。外泌体和微囊泡由活细胞自发或者通过激活分泌出来，其中微泡可通过质膜凸起直接分泌，而外泌体则由多泡体形成。此外，凋亡小体由经历程序性死亡的细胞以膜出芽的方式形成

EV 最近已被证实具有形态多样性。科学家通过利用冷冻电子显微镜(cryo-EM)，在体液样本中观测到了不同形态的 EV（Hoog 和 Lotvall，2015）。在人类精液中，约 41% 的 EV 为双囊泡、卵形囊泡、三囊泡、双特殊囊泡、层状小体和小管，其余为单囊泡（Hoog 和 Lotvall，2015）。这些不同形态的 EV 表明，EV 在分类上存在不同的亚群，并且这些亚群可能具有不同的生化特性。由于 EV 种类繁多，为了了解其在生理和病理中的组分和功能，有必要对其进行分类。此外，对各种细胞来源

EV 的分析方法也在不断推陈出新。最近，一个多层面的 EV 精制计划已经被应用于精准收集特异性 EV 亚群，方便研究者对 EV 载体进行深入分析，因此，有关特定 EV 或基于 EV 的生物标志物的功能和组分特性也将被人熟知。

　　本章节主要阐述 EV 表征和定量新技术的发展，以及这些技术广阔的发展前景。在本章中，我们尽力向读者展现目前该研究领域的广度。首先，我们总结了最常用的 EV 分离方法，随后我们对 EV 表征方法进行了分类。

1.2　分离技术

　　目前已经相对成熟的 EV 亚群分离技术主要分为五类，即基于体积的筛选、差异超速离心、聚合物吸附共沉淀、免疫亲和捕获法和微流控技术。不同的 EV 亚群如图 1.2 所示。

1.2.1　基于差速超速离心技术（DUC）

　　DUC 是 EV 分离最常见的方法。在 DUC 中，颗粒会根据其形状、大小和密度分级沉淀。将上清液以高离心力进行再次离心，颗粒团就会被分配到相应的介质层中，那么不同的 EV 组分通过多次离心即可实现分离（Yamashita 等，2016）。相应的离心时间取决于溶剂的黏度和粒子的物理特性。此外，在分析体液样本溶液时，EV 颗粒团还包括脂蛋白、粗蛋白和各种悬浮粒子等污染物。在超速离心之后，可以采用密度梯度离心去除杂质。这一套次序流程被喻为 EV 分选的"黄金标准"（Mateescu 等，2017）。但另一方面，密度梯度离心法需要设备成本高昂（50 000～100 000 美元）（Aalberts 等，2012；Palma 等，2012），且对复杂生物样本进行分析需要花费较多时间（62～90h，Taylor 和 Shah，2015）。因此，对于设施条件一般的实验室或者常规医院，该方法并不适用于大规模的样本处理（Liga 等，2015）。此外，脂蛋白污染、离心导致的 EV 破碎，以及 EV 本身的低得率（5%～25%的回收率）（Lamparski 等，2002），都限制了该方法在临床上应用。除此之外，DUC 方法会提高浓缩悬浮液中 EV 的积聚，同时 EV 也会因反复冻融受损从而导致生物活性改变（Bosch 等，2016）。但有报道称，添加 25mmol/L 海藻糖可以保护冻融过程中 EV 的质膜免受损害并减少离心后 EV 的积聚（Bosch 等，2016）。经典的超速离心法如彩图 2 和图 1.2 中所示。

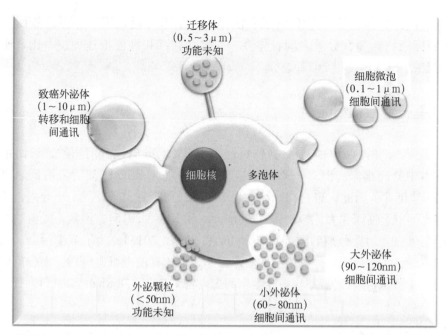

图 1.2　EV 的不同亚群。EV 各亚型的体积与释放途径大相径庭。从多泡体中释放的外泌体，负责运输蛋白和 mRNA 用于细胞间的通讯。根据体积不同，外泌体可分为大小外泌体。外泌颗粒（＜50nm）负责运输代谢相关蛋白。细胞微泡比外泌体略大，可以支持细胞间通讯。而从癌细胞中出芽形成的致癌外泌体则是一类较大的胞外囊泡，可以帮助肿瘤细胞入侵机体。迁移体是在细胞迁移后形成的，目前功能尚未可知

1.2.2　基于体积尺寸的筛选技术

基于体积尺寸的筛选技术，例如超滤法和体积排阻层析（size-exclusion chromatography，SEC）会根据 EV 的体积大小对其进行分离。在超滤法中，一种已知大小的膜只允许少量种类的粒子颗粒通过。相较而言，超滤法比超速离心法速度快，但后者操作简便，不需要特殊的试剂和设备。另一方面，由于大囊泡的溶解和剪切力引起的囊泡变形，蛋白质污染和生物活性较低等是难以避免的。此外，由于和质膜连接，分离过程中产生的 EV 损耗也可能会影响下游分析的结果（Batrakova 和 Kim，2015）。SEC 是另一个根据 EV 形态大小进行的分离技术。SEC 中含有孔洞的固定相会根据 EV 大小将其分离。

1.2.3　基于免疫亲和捕获法

免疫亲和捕获法是先使用磁珠或者分子底物捕获 EV，将目标分子固定在其表面，然后使用特定的洗脱液回收。已知 EV 包含不同的膜标志物。而一个优良的免疫选择生物标志物的标准是能够专一结合 EV 表面并且不会与其他标志物共溶于相

同的洗脱液。少量样本采用免疫亲和法得到的结果与超速离心相似。然而，由于
EV 表面标志物与捕获分子之间特异性、高效性和亲和性使得这种技术比超速离心
法更为有效（Tauro 等，2012）。

1.2.4　基于聚合物沉淀

添加聚乙二醇（PEG）等聚合物可以改变 EV 的分散性或溶解性，进而将其从
体液样本中分离出来。PEG 一般用于分离病毒。加入 PEG 沉淀后采用低速离心即
可得到 EV 沉淀。因此，聚合物沉淀技术不需要任何特殊设备并且易于分离，这种技
术也因此可用于临床和大规模制备（Batrakova 和 Kim，2015）。但是，残留的聚合物
及其他杂蛋白会污染分离后的产物（Taylor 和 Shah，2015）。为了减少污染，必须进
行分离前后的纯化步骤。分离前主要去除像脂蛋白这样的亚细胞颗粒，而分离后则利
用脱盐柱（如 Sephadex G-25）去除剩余的聚合物（Taylor 和 Shah，2015）。

1.2.5　微流控技术

微流控技术的迅速发展为 EV 的分离提供了一种新的探索。基于 EV 的生化和
物理特性，微流控系统可以实现小规模 EV 的高效分离。在临床上，利用微流控技
术开发了一种新的 EV 检测方法。与传统方法相比，这种技术所需要的样本数量更
少，灵敏度更高，速度更快。之前微流体免疫亲和技术已被报道用于 EV 分选（He
等，2014；Kanwar 等，2014）。从捕获的 EV 中提取的 RNA 的浓度和质量足以用
于芯片分析或聚合酶链反应（PCR）。然而免疫亲和法只能分离出具有特定表面蛋
白的 EV（Liga 等，2015），而带有微流控装置的多孔聚合物筛网可以在没有免疫选
择性的情况下收集 EV。

采用电泳过滤可以减少污染、EV 聚合和孔隙堵塞。微流控装置由于装置较小，
因此可以使用一个很低的电压。Wang 等报道了一种利用纤毛纳米丝微柱层析结构，
该结构可以基于脂质体体积大小对其进行靶向吸附（Wang 等，2013）。吸附后的硅
胶纳米线在磷酸盐缓冲液（PBS）中过夜浸泡溶解可以释放靶向吸附颗粒。最近，
非对称流场流分馏（AF4）技术也被报道应用于对聚合物、纳米粒子、EV 和蛋白
质进行表征和分类（Gigault 等，2014）。在 AF4 中，通过层面切向流将样品引入平
面通道，然后通过横向流将样品按照扩散系数进行分组收集。然而，大多数分选技
术仍然需要更多诸如核酸提取或样品制备这样的非芯片操作。

1.3　胞外囊泡的特征

为了对微囊泡、凋亡小体和外泌体等不同大小的 EV 进行分类研究，研究者们

急需将 EV 的大小与浓度测定方法标准化。目前人们对于 EV 的大小与其类型之间的认知还很浅，据报道在多种癌症的不同阶段，EV 的浓度和大小均不同，这表明建立测量标准对临床诊断是有必要的（Baran 等，2010；Kim 等，2003；Szajnik 等，2013）。

　　最常用的测定 EV 直径的方法有两种，一种是直接利用高分辨率成像观测，另一种是间接利用电信号读出。利用原子力显微镜（AFM）或电子显微镜（EM）可以对固定化的 EV 直接进行高分辨成像，从而获取纳米分辨率级的单个 EV 的精确尺寸。然而，由于样品制备过程复杂，直接成像观测有时不能准确定量计算 EV 的浓度。间接估计法，则是从其他可检测的性质指标推算 EV 的浓度或大小，如它们与光的相互作用、扩散轨迹，或它们对检测器内电流的影响。间接法检测到的 EV 定量结果通常比直接成像观测结果高，这说明间接法极大地提高了 EV 测量的精确性。然而，间接法对于 EV 体积的测定并不是很精准，并且间接法会受到检测器灵敏度影响或样品中存在的其他生物颗粒干扰。在本章的这一部分中，我们将重点介绍 EV 测量物理特性的最常见技术，并根据其观测定量所使用的原理对这些技术进行分类。

1.3.1　电子显微镜技术

　　最直观地估计 EV 形态和大小的方法是使用电子显微镜（EM）。EM 采用凝聚电子束代替光束，通过 EM 可以获得纳米级物体的高分辨率图像。最常用的 EM 是扫描电子显微镜（SEM）和透射电子显微镜（TEM）。用聚焦电子束对 EV 表层进行扫描即获得 SEM 图像，该图像能够显示电子束在被分析区域的反射情况。与 SEM 检测次级电子不同，TEM 是利用能穿透样品的高能电子去透析测绘 EV 的二维图像，因此 TEM 可以观测到被测物体的内部结构。为了方便观测，使用 TEM 前需要将被测材料的细胞或组织切片制成 50nm 厚的薄片，虽然这会导致组织和细胞难以完整可见，但这并不会影响 EV 的分析（Bozzola 和 Russell，1999）。而影响 EV 或细胞显微观测最主要的限制因素，其实是在真空环境下对生物样品的干燥和固定操作。这些复杂的样品前处理是 EM 图像绘制工作的主要困难所在，然而即便如此限制，TEM（Linares 等，2017）和 SEM（Casado 等，2017；Nanou 等 2018；Sokolova 等，2011）依然可以轻松地预估出 EV 的形态和大小。

　　冷冻透射电镜（cryo-TEM）技术，最初开发目的是为了防止观测过程中样品脱水，而这一优势恰好适用于 EV 观测的特点。使用 cryo-TEM 观测时，需要先将 EV 悬浮液薄膜在极低的温度（< −100℃）下闪冻成超薄玻璃化薄膜，这样 cryo-TEM 可以观测到薄膜上的图像信息（Cizmar 和 Yuana，2017）。这种改进后的技术常用于测量 EV 的超微结构，并能获取生物样本的高分辨率成像（Buzhynskyy 等，2009；Gustafsson 等，1995；Issman 等，2013）。此外，免疫胶体金标记的使用有

助于临床样本中特异性 EV 的诊断（Linares 等，2017；Thompson 等，2016）。例如，Brisson 等结合免疫胶体金标记和冷冻透射电镜研究了多种诱导条件下从血小板中制备的 EV，并对比了它们的形态、大小、CD63 和 CD41 蛋白的表达水平（Brisson 等，2017）。

cryo-TEM 被认为是目前最可信的 EV 检测技术。然而，该方法也具有一定的不足。由于 TEM 和 EV 的强相互作用影响了样品印迹，实际 EV 浓度的测量准确性较差。如果临床和生物样品中检测的 EV 数量有限，则观测结果不能充分代表整个 EV 群体。有趣的是，为了准确比较不同种类 EV 大小的差异，依照国际胞外囊泡研究指南中新要求，对于含有多个 EV 的图像观测，需要每个 EV 有单独的特写，之后再将多个特写图像集合。另一方面，临床上 EM 设备有限的问题也是限制 EV 观测的因素。

1.3.2　原子力显微镜

原子力显微技术是一种具有纳米级图像分辨率的新型扫描探针显微技术。该技术是通过使用一个针尖去扫描观测区域，随后将扫描所得的偏差转换为表层图像特征。利用原子力显微镜（AFM）可以观测干燥后固定的 EV 样品的体积和结构。AFM 使用时不需要添加样本标签（Allison 等，2010）。在干燥过程中样品可能会被损坏，而通过与互补抗体结合或通过静电相互作用将 EV 固定在一个表面上可以减少这种损耗（Biggs 等，2016；Hardij 等，2013）。Casado 等利用 AFM 研究了某些细胞受刺激后分泌 EV 的原因，并检测出 EV 的体积与细胞膜突起大小之间的高度相关性（Casado 等，2017）。AFM 还能反映囊泡的弹性和硬度等力学特性（Vorselen 等，2018a）。例如，Wuite 等在遗传性球形红细胞增多症患者和健康供者之间检测到了血小板源 EV 膜硬度的明显区别（Vorselen 等，2018b）。但另一方面，由于需要特定的仪器设备和专业操作技能，AFM 目前还不能广泛应用于 EV 研究。

1.3.3　动态光散射

动态光散射（DLS）可以用来测量囊泡的粒径分布。这种测量是基于对激光强度随时间波动的监测，当 EV 在运动分散时，光发生散射。EM 和 AFM 测量单个 EV 的大小，不同的是，DLS 评估的是扩散囊泡的累计迁移率（扩散系数）。最终粒径分布是由多分散性和中值决定的（Berne 和 Pecora，2000）。与其他方法相比，DLS 技术的优势在于简便快捷，精确测量只需几分钟，这使得 DLS 成为常规 EV 分析技术。DLS 适用于相对分散的单样品的定量分析。然而，在测定分离后的 EV 体积时需要统计粒径尺寸的分布（如，单峰分布或多峰分布），但在 DLS 样本中又存在大量种类的合成变体（如脂质体）干扰结果（Baddela 等，2016；Pearson 等，

2017；Zhang 等，2016）。因此，尽管 DLS 能检测扩散在溶液中的所有微粒，但从一定程度上来说，在生物和医学方面，DLS 只能用于最低限度处理的生物溶液的分析。

1.3.4 纳米颗粒示踪分析

受布朗运动的影响，溶液中粒子扩散的速度由粒子的大小所决定。通过分析运动轨迹和运动粒子的大小来确定扩散系数的方法被称为单颗粒示踪（SPT），它被认为是一种常规的 EV 研究技术，即纳米颗粒示踪分析（NTA）。由 NTA 技术衍生出许多测量方法，然而不管是发射荧光纳米颗粒示踪分析（Fl-NTA）或散射光纳米颗粒示踪分析（Sc-NTA），其对颗粒进行成像的基础都是微粒布朗运动的延时示踪（Dragovic 等，2011）。通过分析许多单微粒的轨迹，可以估计粒子和尺度分布的一致性，甚至在多粒子分布样品中也是如此。

虽然 NTA 能够测量囊泡的大小分布，但由于持续扩散运动的囊泡在观测区域不停地进进出出，NTA 检测技术实际应用有限。在测量时 NTA 预测的统计误差约为 35%，这导致了结果的显著不确定性，例如，在 20 次运动轨迹中，这么大的误差会导致测量到的尺寸分布比实际的数据偏大（Qian 等，1991）。观测记录运动路径更长的微粒实际上会减少统计学和数学模型上的不确定性，并且纠正测量上的误差（Saveyn 等，2010）。此外，由于在混合体液样本中存在许多散射源（如蛋白质聚集物），散射光很可能会干扰影响 EV 大小分布和浓度的 NTA 检测结果（McNicholas 等，2017）。Fl-NTA 利用高发光和光稳定荧光标签（如量子点）进行 EV 识别并防止过度曝光，从而更有效地将 EV 与其他粒子区分开来（Carnell-Morris 等，2017）。在监测时，只有 EV-NTA 荧光探针信号才能被捕获识别（Carnell-Morris 等，2017）。凭借这一改进，NTA 技术可成功用于表征 EV（Vestad 等，2017）。

1.3.5 可调电阻脉冲传感检测

可调电阻脉冲传感技术（TRPS）是一种通过监测可调纳米孔上的电流变化来观察单个纳米粒子的技术，其粒子的体积与报告电流的下降幅度有关（阻遏作用）。在使用常规标准物质（如已知尺寸的聚苯乙烯纳米颗粒）校准后，TRPS 可以被用来测量未标记 EV 的体积和密度。尽管 TRPS 在纳米颗粒研究中的应用已经证实了其效果，但要想将 TRPS 普及到微处理的生物样本中 EV 的分析应用上仍然是一个挑战（Weatherall 和 Willmott，2015），一方面是由于样本中 EV 群体种类复杂，例如较大体积的 EV 会阻塞纳米孔，另一方面也是因为缺乏当量标准缓冲液无法校准。但对于纯含 EV 的生物液体，商用 TRPS 设备低廉的价格和高灵敏度使其应用于 EV 分析成为可能（Akers 等，2016；Mork 等，2016）。除了测定 EV 的体积和浓度外，

TRPS 还可以通过计算 EV 通过纳米孔时间与两端施加的电压和压力的函数来准确地定量 EV 的表面负荷（Vogel 等，2017）。EV 的表面负荷对 EV 的药物代谢动力特性具有重要影响，因此在设计 EV 作为给药载体时需要考虑该参数（Charoenviri-yakul 等，2018）。此外，由于 TRPS 的灵活性和精确度，它对于纯 EV 的悬浮液检测非常有用，一些测试小组目前正在对 TRPS 方法进行标准化，以便更好地在 EV 检测中使用（Vogel 等，2016）。

1.3.6   流式细胞仪

流式细胞仪主要用于细胞分析，但同样也适用于 EV 分析（Gardiner 等，2016）。在流式细胞仪（FC）中，鞘液带动细胞以纵向一列的形式穿过流动池，在流动池内一个细胞受到多束激光照射。照射后散射的激光被多个探测器监测，从而记录鞘液和细胞之间折射率的变化。前向角散射反映单个粒子的大小，而侧向角散射反映其颗粒度和组成。使用流式细胞仪研究 EV 是一项有挑战性的尝试，因为该方法对 EV 的灵敏度很低，只有在每分钟 1000 个细胞的速度下，细胞分析过程才相对稳定可靠（Chandler 等，2011）。由于 EV 粒径小且与溶液的折射率差，EV 散射的光比常用校准的聚苯乙烯微球少 10 倍（Chandler 等，2011）。因此，即使是一个超过 500nm 大小的 EV，也只能通过最传统的流式细胞方法观察（Chandler 等，2011）。而且由于 EV 的聚集效应（多个 EV 聚集在一起同时被检测），较小的 EV 其实是被聚集在一起检测（van der Pol 等，2012）。这些较小的 EV 聚合后，其分散度满足了规定的检测下限，这就意味着它们被检测器视作一个单一的更大的颗粒。因此，观测到的计数是同时包括了较大的单粒子和较小的微粒团数量，这导致了复杂样本的测量误差。为了避免这个问题，样品可以经连续稀释后测定，这样就可以通过计算稀释倍数和浓度之间的线性相关系数来检测和消除聚集效应带来的影响（van der Pol 等，2012）。

FC 技术被越来越多地用于大体积 EV 的研究（例如微囊泡）（Chandler，2016；Nolan 和 Jones，2017）。大多数 FC 试验依靠散射光和荧光识别荧光抗体或通用荧光标签标记的 EV，从而获悉带有不同表面抗原的特定 EV 亚群的表达情况（Arraud 等，2016；Ayers 等，2011）。但是 FC 无法对单个小囊泡进行检验，再加上 EV 对荧光基团的低亲和性，使得 FC 技术在研究生物样本 EV 时存在很大的局限性。当生物样本中一些常见的 EV（疾病）标志物丰度较低时，FC 由于检测器灵敏度不够而无法检测到这些信号。这种亟待改进的需求迫使专门的流式细胞仪应运而生（Po-spichalova 等，2015；Stoner 等，2016；van der Vlist 等，2012）。

新的 FC 在光学检测系统中添加了 488nm 大功率激光发射器和一些特别改动，相应地增加了 EV 发出的荧光信号和散射光强度，从而降低了前向角散射。这种新 FC 除了能鉴定和测量小至 100nm 的不同 EV 亚群外，也可以使用免疫荧光抗体靶向测定 EV 相关膜蛋白（Stoner 等，2016）。此外，为了从蛋白聚集物或噪声中分离出真正的 EV 信号，我们需要再多设立一步分析后的质控步骤，为此有人改进了一种商用流式细胞仪（IFC），它包括传统流式细胞仪和荧光成像系统（FIC）（Erdbrugger 等，2014）。相比于光电倍增管（PMT），IFC 使用一种具有更大动力学范围和更小噪声的电子耦合传感器（CCD），因此更适合检测 100 ～ 200nm 大小 EV 的弱荧光信号（Erdbrugger 等，2014）。

随着 FC 与 EV 研究数量的日趋增长，除了对细胞仪的灵敏度提高有要求外，与其他多种设备的数据比较和提升样品处理精确度的诉求也随之增多。此外，EV-FC 也需要改进数据处理和校准方法以提升其性能。Vander Pol 等设计了一个模型，可以用于观察已知折射率和体积的微球的分散强度。在该模型中，囊泡可以与直径 4 μm 的醛 - 硫酸盐乳胶微球偶联，从而使其能被传统的细胞仪检测到（Lozano-Ramos 等，2015；Thery 等，2006）。之前也有人用偶联 E 标记抗体的微球在微球 -FC 中完成了 EV 的表征（Cvjetkovic 等，2016；Torregrosa Paredes 等，2014）。后来 Suárez 等（2017）借助醛 - 硫酸盐乳微球改进了这种半定量 EV 样本检测方法，这种微球可以任意结合测定所有种类的囊泡（Wahlgren 等，2012）。

基于扩散率计算 EV 的平均折射率可以推导出 EV 的大小，但 EV 的折射率在单个样本中是未知的（van der Pol 等，2012）。值得注意的是，EV 的散射水平受到膜和载体组分多样性的影响，而后者可能会导致 EV 大小的测量误差（Gardiner 等，2014）。微粒子测定标准化的工作一直是由 MISEVs 和多个研究项目所倡议及推动的，该工作需要研究者们通过比对相似标准品和对照样本，并补充实验信息的细节记录，以便最终改进 FC 检测方法（van der Pol 等，2018）。最近的论文也讨论了高分辨率流式细胞仪的相关重要问题，并为该技术的推广使用提出了建议。这些工作促进了不同课题组的实验数据的交流，通过比较数据可以减少先前描述的偶然 / 聚集效应的影响（Libregts 等，2018；Nolan 和 Duggan，2018）。

综上所述，FC 领域的最新进展，特别是对单个囊泡生物标志物的分析能力（最高可达 100nm），将用于鉴别、应用和了解 EV 稀有新亚群的诊断标志物。FC 对仪器设备先进性和极端特性化的依赖是其主要的弊端，这使得 FC 成本昂贵，仅能偏向于临床使用。如果纳米流式细胞仪能够以相对较低的成本分析微型 EV，那么微流 FC 技术将克服这些阻碍用于当前的 EV 分析（Friedrich 等，2017）。

1.3.7　激光镊子拉曼光谱

拉曼光谱类是一种基于分子色散的技术，它可以在细胞器水平或单细胞水平上检测粒子的动力学和化学性质（Puppels 等，1990）；不同于瑞利散射，当单束激光照射样品并干扰样品分子时，其能响应大部分频率的散射辐射。由于可见单束光与样品分子散射光之间的非弹性碰撞，导致可见光与非可见光的差频，这就构成了拉曼散射（Settle，1997）。从其散射光频率和强度中可以反映出来样品的稳定性和数量（Bumbrah 和 Sharma，2016）。拉曼光谱在生物医学方面，如癌症检测（Haka 等，2005）和骨科控制（Tchanque-Fossuo 等，2013），药物滥用评估等方面有成功的应用（Day 等，2004）。激光镊子拉曼光谱学（LTRS）属于拉曼光谱技术的一种，它使用紧密聚焦的激光束作为入射光来收集粒子（Carney 等，2017）。LTRS 支持共聚焦识别，这使其可以从震源体积收集拉曼信号，实现对脂滴（Argov 等，2008）和 EV（Smith 等，2015）的检测。振动或荧光光谱可以与 LTRS 结合使用，从而全面表征单个 EV 的各项特征（Carney 等，2017）。LTRS 通过其无标记和无接触特性能够进行时间过程分析（De Oliveira 等，2014）。然而，响应时间和响应量仍然不能满足分析需求。拉曼的微弱信号通常是荧光标记的 100 万分之一，例如，LTRS 需要约 5min 才能获得一个 EV 光谱（Smith 等，2015）。

1.3.8 暗场显微镜检查

暗场显微镜仅吸收样本发出的光，所以检测图像通常有良好的信噪比（S/N）。微芯片毛细管电泳已被开发与暗场显微镜相结合测定单个 EV 的 zeta 电势（Akagi 等，2014）。通过追踪散射或反射的激光，可以在暗场中显示单个 EV 的运动情况，并且通过免疫标记后 EV 的迁移变化可以反馈其生化成分（Akagi 等，2015）。未处理 EV 的 zeta 电位分布是对称的，平均为 − 10.2mV，如果标记了抗体，电位则偏向 − 3.4mV（Akagi 等，2015）。

1.3.9 基于荧光技术

在生命科学的各个领域，有许多分析方法都依赖于荧光。从 EV 研究的角度来看，依靠常见亲脂性染色标记或精确抗体标记的荧光标记技术，可以观测 EV 的大小和浓度。由于光谱和或光学系统配置的不断提升，EV 分析的灵敏度和质量都在提高。例如，最近在基于荧光的 SPT- 微流控系统中利用光片来测量细胞源 EV 的体积。与之前的辐射荧光显微镜相比，该荧光标记仅在光片内激发荧光团，同时未与染色液结合的 EV 显著减少，并且极大地增强了图像对比度，使囊泡检测结果更加准确（Deschout 等，2014）。此外，利用 FCS 对 EV 的体积进行了研究，EV 研究人员最近才热衷于使用 FCS，而 FCS 早已经被广泛用于分析蛋白质动力学，甚至计算脂质囊泡的合成。

最近，Wyss 等报道了利用 FCS 和单样本分析算法对细胞培养高度纯化 EV 的准确分析。这意味着除了大小和浓度外，EV 上 CD63 的其他特性也有可能被检测到（Wyss 等，2014）。Wyss 等的分析提高了荧光团的灵敏度，使其有望成为 EV 研究的一个有前途的工具。更令人兴奋地是，最新单一 EV 分析（SEA）技术的建立，使单个 EV 的多重生物标志物的分析成为可能。但 FCS 分析检测含 EV 的样品时，实际操作发现需要更多的验证和校准实验。例如，将携带有荧光基因的 EV 固定在微流系统进行免疫共沉淀后，荧光图像显示最多捕获 3 个生物标志物，但在去除了 EV 荧光基团后，换用 3 种其他抗体再次重复实验，可以在相同 EV 上检测到超过 10 种不同的标志物。

1.3.10　表面等离子共振

表面等离子体共振（SPR）是几种 EV 分析新技术的基础。SPR 能够在具有 SPR 活性的表面特异捕获一些高度灵敏且无标记的信号（如金或银纳米颗粒）。基于选定的蛋白质标志物，SPR 技术可以应用于肿瘤源性 EV 的定量。例如，有研究表明，带有 DNA 适配体的金稳定纳米颗粒在 SPR 检测时显示出简单的颜色变化，这是由于 EV 与这些适配体的特异结合（Jiang 等，2017）。从可视化和分光光度角度上，EV 蛋白质含量分析可以有多种方法。SPR 可以使用的表面形式有很多，可以根据待测表面进行相应调整。微流控 SPR 平台利用 EV 免疫抑制产生的纳米孔观察薄金层透明度的变化，从而测定含有许多普通蛋白标志物的 EV 水平（Im 等，2017）。另外，有学者使用一种包有 CD3 抗体的纳米金阵列柱的局部 SPR 成像（LSPRi）方法，观察了脑癌细胞转化系 EV 的单次捕获（Raghu 等，2018）。此外，有研究者在玻璃上通过免疫法固定一些自组装的纳米金颗粒，以测量来自一系列细胞类型的 EV 的密度（Thakur 等，2017）。在过去的 10 年里，表面增强拉曼光谱（SERS）已经成为生物化学检测低丰度生物标志物的基础。通过 SERS 效应增强信号，可以检测到那些沉积在抗体修饰的金属纳米颗粒上的单分子。基于 SERS 的 EV 蛋白浓度测定和表征的仪器设备（Ertsgaard 等，2018；Kwizera 等，2018；Park 等，2017；Tian 等，2018；Wang 等，2018）已经在多项研究中被报道。也有研究者通过 SERS 比较了从肺癌系统细胞中提取的干燥 EV 与正常肺泡 EV 的差异，并指明其临床相关性（Park 等，2017）。大量的完整的 SERS 方案已经被发表。EV 首先通过免疫捕获，然后通过免疫标记的 SERS 纳米探针被识别富集浓缩。该方法适用于 EV 浓度在 4 ~ 104/ml 的多种测试（Tian 等，2018；Wang 等，2018）。有学者在玻璃硅胶片上用金纳米棒作 SERS 纳米探针计算等离子体 EV，并通过特定的蛋白生物标志物测定其水平（Kwizera 等，2018 年）。Ertsgaard 等通过将模型囊泡的介电电泳捕获与 SERS 成像相结合，利用一种新的 EV 高速分析技术计算了拉曼系统中 EV 的含量（Ertsgaard 等，2018）。相对于纳米金颗粒的 SERS 表面，一种类似的廉价替代品是利用可记录光盘（CD-R）作为纳米银的基层。该方法已用于血红蛋白和血浆 EV 的拉曼光谱分析（Yan 等，2019）。

1.3.11 干涉成像技术

Daaboul 和他的同事最近报道了一种非常受欢迎的 EV 计数和数字光学检测方法，该方法是基于在硅酮层状基底上固定的 EV 的干涉成像，通过测量成像后的亮度，将 EV 与已知大小的结合囊泡做比对从而计算 EV 的体积（Daaboul 等，2016）。单粒子 IRIS(Sp-IRIS) 是一种使用大量 CD9、CD63 和 CD81 标志物的多重分析的工具，可以检测到从脑脊液中分离的 EV 的大小和蛋白表达谱。更确切来说，这种工具可以用于开发一系列固定抗体。据作者称，该技术甚至可以检测到 40nm 大小的 EV。目前这项名为 ExoView 的技术正在被应用于 ExoCarta 平台中。

1.3.12 蛋白免疫印迹技术检测外泌体

细胞在病理和正常情况下均分泌外泌体，但其中包含不同的细胞质和膜蛋白。因此，外泌体蛋白可以用于疾病的临床诊断。外泌体中检测到的关键 10 种蛋白包括 CD63 抗原（CD63）、热休克蛋白 8（HSPA8）、甘油醛 -3- 磷酸脱氢酶（GAPDH）、β 肌动蛋白（ACTB）、烯醇酶 1（ENO1）、胞质热休克蛋白 90 αA1（HSP90AA1）、CD9 和 CD81，酪氨酸 3- 单加氧酶 / 色氨酸 5- 单加氧酶激活蛋白、zeta 多肽（YWHAZ）和肌肉丙酮酸激酶（PKM2）（Mathivanan 和 Simpson，2009）和一些有特殊功能的外泌体蛋白，包括四跨膜蛋白超家族（CD9、CD63 和 CD81）和热休克蛋白（HSC70 和 HSC90），细胞膜运输蛋白（GTPases）和脂质结合蛋白。

四跨膜超家族蛋白是外泌体特有的常见标志物。该蛋白属于膜蛋白（如 CD9、CD63 和 CD81 等），参与外泌体的发育过程。在抗原细胞中，MHC- Ⅱ 的功能调节是通过侵入富含 CD9 的细胞质膜区域实现的（Buschow 等，2009）。跨膜蛋白可用于治疗许多肿瘤和传染性疾病。在黑色素瘤和其他癌症患者中，外泌体的 CD63[+] 表达量显著增加(Logozzi 等,2009)。因此，CD63 被认为是一种癌症蛋白标志物。另外，四跨膜蛋白家族的另一成员 CD81 在丙型肝炎病毒的细胞输入中起关键作用。已经证明慢性肝炎患者的外泌体 CD81 显著增加（Welker 等，2012），这表明 CD81 可作为丙型肝炎感染的诊断标志物。

1.4 结论与未来展望

虽然 EV 研究中存在一些问题尚未解决，但各种 EV 检测技术的迅速创新推动了 EV 研究的发展。对于一些能够测定单个囊泡分子含量和体积的技术，其技术改进的相关研究备受关注。此外，一些具有药用效果的 EV 亚群的鉴定方法和单一 EV 的分析技术也为 EV 相关生化研究提供了新视野，这将有助于 EV 新诊断测试和生物标志物的开发。在生物医学及与物理化学交叉领域中，有许多已经被证实的先进检测技术被开发用于 EV 表征，这表明有关 EV 的研究受到越来越多的关注。此外，微流控技术和芯片实验技术的快速发展将 EV 纯化、分离和分析相结合，极大地简化了技术工艺，相应地，也减少了生物医学和临床应用分析所需的样本量，这些对于推动 EV 研究进展具有实际意义。另一方面，面对逐渐扩大的研究领域和日益增长的研究需求，为了避免检测误差和克服技术局限性，前述指标的重复性和准确性有待进一步提高，在低成本基础上实现进行三倍准确的测定是下一步发展的目标。

　　我们要感谢达曼霍大学兽医学院院长的技术支持。

　　本文不包含任何作者对动物的实验。本文不包含任何作者对人类参与者的实验。

第 2 章　外泌体及其精细结构的表征

Fawzia A. Al-shubaily，Maryam H. Al-Zahrani

摘要

　　外泌体（大小为 30 ~ 150nm）是一种细胞分泌的纳米级囊泡。在某些生理和病理生理条件下，细胞会释放出胞外囊泡。外泌体含有代表其亲本细胞生物学和遗传特征的分子信息。就像激素和细胞因子一样，外泌体通过转运物质信息在胞内通讯和内环境平衡中发挥着关键作用。同样地，通过转运蛋白质、脂质、信使 RNA（mRNA）、microRNA（miRNA）和 DNA 等，外泌体也能够促成胞间通讯。本章介绍了外泌体的各种表征方法及其优缺点，并讨论了外泌体的精细结构、组分和形成过程，最终，我们对外泌体的生物学功能进行了总结。

关键词

　　外泌体、胞外囊泡、表征、结构

缩略词

AFM	原子力显微镜	lncRNA	长链非编码 RNA
ALIX	ALG-2- 互作蛋白 X	LSPR	局部表面等离子体共振
Au/Ag	纳米胶体金银悬浮液	LV	腔囊泡
B cell	骨髓或黏液囊来源细胞	MHC	主要组织相容性复合体
Bcl-2	B 淋巴瘤细胞	MIR375	MicroRNA 375
BGC823	胃肿瘤细胞	miRNA	微小 RNA
BM-MSC	骨髓间充质干细胞	Mm	千分尺
CCG	半胱氨酸 - 半胱氨酸 - 甘氨酸	mRNA	信使 RNA
CCL2	趋化因子 C-C 基序配体 2	MVB	多泡体
CRC	结直肠癌	MVE	多泡核内体
Cryo-EM	冷冻电子显微镜	NF-κB	核转录因子 -κB
Cryo-EM	冷冻透射电子显微镜	NGS	新一代测序

CTC	循环肿瘤细胞	NIH	美国国家卫生研究院
C-terminal	羧基末端	Nm	纳米
DC	树突细胞	nPLEX	纳米等离激元外泌体
DLD	确定性侧向位移	NTA	纳米颗粒示踪分析
DLS	动态光散射	Oct-4	八聚体结合转录因子 4
DNA	脱氧核糖核酸	Oli-neu	少突胶质前体细胞系
EBP50	ERM 结合磷酸化蛋白 50	PA	磷脂酸
EBV	EB 病毒	PC	磷脂酰胆碱
EC1	细胞外循环	PCR	聚合酶链反应
ECM	细胞外基质	PE	磷脂酰乙醇胺
EC	血管内皮细胞	PI	磷脂酰肌醇
ELISA	酶联免疫吸附测定	PNAS	美国国家科学院院刊
EM	电子显微镜	PNPase	多核苷酸磷酸化酶
EOT	超强光透射	PrPC	细胞的朊病毒蛋白
EpCAM	上皮细胞黏附分子	PS	磷脂酰丝氨酸
ERM	膜 - 细胞骨架连接蛋白	PTGFRN	前列腺素 F2 受体负调节因子
ESCRT	转运核内体复合体	RBL 2H3	组胺释放细胞系
EV	胞外囊泡	RLP	反转录病毒样粒子
EVsI	G 蛋白偶联受体 GPR177	RNA	核糖核酸
Exo	外部	RNase pH	核糖核酸酶的 pH 域
ExoCarta	外泌体蛋白，RNA 和脂质数据库	RPS	电阻脉冲传感
exoDNA	外泌体 DNA	RS	拉曼光谱
FCS	荧光相关光谱	SAM-Au-NI	黄金纳米岛的自我组装
FDA	食品药品监督管理局	SDC	多配体蛋白聚糖
GPI	糖基磷脂酰肌醇	SERS	表面增强拉曼光谱
GPR177	G 蛋白偶联受体 177	SGC7901	人胃癌细胞系
GTPase	鸟嘌呤核苷三磷酸水解酶	soma	人体细胞
HepG2 cell	人肝癌细胞系	SPR	表面等离子体共振
HER	人表皮生长因子受体	T cell	胸腺细胞
HERV-K	人内源逆转录病毒 K	TEM	透射电子显微镜

hnRNAPA	核内不均一核糖核蛋白	TGN	反式高尔基体网络
HSP70	热激蛋白 70	TNFα	肿瘤坏死因子
HSP	热激蛋白	TRPS	可调谐电阻脉冲传感器
IBM	国际商用机器公司	TSG101	肿瘤易感基因 101
IL-6	白细胞介素 6	VEGF	血管内皮生长因子
ILV	管腔囊泡	VEGFR-2	血管内皮生长因子受体 -2
ISEV	国际胞外囊泡学会	WB	免疫印迹
ISGylation	ISG15 修饰蛋白	Wnt	Wnt 蛋白

2.1 引言

　　早在几十年前，人们就发现了细胞膜分泌囊泡到周围环境这一细胞活动。最近几年，有关胞外囊泡分泌的研究越发火热，因此在 2012 年研究者们成立了一个协会，命名为国际胞外囊泡协会（ISEV）（Kowal 等，2014 年）。Johnstone 等和 Vlassov 等最初认为将外泌体定义为起源于多泡核内体（MVE，通常称为多泡体，MVB）的一种结构（Johnstone 等，1987；Vlassov 等，2012）。早在 1970—1973 年发表的 *PNAS* 杂志上的 4 篇文章中，"外泌体"一词就被提到过（Fox 等，1970，1971；Fox 和 Yoon，1970；Mishra 和 Tatum，1973）。而"胞外囊泡"这一概念首次使用是在 1971 年发表在 *Journal of Ultrastructure Research* 上的一篇名为 "*Ultrastructure of intracellular and extracellular vesicles，membranes，and myelin figures produced by Ochromonas Danica*"（Witwer 和 Théry，2019）的文章中。后来，为了相关论文和报告的需要，胞外囊泡（EV）领域的研究者们提出，需要为 EV 定义一个恰当的通用命名（要求具有描述性和有效的）（Théry 等，2018）。在最新的 ISEV 实验指导手册中，ISEV 将这种具有脂质双分子层且不能增殖的封闭结构粒子定义为"胞外囊泡"，并且基于一些明确的和可测量的特征，如细胞来源、分子标记、体积、密度和生物功能（Théry 等，2018）或者其生物发生途径（Jeppesen 等，2019）对 EV 进行分类。

　　EV 是一种亚微米级大小的生物囊泡。几乎所有类型的细胞都可以分泌 EV。由于 EV 可以在细胞或组织间靶向传递复杂信号来影响受体细胞的生物功能，在过去的十年里，EV 成为细胞生物学领域的研究热点之一（Gorgens 和 Giebel，2020）。

　　近年来，EV 与多种治疗策略联系在一起，如抗肿瘤治疗、疫苗、免疫系统变异和给药系统（Fais 等，2016；Lener 等，2015；Wiklander 等，2019）。

　　EV 是包裹在双层磷脂膜中的细胞源性囊泡，内含蛋白质和核酸（如前所述）（Betzer 等，2020）。它们存在于生物体液中，参与各种生理和病理过程（Bjørge 等，2018；Skog 等，2008；Valadi 等，2007）。目前 EV 被认为是参与细胞间通讯的重要组成部分，它们促进蛋白质、脂质和遗传物质的交换（Van Niel 等，2018）。EV主要分为 3 种类型：外泌体、微囊泡和凋亡小体，它们的主要区别在于分泌机制、大小和膜的组成成分（Betzer 等，2020；Ren 等，2016；Valadi 等，2007；Van Niel 等，2018）。

　　然而，Akers 等（2013）定义了 4 种 EV，即外泌体、微囊泡、逆转录病毒样颗粒（RLPs）和凋亡小体。

　　外泌体的直径为 40 ～ 100nm，而微囊泡 / 脱落颗粒、凋亡小体（＞ 100nm）（Abels 和 Breakefield，2016）和 RLP（90 ～ 100nm）相对较大（Bronson 等，1979），在病毒侵染或逆转录病毒蛋白存在时，EV 从细胞中分泌出来（Bronson等，1979）。值得注意的是，外泌体被分泌到胞外环境是在晚期核内体 / MVB 与质膜结合后（Hessvik 和 Llorente，2018）。不同的是，大囊泡和凋亡小体则是立即从质膜分别分泌到活细胞和死细胞，而 RLP 是质膜直接出芽的结果（Bieda 等，2001）。

　　细胞的有害物质可以通过外泌体分泌出去。然而，进一步研究表明，纳米载体在胞间通讯中的真正生物学作用是促进细胞间复杂信息的交换，从而影响生理和病理环境中稳态的维持、免疫反应和血管生成（Bunggulawa 等，2018；Vader 等，2016；Yu 等，2014）。外泌体非常稳定，并且具有生物兼容性，可以抵御消化酶的降解，并且可以自行找到其作用位点（Akuma 等，2019）。

2.2　外泌体的发现

　　在 20 世纪 80 年代早期。研究人员 Pan，Stehl 和 Johnstone 在研究血液中网状红细胞成熟过程中的转铁蛋白时发现了 EV 分泌的复杂模型（Harding 和 Stahl，1983；Kowal 等，2014；Pan 和 Johnstone，1983）。他们发现，在细胞内，核内体通过向内出芽产生 MVB 小泡（Johnstone 等，1987；Kowal 等，2014；Pan 等，1985）。随后这些 MVB 产生腔内囊泡（ILVs），后者与质膜融合将其内容物释放到细胞外环境（Johnstone 等，1987；Kowal 等，2014；Pan 等，1985）。20 世纪 80年代末，Johnstone 将这些腔内囊泡称为外泌体（Brinton 等，2015；Johnstone 等，1987）。自从约 40 年前细胞间通讯（Harding 等，2013）中的作用被发现以来，外泌体就获得了极大的关注（Pan 和 Johnstone，1983；Pan 等，1985）。

2.3　外泌体是什么

外泌体（exosome）这个词来源于希腊语单词 exo（外部）和 soma（身体）。在生物学上，短语 outside body 可能指多个生物对象（Witwer 和 Théry，2019）。外泌体是 EV 的一种亚型，作为细胞间运输中的物质载体，通常从致瘤的细胞运输到周围的正常细胞（Pitt 等，2016），例如，它们可以从其来源细胞携带蛋白质、microRNA 和 mRNA 到受体细胞（Hashemi 等，2017；Skog 等，2008；Théry 等，2002；Valadi 等，2007）。无数的微囊泡、大分子和小分子持续地分泌到细胞外空间。目前，这种被称为外泌体的纳米颗粒正被深入研究（Théry 等，2002）。外泌体是直径为 30 ～ 200nm 的单膜小型分泌细胞器，具有与起源细胞相同的拓扑结构，并富含一些蛋白质、脂质、核酸和糖缀合物（Bjørge 等，2018）。与其他 EV 不同的是，它们是在核内体中发芽，在细胞质中形成 MVB（Meldolesi，2018）。然后，外泌体经由 MVB 与细胞表面的融合释放到细胞外液中（Pegtel 和 Gould，2019）。在自然环境下，几乎所有类型的细胞都可以分泌外泌体，包括血液、唾液、尿液、母乳在内的大多数生物体液中都有大量外泌体的存在（Mathieu 等，2019；Vlassov 等，2012）。

外泌体的体积差异很大，因为即使是来自单一细胞系的外泌体的大小也不同。此外，每种外泌体测量技术都有各自的使用前提和检测范围。如果要对外泌体进行界定，不能简单地从大小和与起源细胞相同的拓扑结构来区分；外泌体的多样性非常丰富，不同外泌体的差异较大（Gould 和 Raposo，2013）。由于外泌体的有限的体积、固定的和随机的力学特性，以及在包涵体中不同蛋白分布和跨膜方式等，这一系列因素造成的差异使得外泌体的复杂多样性是必然的（Pegtel 和 Gould，2019）。外泌体可以由多种类型的细胞分泌，包括上皮细胞、树突状细胞、巨噬细胞、肥大细胞、神经元、肿瘤细胞、少突胶质细胞、B 细胞（骨髓或黏液囊来源的细胞）和 T 细胞（胸腺细胞）等（Chung 等，2020；Valadi 等，2007）。

2.4　外泌体表征

在医学和分子生物学研究过程中，外泌体的表征是一个有趣的研究课题，因为外泌体可以为疾病的早期诊断、疾病监测以及癌症和自身免疫性疾病的有效治疗方法的开发等，提供一系列有价值的信息（De Toro 等，2015；Dimov 等，2009；Tian 等，2020）。外泌体是一种分泌型膜泡，通过运输蛋白质、脂质、信使 mRNA（mRNA）、microRNA（miRNA）和 DNA 的交换促进细胞间通讯，例如在一些疾病发展中，或者更重要的，在对肿瘤微环境和免疫反应的调节中，外泌体可以通过细胞间接触参与生物过程（Pap 等，2009）。此外，外泌体及其组成已经被证明可以作为判别不同条件下的非侵入性生物标志物。外泌体的结构和数量可能与患者的临床疾病直接相关，因此外泌体的表征在诊断中非常重要（Sitar 等，2015）。

Creative Biostructure 提供了一种灵敏的外泌体表征技术，有助于促进外泌体在诊断检测或临床应用中的应用（Schey 等，2015）。为了追踪培养细胞的上清液和生物液中外泌体的存在，科学家使用了一些灵敏的和可重复的表征方法来鉴定单体外泌体的标志蛋白（Crenshaw 等，2018）。

此外，外泌体成分表征为外泌体生物发生、靶向和胞内作用研究提供了新的思路，同时也有助于外泌体开发为疾病诊断、预测和治疗行为的生物标志物（Schey 等，2015）。

2.5　外泌体表征方法

对于纯化后外泌体来说，其数量、结构、质量和大小都有特定的检测方法，这些方法已经被用于科学研究和临床治疗。近年来，有一些新技术也被开发应用于外泌体的表征和验证，如流式细胞仪（Kim 等，2002），电子显微镜（EM）（Szatanek 等，2017）、纳米颗粒示踪分析（NTA）（Mehdiani 等，2015；Szatanek 等，2017）、拉曼光谱（RS）（Tirinato 等，2012）、Western blot WB）分析（Baranyai 等，2015；Lässer 等，2012），ExoCarta 数据库（外泌体蛋白、RNA 和脂质数据库）（Momen-Heravi 等，2012；Szatanek 等，2017），以及一些新的纳米技术，如电阻脉冲传感（RPS）、基于表面等离子体共振（SPR）的纳米传感器、动态光散射（DLS）（Serrano-Pertierra 等，2019）、纳米确定性侧向位移（DLD）（Zhang 等，2018）和原子力显微镜（AFM）（Jena，2015；Sharma 等，2014）。然而，不可否认的是每种技术都有其局限性（Anderson 等，2015）。

2.6　纳米颗粒示踪分析

外泌体的表征已经通过生物物理、分子和微流控方法实现。为了探究外泌体的生物互作，首先要分析它们的物理化学特征，如大小、形状、表面电荷、密度和厚度等，因此，精度是极其重要的（Gurunathan 等，2019）。NTA 首次用于外泌体表征是在 2011 年（Sokolova 等，2011）。作为一种光学粒子示踪方法，NTA 可以测量 10nm 至 2μm 范围大小的外泌体体积分布及浓度（Chia 等，2017）。NTA 的技术原理是通过记录外泌体的运动轨迹从而计算出外泌体的运动速度（Dragovic 等，

2011）。该方法在液体悬浮液中逐粒子示踪纳米颗粒的布朗运动，并通过图像分析跟踪每个外泌体的运动。然后将运动与颗粒大小关联起来(de Necochea-Campion 等，2018)。NTA 能够展示颗粒体积分布、浓度和形态。它可以检测包括外泌体在内的一系列 EV，并测量直径低至 30nm 小颗粒。使用该方法所需的样本制备快速简便，仅需几分钟即可测定。更为可取的是，在测量时样本状态不会被破坏，测量后样本能以其原形态收集（Szatanek 等，2017）。EV 上的抗原也可以通过荧光标记抗体被 NTA 识别（Dragovic 等，2011）。样品制备及稀释倍数是影响 NTA 性能的关键参数。虽然 NTA 已经成为外泌体表征的"金标准"（Gercel-Taylor 等，2012），但因为在样品制备过程中稀释样本需要稀释溶剂或其他物质，所以稀释剂污染无法避免（Giebel 和 Helmbrecht，2017）。

2.7 动态光散射

动态光散射（DLS），也被称为光子相关光谱，是一种可用于测量外泌体大小的技术（Gurunathan 等，2019）。DLS 的工作原理是：当单束激光束通过样本中粒子悬浮体时，由于粒子的相对布朗运动，激光会发生相长干扰和相消干扰，激光散射强度随时间变化，通过检测这种波动可以反映出粒子的体积和相位信息（Szatanek 等，2017；Gurunathan 等，2019）。这种方法的优点在于它能够定量 1nm 至 6μm 范围内的粒子。当测量单一形式的悬浮颗粒（单分散悬浮）时，DLS 是最合适的技术。虽然这种技术使用简便，但 DLS 并不能直接观察到粒子的图像。而当悬浮液中存在体积较大的囊泡时，即使数量很少，也会影响较小颗粒的识别（Bryant 等，1996；Hoo 等，2008）。之前在测定红细胞和卵巢癌细胞中 EV 的分布和大小的实验中，DLS 展现了不错的效果（Lawrie 等，2009；Gercel-Taylor 等，2012）。虽然 DLS 可以检测囊泡大小，但它不提供任何生化数据或细胞起源信息（Gercel-Taylor 等，2012）。

2.8 可调电阻脉冲检测

可调电阻脉冲传感（TRPS）是近年来发展起来的一种新技术，其测量范围为 100nm 至 100μm。对于研究胞内功能和胞吞作用，TRPS 是测量外泌体浓度和大小分布及胶体颗粒特性最有效的技术，可分析的粒径范围自 50nm 至细胞大小（Anderson 等，2015；Yamashita 等，2016）。该方法的优势在于外泌体的单粒子表征和原位浓度测量。它能够在单粒子基础上对目标表征。TRPS 可以有效地评估一系列纳米颗粒悬浮液，包括磁珠和一些生物分子；然而，TPRS 的一个主要缺点是测量容易受到系统稳定性问题的影响，例如孔隙可能会被较大颗粒堵塞；或是当颗粒很小时，观测设备的背景噪声容易影响测量的灵敏度（Anderson 等，2015）。研究表明，通过降低灵敏度检出限和精确度及噪声等设备参数，可以提高系统的灵敏度和稳定性（Anderson 等，2015）。Figueiredo 等（2014）和 Vogel 等（2017）通过测量外泌体、混合阴离子和阳离子脂质体、羧基化和寡聚苯乙烯颗粒的多态混合物，以及对 DNA 附着在磁性纳米颗粒上的原位时间过程研究，展现了 TRPS 的检测范围和灵敏性。Patko 等（2013）使用这种方法检测了白血病源 EV 与 200 ~ 300nm 的细胞外基质（ECM）源 EV 的结合产物。在阿尔茨海默病酶（150 ~ 200nm）和肿瘤细胞的抗癌 miRNA 的研究中，TRPS 技术也被用于 EV 体积测算（Katsuda 等，2013；Shimbo 等，2014）。

2.9　原子力显微镜

为了研究外泌体，原子力显微镜（AFM）被用作光学和电子衍射技术的特殊替代品（Parisse 等，2017）。AFM 稳定检测并记录了针尖和样品表面之间的相互作用。该方法的一个重要优势是它在原始条件下定量样品的能力，即使是在最小样本的制备时都可以无损操作（Binnig 等，1986；Yuana 等，2010）。AFM 作为纳米尺度工具可用于表征外泌体的丰度、形态、生物力学和生物分子组成。该技术可以在单个囊泡和亚囊泡水平深入了解外泌体，并且可以显示各种亚细胞结构（如膜蛋白、DNA 和囊泡）、生物物理和生物分子特性等有用信息（Sharma 等，2018）。

另外，AFM 可以同时表征肿瘤样本中单个外泌体和其他多种类型 EV 的结构、生物力学特性和丰度（Sharma 等，2017）。AFM 可以对纳米级物体的表面进行亚纳米级精度的测量。然而，AFM 只能观测样品表面，无法对样品内部表征。因此，可以调节不同的实验条件设定对样本进行表征（例如不同的温度、AFM 针尖状态、探针和样品之间的力度、扫描速度）。研究表明，通过 AFM 测量可有效地表征从血液（Hardij 等，2013；Yuana 等，2010）、唾液（Sharma 等，2010）和滑膜液（György 等，2011）中提取的 EV。此外，这些研究还描述了不同类型来源 EV 的分离、表征、组成、力学和形态学特性。

2.10　透射电子显微镜

透射电子显微镜（TEM）广泛用于表征多种生物成分的结构、形态和大小（Kaushik 等，2015）。其主要原理是电子束穿过样品后，电子被专门的透镜采集放大形成信号图像。透射电子显微镜（TEM）和冷冻电子显微镜（cryo-EM）这两种电子显微镜（EM）被广泛应用于生物组分的研究。在 TEM 检测之前，需将样本固定后应在戊二醛中脱水，然后在真空下拍照。透射电镜专门用于 EV 的图像化观察，并从中直接测量囊泡的直径。

透射电镜（TEM）前期制备样品过程繁琐，制备过程中可能会导致 EV 形态的改变。Colombo 等（2014）通过 TEM 观测到球形外泌体和 EV 形状的多样性。此外，在某些情况下，一些生物样本可能会被电子束损坏。

TEM 观测到分离的外泌体呈现典型的杯状结构特征；相比之下，外泌体在 cryo-EM 显示出圆形结构（Raposo 和 Stoorvogel，2013）。科学家一般使用 cryo-EM 研究 EV，这是由于 cryo-EM 样品储存在液氮中，细胞不会发生改变或再分布，因此可以避免氧化效应和固定步骤操作的影响，从而避免电子束对 EV 造成的损伤。对无脱水纳米粒子和蛋白质可视化的最好方法是 cryo-EM。这是获取外泌体图像，特别是膜结构和腔体图像的唯一合适的方法（Renaud 等，2018）。

在外泌体生物学功能的研究中，最重要的是识别外泌体中的特异蛋白。特定荧光染料通常用于外泌体蛋白的精准检测和可视化。然而，在某些情况下，由于放大了荧光信号，人们在显微镜下就无法依据大小和形状鉴别外泌体种类（Zaborowski 等，2015；Pospichalova 等，2015）。

2.11　流式细胞仪

流式细胞仪（FC）是一种广泛用于表征外泌体表面蛋白及外泌体大小和结构的分子工具（Pospichalova 等，2015）。它是最常用的 EV 分析技术之一，因为它能够识别单一来源的 EV（Inglis 等，2015）。

初始样本体积对于使用 FC 分离和鉴定外泌体方面有着重要影响。因此，超离心是最有效的技术之一，其次是 western blot（WB）分析、NTA（Dragovic 等，2011）和 EM。然而，这些方法都不适用于诊断或临床研究。另一方面，流式细胞仪是一种适用于临床样本的分析技术，它能够解析悬浮细胞和颗粒的特定物理和化学特征，以及外泌体的大小和结构等（Suárez 等，2017）。

使用标准流式细胞仪可以测量直径超过 300nm 的颗粒，但更小的微粒不能基于前向角散射（FSC）观测（Van der Pol 等，2013）。因此，这样的工具不能直接检测外泌体（Suárez 等，2017）。流式细胞仪的工作原理是，将一束具有特定波长的激光束定向穿过含有悬浮粒子的流体，悬浮粒子在样品中的浓度决定了光散射的程度。用荧光染料标记的粒子也可以用这种技术进行测量。流式细胞仪可以评估相对颗粒大小和颗粒度（Szatanek 等，2017）；然而，由于尺寸检测的局限性，大量的微粒不能被标准流式细胞仪检测。为了将荧光染色的外泌体与背景污染物区分开来，高分辨率成像流式细胞仪，提高了前向角散射、荧光信号增幅和高分辨成像的灵敏度（van der Vlist 等，2012；Wu 等，2015）。

新的流式细胞仪设计使用多角度 FSC 传感器来提高粒子的分辨率（Chandler 等，2011）。该技术具有许多优点，如能够快速测量悬浮的外泌体，识别直径 300nm 以下的 EV，以及根据其抗原表达水平对外泌体进行定量和分类（Robert 等，2012）。

2.12　拉曼光谱

用于外泌体表征的电子显微镜、免疫印迹和 ELISA（酶联免疫吸附分析）等技术能够准确测量的前提要求是样本高度浓缩且产物纯度高（Doyle 和 Wang，2019）。此外，整个质膜外泌体样本同时包含来自正常细胞和病变细胞的外泌体，对其表征会大大增加肿瘤特异外泌体分子谱库的复杂性，因此目前这些方法限制了外泌体对肿瘤诊断和预后评估的应用潜力。

为了更好地分析和表征癌症来源的外泌体，研究者们致力于开发新技术以区分癌症外泌体与正常生理来源外泌体（Shao 等，2018）。激光照射样品会显示出样品的独有属性，这使得拉曼光谱（RS）成为合适的外泌体分析技术（Shipp 等，2017）。RS 是一种非常重要的无标记的、非损检测方法（Hernández 和 Galarreta，2019），它能够提供外泌体的化学结构信息（Smith 等，2015b）。这种特性的具有一个转化优势是，可以快速及时地对外泌体进行分析，避免长时间的等待。在单束激光下照射后，样本会产生非弹性散射的光量子，这些光量子可以用 RS 振动技术检测到。光量子通过分子振动模式激发并改变样品的能量（Thakur 等，2014），而特定化学基团发生已知振动就会被 RS 检测到，因此该方法可以精确地描述样品的分子结构。RS 还可以展示分子样本组成的特异性特征。因此，该技术可以凭借膜上脂质或蛋白含量及一些其他的表面参数来区分鉴别外泌体（Zhang 等，2019）。重金属纳米颗粒，如金 / 银（金和银的胶体悬浮纳米颗粒）或粗糙的纳米结构可以将拉曼信号提高多个量级。因此，RS 对于样品的鉴定和分析时只需低浓度外泌体即可（Carmicheal 等，2019）。

该技术局限性在于，当样品拉曼散射低（小于 10^7 个光子）的情况下，该技术检测能力有限（Gardiner 等，1989）。当金属纳米粒子（通常是金或银）或纳米结构表面存在表面等离子体时，拉曼信号可以显著增强。这种现象被称为表面增强拉曼散射，该方法也被命名为表面增强 RS（SERS）（Etchegoin and Le Ru，2008；Lee 等，2019；Li 等，2013）。

该技术已被广泛研究和使用多年，但直到最近才被用于外泌体分析（Lee 等，2015；Park 等，2017）。与多变量分析技术结合（多变量分析技术可以浓缩收集到的大量光谱数据），SERS 可以成为识别外泌体亚群的有力工具，并可用于外泌体表征以诊断癌症（Carmicheal 等，2019）。

2.13   纳米表面等离子体共振

1902 年，Wood（1902）首次探测到表面等离子体，1999 年 Biocore（Malmqvist，1999）开发了第一个商用 SPR 生物传感器装置，该装置由生物识别元件和 SPR 传感器组成（Homola，2008）。这种传感装置的特殊优势在于生物分子相互作用的无标记检测，该特点已被设计用于检测纳米系统中的外泌体，即纳米等离子体外泌体（nPLEX）。与传统商业生物传感器 SPR 系统不同的是，NPLEX 采用了一种基于周期性纳米孔光路径的特殊光学传输系统（EOT）。在 EOT 中，不同不透明金属薄膜发出的光会产生等离子体共振，该共振与等离子体表面至接口附近区域的金属介电光学系数有关（Escobedo，2013；Gordon 等，2008；Li 等，2016b；Zhang 等，2018）。每个纳米孔直径以及周期性预测直径的尺寸（分别为 200nm 和 450nm）都适合于外泌体的检测。对于不同的外泌体蛋白标志物，当一个外泌体与其中一个配体纳米孔结合时，光学传输中的光谱偏移就会实现。利用纳米孔阵列对 SPR 进行修饰，即可在临床环境中识别多个外泌体生物标志物。如果每个纳米孔都被不同的亲和配体连接，大规模的平行测量就可以轻松实现。Im 等曾经在每个纳米孔中设计连接了一个独立的配体，共计 105 个传感元件，实现了大规模的平行测量（Im 等，2014）。Wu 和同事最近首次利用自组装金纳米岛（SAM-AuNI）的局部表面等离子体共振（LSPR）光谱，基于其独特的生物物理相互作用，辨别区分微囊泡和外泌体（Thakur 等，2017）。他们的研究揭示了两个囊泡变体的膜特性，并因此创建了新的 LSPR 生物传感器。

2.14   纳米级确定性侧向位移

纳米确定性侧向位移（DLD）已被用于血液细胞、循环肿瘤细胞（CTCs）、寄生虫和细菌的分离或检测。在纳米级应用后，DLD 成为一种实验室芯片技术（McGrath 等，2014），经过近 20 年的发展，这种芯片技术以提高即时诊断的便捷性和灵敏度的优点在医学、生物学和化学领域得到了大量应用。循环肿瘤细胞（CTC）是在纳米级 DLD 开发之前，可诊断的最小体积的生物粒子（至少比外泌体大 50 倍）。然而体液中 CTC 的数量比外泌体少约 10 亿倍（Jung 等，2015）。

固定间隙尺寸（25～235nm）的纳米 DLD 芯片由 IBM、伊坎医学院（Mount Sinai）和普林斯顿大学（Princeton University）的科学家通过硅加工制作（Wunsch 等，2016）。纳米 DLD 柱可用于颗粒分选，结果参数称为 PE 数，表示一个粒子穿过 DLD 柱中传递所花费的时间与这个粒子在流体平流中移动相同距离所花费的时间的比值。相比早期技术所能检测到的粒子体积，纳米 DLD 所能分离出的粒子缩小了 50 倍（例如外泌体）；此外，纳米 DLD 对粒径分布在 20nm 到 100nm 间的粒子的区分能力是前人方法所无法比拟的（Zhang 等，2018）。

　　此外，还有一些用于表征外泌体的分子工具，如微流控技术。微流控技术可以根据外泌体与特异性抗体在微流控通道上的结合，以及结合囊泡的后续洗脱特性对外泌体进行表征（He 等，2014）。此外，外泌体所携带的分子（如 RNA）也可以作为外泌体的表征依据。如第三代测序（NGS）、微阵列分析和数字微滴聚合酶链反应（PCR）等多种技术都可以用于 RNA 分析（Ramirez 等，2018）。

2.15　外泌体的基本机制

2.15.1　外泌体的生物发生

　　来自不同细胞类型的细胞内和细胞外信号调节外泌体的生物发生。外泌体生物发生涉及许多后续步骤。首先，早期质膜衍生的内涵体的形成。腔内小泡（ILV）是在这些早期内涵体向内出芽后产生的，并导致多泡体（MVB）的形成（图 2.1）（De los Santos 等，2019）。由于多泡体（MVB）与质膜的结合腔内小泡（ILV）作

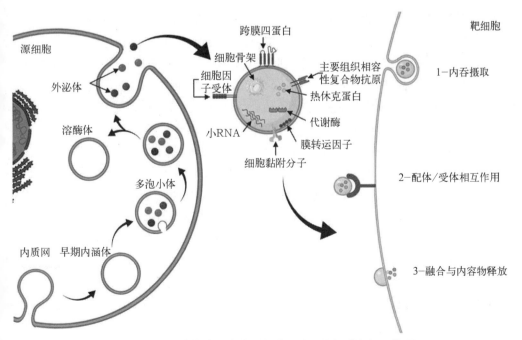

图 2.1　外泌体的生物发生、组成、分泌和细胞间相互作用

为外泌体被释放（Skotland 等，2017）。具体来讲，内吞作用是外泌体形成的第一步，其中质膜被内吞入细胞质中形成内涵体。在内涵体内部，内涵体膜的嵌入导致形成囊泡，然后变成多泡体（MVB）。反过来，多泡体与质膜结合，将囊泡作为外泌体释放到细胞外；总之，外泌体的形成始于多囊泡晚期内涵体与质膜的结合（Desrochers 等，2016；Miyado 等，2019）。

多泡体在 20 世纪 50 年代和 60 年代的电子显微镜研究中已经被描述过，但直到 80 年代初，它们才被认为是胞吞作用的组成部分。早期，在 20 世纪 50 年代和 60 年代，电子显微镜研究完成了多泡体 MVB 表征，表明多泡体 MBV 的形成开始于早期内涵体状态，是膜分隔的内涵体向内出芽的结果。当内涵体前体变成晚期内涵体时，大量的小泡（直径 60 ~ 80nm）聚集在它们的腔内（Murk 等，2002；Stoorvogel 等，1991）。因此，被称为多泡体。最近，多泡体 MVB 管腔囊泡（LV）已被证明与内涵体界面膜分离非常自由的（Murk 等，2002）。值得注意的是，外泌体的细胞内生物发生和后续分泌受到各种分子群的影响，这表明即使在外泌体中也有不同的亚型（Pegtel 等，2010）。

外泌体最初被认为是绵羊网状细胞成熟过程中通过质膜向内出芽进入细胞内涵体的一种细胞蛋白质转换手段（Pan 等，1985）。更多的细胞内涵体嵌合产生含有直径为 40 ~ 150nm 的多泡体的小囊。此后，多泡体与溶酶体合并，以降解其内容物或与质膜合并，将其内容物作为外泌体释放到细胞外空间（Harding 等，1983；Pan 等，1985）。被称为外泌体生物发生的过程将外泌体与其他 EV 区分开来，这些外泌体通过外出芽形成凋亡小体或作为质膜的坏死泡。在各种细胞类型，如上皮细胞、内皮细胞（EC）、免疫细胞、间充质干细胞、成纤维细胞和神经细胞中，已经检测到外泌体的生物发生。相似大小的小泡也可能产生于不同类型的 ILV；然而，缺乏特殊的标记来区分这些小泡，因此，通用术语 EV 仍在使用中（Gould 和 Raposo，2013）。外泌体生物发生是运输（ESCRT）所需的内涵体分选复合物在内的一个关键组成部分，尽管目前还发现了一个不依赖于 ESCRT 的包括神经酰胺在内的外泌体生物合成途径（Castro 等，2014；Colombo 等，2013）。

外泌体的生物合成是一个调节蛋白质质量的过程，因为它使细胞能够从质膜上轻松和选择性地提取蛋白质。这其中最引人注目的例子是 Juno 精子受体，这是每个人生命中最早发生的事件之一，它来自哺乳动物受精卵的质膜（Bianchi 等，2014）。外泌体一旦释放，具有丰富的功能，如重塑细胞外基质，并将信号和分子传递给其他细胞。外泌体生物发生作为质膜蛋白质量控制系统在 20 世纪 80 年代初已有报道（Pegtel 和 Gould，2019）。

2.15.2 外泌体载物的分类

在外泌体中发现了很多核酸、脂质和蛋白质。外泌体由几种细胞类型释放，包括上皮细胞、树突细胞、巨噬细胞、肥大细胞、神经元、肿瘤细胞、少突胶质细胞、B 细胞和 T 细胞（Valadi 等，2007；Chung 等，2020）。外泌体的组成在一定程度上依赖于各种环境因素可改变的细胞性质（Yáñez-Mó 等，2015；Pasini 和 Ulivi，2020）。外泌体虽然具有相当的异质性，但它们不只是微小的，外泌体囊泡与原始细胞具有相同的拓扑结构（Gould 和 Raposo，2013）。外泌体的显著异质性实际上是由于其承载能力有限，以及驱动内涵体内部和跨质膜差异蛋白分布的机械性和随机性所导致的（Petgal 和 Gold，2019）。已有几项研究对蛋白质、脂类和 RNA 等外泌体载物进行了鉴定，但这些研究尚未获得载物如何被分类到囊泡中（Hessvik 等，2012；Mittelbrunn 等，2011；Nolte-'t Hoen 等，2012；Pigati 等，2010）。

　　一项研究描述了一个通过与 A2B1 异质核糖核蛋白结合来控制 miRNA 装载序列（hnRNPA2B1）（Villarroya-Beltri 等，2013）。似乎对其 miRNA 的结合很重要的外泌体 hnRNPA2B1 是硫化的（Villarroya-Beltri 等，2013）。另外，Kirsten 大鼠肉瘤（Kirsten rat sarcoma，KRAS）被发现在 miRNA 外泌体的分选中发挥重要作用（Cha 等，2015）。外泌体富含 mRNA（Skog 等，2008），而且第三个 UTR 片段是外泌体 mRNA 中发现最多的片段（Batagov and Kurochkin，2013），可能在囊泡选择装载 mRNA 中起作用（Bolukbasi 等，2012）。泛素化蛋白也与外泌体相关（Bolukbasi 等，2012；Buschow 等，2005；Hessvik 等，2016），而且泛素化可能是一种外泌体蛋白靶向机制（Cheng 和 Schorey，2016；Smith 等，2015a）。

　　胆固醇、鞘磷脂和磷脂在外泌体中富集，反映外泌体膜含有脂筏状结构域（Subra 等，2007）。分类特定的脂蛋白进入外泌体可以通过这些脂质来完成。然而，胆固醇、鞘磷脂和糖鞘磷脂与其母细胞相比可以强化外泌体（Record 等，2014；Skotland 等，2017）。这表明外泌体膜可能包括富含胆固醇的膜筏、糖鞘脂膜，这些膜在信号和种类上发挥着重要作用（Lingwood 和 Simons，2010；Pike，2003）。

2.15.3　外泌体分泌

　　来源于质膜的 EV 和内涵体 ILV 的一个关键特征是它们是从胞质中提取出来的，而不是在不同细胞器间进行物质交换所需的其他细胞内出芽事件。因此，通过揭示跨膜蛋白的胞外结构域和环绕胞质元件，它们的膜取向与细胞表面相似（Colombo 等，2014；Mathieu 等，2019）。ISG15（ISG 酰化）蛋白修饰是一种翻译后泛素化修饰，是控制多泡体生成的信号之一（Villarroya-Beltri 等，2016）。通过蛋白免疫印记法（WB）和纳米颗粒跟踪分析（NTA）对几种外泌体标记物进行定量检测，发现 ISG 修饰被诱导，外泌体释放被破坏。多泡体蛋白 ISG 修饰有利于多泡体与溶酶体的融合，从而导致多泡体走向降解途径而远离分泌途径（Villarroya-Beltri 等，2016）。多泡体与肌动蛋白和细胞骨架微管的相互作用，被移向质膜（Hoshino 等，2013；Mittelbrunn 等，2011；Villarroya-Beltri 等，2014）。当肌动蛋白结合蛋白被敲除或过表达时，外泌体释放量发生改变（Sinha 等，2016）。活细胞成像显示，肌动蛋白被用于运输多泡体和连接质膜（Sinha 等，2016）。Rab GTP 酶（receptor-associated protein guanosine triphosphate hydrolase），最大的小 GTP 酶家族，调节许多膜转运步骤，肌动蛋白和微管蛋白运输和膜融合（Stenmark，2009）。Rab GTP 酶在外泌体分泌中也被证明是至关重要的，尽管在这一特定阶段的确切作用机制尚不清楚。Rab11 是第一个用于外泌体分泌的 RabGTP 酶（Savina 等，2002）。

2.15.4   细胞内稳态对外泌体释放的影响

多泡体降解或分泌被认为依赖于细胞内稳态，外泌体具有保护细胞免受细胞内应激的作用（Baixauli 等，2014；Desdín-Micó 和 Mittelbrunn，2017）。外泌体分泌增加是细胞应激的结果（Desdín-Micó 和 Mittelbrunn，2017；Xiao 等，2014）。当细胞辐照衰老时，也会触发外泌体的释放（Beer 等，2015；Kanemoto 等，2016；King 等，2012；Lehmann 等，2008；Xiao 等，2014）。此外，顺铂细胞治疗后、细胞处于缺氧状态时（King 等，2012）、经庆大霉素刺激内质网后（Kanemoto 等，2016），外泌体释放增加（Xiao 等，2014）。目前还没有明确的解释为什么细胞会释放更多的外泌体来应对压力，但这可能是另一种清除代谢物的方式，因为分泌的外泌体可能会受到吞噬细胞的攻击，但也应该有其他原因。作为代谢物分泌的外泌体可能影响邻近细胞并可能导致疾病。细胞还可以通过提高外泌体的释放、细胞内应激与邻近细胞进行通讯（Hessvik 和 Llorente，2018）。

2.15.5   外泌体转运

在体液中发现的外泌体在活细胞间信息物质交换中起着重要作用。一般来说，这些外泌体与其靶细胞之间的通信有三个主要的功能要完成。首先，外泌体跨膜蛋白直接与靶细胞信号受体相互作用（Munich 等，2012）。其次，外泌体利用受体细胞的质膜融合并将其组分传送到细胞质中（Mulcahy 等，2014）。最后，外泌体进入靶细胞后会有两种命运；它们要么被靶细胞摄取，被内涵体融合，然后释放到附近的细胞中，要么由融合的外泌体生成的内涵体成熟至溶酶体而被破坏（Mulcahy 等，2014；Tian 等，2013）。

细胞间囊泡运输对人类健康的许多方面都有重大影响，包括生长、免疫力、组织稳态、癌症和神经退行性疾病（Pegtel 和 Gould，2019）。近来，功能性 RNA 分子的细胞间通讯一直是外泌体领域关注的问题，因为细胞间的通讯有助于组织的生长和稳态，特别是在器官的间质和实质之间的交互是必不可少的（Kurre 和 Doron，2014）。

外泌体对酶的降解具有相当高的抵抗力，这有助于它们在正确的途径中传递微量的或不穿透细胞的分子（Munich 等，2012）。胞外区的外泌体也可以转运到它们的起源细胞、邻近细胞或体液，以便运输到其他组织和器官（Munich 等，2012）。

2.15.6 外泌体摄取

对 EV 日益感兴趣的原因是其可能引起受体细胞的表型改变。EV 大小和（或）表面物质的差异可能影响目标细胞的识别和捕获。例如，小胞饮作用在技术上与捕获孤立的外泌体和小 EV 一致，但不是大 EV 或小 EV 集合。虽然我们现在知道 EV 的多样性，但当它们进入受体细胞时，我们对不同亚型的认识仍然有限（Mulcahy 等，2014；Mathieu 等，2019）。通过作用于细胞表面而不释放其内容物，EV 可以将信息传递给受体细胞。例如，含有大量复杂多肽的组织相容性复合物的 EV 可在免疫应答过程中激活 T 淋巴细胞上的相关 T 细胞受体（Raposo 等，1996；Tkach 等，2017）。EV 也可以被溶酶体嵌入、排斥或在细胞外空间重复使用，因为它们可以被整合，如在脑癌中，这种形式的循环可以使 Wnt11 与从受体细胞内部成纤维细胞中提取的 CD81 + EV 偶联（Luga 等，2012）。这些颗粒通过 Wnt 相关信号重新释放，显示了乳腺癌细胞的活动（Luga 等，2012）。

2.15.7 外泌体的精细结构

对外泌体结构的研究表明，外泌体承载大量物质，这些物质因细胞而异，如脂类、蛋白质和核酸。根据其内涵体来源，外泌体中的蛋白质包括膜转运蛋白和融合蛋白（GTPases，annexins，flotillin），以及黏连蛋白，如跨膜四蛋白（CD9，CD63，CD81，CD82），热休克蛋白 [Heat shock cognate 71 kDa protein（Hsc70），heat shock protein 90（Hsp 90），multifaceted body proteins（Alix）]，脂类相关蛋白或磷脂酶（Conde-Vancells 等，2008；Subra 等，2010）。外泌体成分取决于原始细胞的性质，它可以被各种环境因素改变（Pasini 和 Ulivi，2020；Yáñez-Mó 等，2015）。外泌体（Exosomes）是一种小的内涵体纳米颗粒，呈杯状，向内呈芽状进入内涵体腔。当它们成熟时，它们会显示原始细胞的拓扑结构，直径从 50nm 到 150nm，尽管已有研究报道了大粒径的外泌体（Booth 等，2006；Johnstone 等，1987；Mathivanan 等，2012；Théry 等，2002；Trams 等，1981）。外泌体在蔗糖梯度密度离心的密度范围为 1.13g/ml（B cell-derived exosomes）（Bobrie 等，2011）到 1.19 g/ml（epithelial cell-derived exosomes）（Zakharova 等，2007）；此外，它们在蔗糖中的悬浮密度为 1.10 ～ 1.21g/ml，沉淀量为 100 000g（Mathivanan 等，2012）。

真核外泌体交叉部分的晶体结构（Bonneau 等，2009；Liu 等，2006），以及相关的细菌多聚核苷酸磷酸化酶（PNPase）（Symmons 等，2000）和古生菌外泌体（Lorentzen 等，2007）已经确定；研究表明，这些来自生物体 3 个结构域的 RNA

降解系统具有相似的结构。它们都是由 6 个 RNA 酶 PH 结构域组成的环状结构，其中一边有一个帽子，帽子中包含推测的 RNA 结合结构域。虽然这个整体结构受到保护，但它的形成方式却没有（Tsanova 和 Van Hoof，2010）。

外泌体结构和必要成分

外泌体结构由亲水核和亲脂外壳组成。干燥致密化产生的杯状结构常被误认为是外泌体的标准特征（Jiang 等，2019）。尽管如此，冷冻电镜观察到的快速冷冻和玻璃化的囊泡实际上显示了外泌体和其他 EV 几乎完美的圆形形态（Raposo 和 Stoorvogel，2013）。典型的脂质是外泌体双层膜的组成部分（Miyado 等，2019）包括细胞质蛋白（细胞骨架、热休克蛋白、代谢酶和膜追踪因子）；它们还包括 miRNA、各种各样的脂质、mRNA、调节 miRNA 和活性蛋白（Théry 等，2002；Vlassov 等，2012）。配体结合的 RNA、结合 RNA 的蛋白及其他细胞蛋白在外泌体和非囊泡容器中分布不同（Jeppesen 等，2019）。

通过 RNA 证实了 ILV 的成功的、选择性摄入（包括 mRNA、miRNA 和其他非编码 RNA）外泌体 MVE 中的 DNA、脂质和其他外泌体前体（Van Niel 等，2018）。相对于外泌体中的膜蛋白，内涵体膜的内出芽有助于吞噬胞质蛋白和其他成分进入 ILV 腔内（Mathieu 等，2019；Mathieu 等，2019；Van Niel 等，2018）。外泌体能与质膜结合，将其内容物从细胞表面释放到受体细胞的细胞质中（Kalluri，2016）。

另外，外泌体表面的蛋白质可以参与受体细胞的细胞表面受体来诱导细胞内信号转导（Colombo 等，2014；Mincheva-Nilsson 和 Baranov，2014；Zhang 等，2015b）。因此，外泌体的含量是决定其能否发挥影响的重要因素（Kalluri，2016）。显然，外泌体包含（图 2.1）细胞源性蛋白质、核酸、脂类和糖缀合物的部分物质（Théry 等，2002）；而另一方面，较大的微泡的成分更类似于原始细胞（Scott，1976）。

2.15.8　外泌体蛋白质组学

蛋白质通过内吞途径和生物合成途径被内涵体接收并传递到不同的目的地。因此，外泌体的含量是决定其能否发挥影响的重要因素（Kalluri，2016）。包括多泡体在内的内体腔室由膜内出芽产生的几个囊泡组成（Buschow 等，2005）。至少有几个概念性蛋白质需要其细胞质区的泛素化，以便将蛋白质复合物包含在内涵体储藏区的特征分子中（Buschow 等，2005）。因此，泛素化蛋白的外泌体可以作为生物标志物（Buschow 等，2005）。

泛素标签也是通过分拣机制进行单泛素化的。直到囊泡通过出芽的方式进入多泡体腔，泛素标签和分选系统都被去除。据此，MVB 的囊泡中不应发现单泛素化蛋白。当多泡体与溶酶体结合时，多泡体的成分就会被降解。然而，在许多细胞类型中，多泡体也可以与质膜融合，使其囊泡分泌到细胞外环境中。分泌的囊泡称为外泌体，这些囊泡的蛋白质含量与原来的细胞内多泡体囊泡相似（Buschow 等，2005）。

内吞途径包括早期分选、内涵体循环、晚期内涵体和溶酶体（Buschow 等，2005）。内源性物质是早期分选内涵体最有力的切入点（Buschow 等，2005）。晚期内涵体是由早期内涵体经过一个周期的生长过程衍生而来的，包括细胞质依赖性转运囊泡跨高尔基体网络（TGN）含量和通路的逐渐变化（Stoorvogel 等，1991）。

外泌体包括一系列与膜配对的高级寡聚蛋白，它们表现出明显的分子异质性，是通过生成细胞质和内涵体膜而产生的（Pegtel 和 Gould，2019）。它们富含蛋白质，特别是来自跨膜四蛋白家族的蛋白质（Kowal 等，2016）。该家族成员由两个胞外环组成（EC1 和 EC2）还有一个较大的细胞外环中发现的（EC2）独特的氨基酸序列半胱氨酸 - 半胱氨酸 - 甘氨酸（CCG）（Hemler，2014）。

原则上，外泌体包括多种跨膜蛋白、嵌入脂质的膜蛋白，以及外周膜酶，包括可溶于外泌体腔内的蛋白质（Pegtel 和 Gould，2019）。

外泌体蛋白质组包括内涵体、细胞质、胞质和核蛋白。外泌体富含 Rab GTPases 和 annexins 等相关膜蛋白和融合蛋白，以及 ESCRT 复合体、ALG-2 相互作用蛋白 X（Alix）和肿瘤易感基因 101（TSG101）等外泌体生物发生蛋白（Kalluri，2016）。外泌体确实由许多不同的蛋白质类支持，如热休克蛋白（HSP70，HSP90），整合素、跨膜四蛋白（CD9，CD63，CD81 和 CD82），主要组织相容性复合体（MHC）Ⅱ类蛋白（Théry 等，2002），上皮细胞黏附分子（EpCAM）（Runz 等，2007），以及人的表皮受体（HER）家族（Baran 等，2010；Ciravolo 等，2012）。虽然某些蛋白可能由于细胞起源水平增加而富集在外泌体中，但外泌体蛋白的其他几个组分很可能代表标准的外泌体生物发生途径（Kalluri，2016）。外泌体蛋白在信号通路和膜介导的过程行使功能（Hartwig 等，2019）。在外泌体生物发生过程中，外泌体被为宿主细胞服务的蛋白质、RNA 和脂质包裹着（Mathivanan 等，2010）。由于外泌体已由许多不同类型的细胞分泌，被大多数生物体保留，并通过信号分子在细胞间传递，从而参与细胞间的通讯（Runz 等，2007）。尽管外泌体中某些蛋白可能因其在来源样本中的含量增加而富集，但另一些外泌体蛋白可能代表了标准的外泌体生物发生途径（Kalluri，2016）。外泌体特异性蛋白被分配到信号通路和膜介导的过程中（Hartwig 等，2019）。通过外泌体的生物合成，外泌体被包装成含有宿主细胞的反应蛋白、RNA 和脂质（Mathivanan 等，2010）。由于外泌体是由多种类型的细胞储存的，在大多数生物中被保留下来，并在细胞间携带信号，因此它们参与了细胞间的通讯（Iraci 等，2014；Raposo 和 Stoorvogel，2013）。

2.15.9 外泌体膜蛋白

1998 年，Escola 等发现的某些跨膜四蛋白（CD81，CD82，CD37 和 CD63）

与一般细胞质和溶酶体膜蛋白相比，在外泌体中高度富集，其中，CD81 主要位于质膜上，是外泌体中丰富的蛋白，而 CD63 的富集程度最低（Pegtel 和 Gould，2019）。在外泌体分泌病毒编码的膜蛋白中，外泌体跨膜四蛋白起一定作用。例如，EBV 病毒潜伏膜蛋白 1 是通过细胞外泌体分泌的（Verweij 等，2011）至少部分是由于其与 CD63 的物理相互作用（Hurwitz 等，2017）。

膜、高级结构的蛋白复合物的外泌体在大小和组成上丰富且存在异质性。尽管所有这些蛋白可能都不存在于任何外泌体中，但它们富含跨膜四蛋白、黏附分子、酶、支架、RNA 结合蛋白、RNA、DNA 以及复杂的聚糖（Pegtel 和 Gould，2019）。

2.16　外膜脂锚定蛋白

外泌体表面包围着一系列脂锚定蛋白。其中包括一些与 C 端糖基磷脂酰肌醇锚定的蛋白质（GPI）（Pegtel 和 Gould，2019），例如由 Trams 等证实的 CD39 和 CD73（Clayton 等，2011）；精子受体 Juno、补体抑制蛋白 CD55 和 CD59（Rabesandratana 等，1998）；GPC-1（Melo 等，2015）和细胞朊蛋白（PrPC）及其淀粉样蛋白整合子 PrPSC（Cheng 等，2018）。Trams 等（1981）研究发现 Hedgehog 形态生成素包括外泌体表面的其他脂质锚定蛋白（Clayton 等，2011；Qi 等，2017）、精子受体 Juno（2016）、补体抑制蛋白 CD55 和 CD59（Rabesandratana 等，1998）、GPC-1（Melo 等,2015）和细胞朊蛋白（PrPC）及其淀粉样蛋白整合子 PrPSC（Cheng 等，2018）。外泌体表面的其他脂锚定蛋白包括 Hedgehog 成形素（Qi 等，2017），其在癌症和生长中发挥重要作用，并由外叶的胆固醇活动决定（Pegtel 和 Gould，2019）。

2.16.1　外周表面蛋白

外泌体含有特定的参与其生物发生的内涵体的表面蛋白，它们携带外周相关的表面蛋白，其中许多也参与信号传导。其中包括几个 Wnt 蛋白及其整合膜载物受体 / 分选伴侣，以及 EVI（EVI，也称为 GPR177）（Chung 等，2020；Pegtel 和 Gould，2019；Gross and Zelarayán，2018）。外泌体表面，包括纤连蛋白、肌糖蛋白 -C 和 ECM1 等 ECM 蛋白，在信号传导和黏附方面也有重要作用。其中包括几个 Wnt 蛋白及其整合膜载物受体 / 分选伴侣，以及 EVI（EVI，也称为 GPR177）（Gross 和 Zelarayán，2018）（Atay 等，2011；Santasusagna 等，2018；Zheng 等，2018）。许多外泌体蛋白与外泌体脂质直接相关，如 MfgE8 / 乳凝集素与磷脂酰丝氨酸（PS）结合，贯穿于保护素的 C1C2 结构域（Oshima 等，2002）和蛋白质的 C1C2 结构域（Oshima 等，2002）。

2.16.2　膜内脂锚定蛋白

在外泌体的内膜中发现了酰化脂锚定蛋白（Pegtel 和 Gould，2019），异戊二烯化的小 GTP 酶（如 Rabs、Ras 和 Rho），酰化激酶（如 Src），以及棕榈酰化和膜蛋白（Beckler 等，2013；Hsu 等，2010；Ostrowski 等，2010）。从感染细胞释放的外泌体的组成由病毒编码的酰化 Gag 蛋白调节（Booth 等，2006；Fang 等，2007）。哺乳动物细胞表达内源性逆转录病毒成分的 Gag 蛋白，包括 HERV-K 带的 > 90 逆转录因子（Booth 等，2006；Dewannieux 和 Heidmann，2013；Fang 等，2007；Subramanian 等，2011）。

2.16.3　内膜外周蛋白

蛋白质在外泌体膜蛋白、其他相关蛋白、其他伴侣蛋白和脂类之间的皮层内积累，外泌体的内皮层充满蛋白质（Pegtel 和 Gould，2019）。这样的因素包括细胞骨架连接蛋白的防护（ERM）（Hegmans 等，2004；Shen 等，2011；Wubbolts 等，2003）。这是通过将质膜蛋白与细胞骨架蛋白及其他支架蛋白连接来进行信号磷酸化（Bretscher 等，2000）。外泌体包括 EBP50、CD44、CD43、免疫球蛋白超家族成员 8（IGSF8）和前列腺素 F2 受体负调节因子（PTGFRN）在蛋白 ERM 和 ERM 配体并不特别丰富（Melo 等，2014；Nakamura 等，2017；Pisitkun 等，2004）。同线蛋白是另一种外泌体支架元件，已知通过其多个蛋白结合基序聚集外泌体蛋白。在膜内小叶中，同线蛋白还结合 PIP2。有趣的是，同线蛋白与外泌体跨膜四蛋白 CD63 的关系比较复杂，高表达的同线蛋白表明其质膜通过掩盖 AP-2 所识别的胞吞信号而保留 CD63（Latysheva 等，2006）。同时，同线蛋白在 SDCs 的外泌体分选，以及与 Alix 蛋白的相互作用（Chatell 和 Causse 等，2002）发挥重要功能（Baietti 等，2012；Chatellard-Causse 等，2002）。

2.17　外泌体酶

外泌体被归属为分泌性、膜性和代谢活性的结构（Pegtel 和 Gould，2019）。在他们最早期的特征中，这种观点明显地表现为成骨囊泡中充满了诸如 CD39、CD73、磷酸酶、焦磷酸酶、钙结合附属蛋白和磷酸盐转运蛋白等骨形成酶（Anderson，1969；Trams 等，1981；Bakhshian Nik 等，2017；Clayton 等，2011）。RNA 编辑酶如脂肪酶、蛋白酶、糖基转移酶、糖苷酶和代谢酶等，可能会改变外泌体的内容物。因此，外泌体可能代表了产生与其细胞形态具有化学差异的大分子物质的来源（Li 等，2016a；Nolte 等，2016；Rilla 等，2013；Ronquist 等，2013；Théry 等，

2001；Thompson 等，2013；Wubbolts 等，2003；Pegtel 和 Gould，2019）。

2.18　大内涵体和可溶性蛋白

外泌体包含多种载体蛋白，富含 CD81、CD9 和 CD63（Kleijmeer 等，1998；Théry 等，2001）。此外，外泌体中有超过 3000 种蛋白质，且仅由一个细胞系释放（Li 等，2016a）。但这些蛋白中有多少实际上富集在外泌体中，目前尚不清楚。在外泌体中，可溶性蛋白只能很少被整合，并且可以自由作用于受体细胞的外泌体 - 细胞融合（Pegtel 和 Gould，2019）。因为大多数蛋白质在细胞中含量丰富（例如肌动蛋白、微管蛋白和糖酵解酶），由于异质性有助于细菌或合成蛋白的外泌体分泌（Lai 等，2015；Ridder 等，2015），外泌体的生物发生可能包括一小部分的外泌体蛋白，这些外泌体蛋白显示出细胞质和膜含量的活跃分选的迹象（Pegtel 和 Gould，2019）。

2.19　外泌体糖嵌合物

真核细胞中可能存在许多形式的糖嵌合物，包括糖蛋白和糖脂。翻译后糖基化是研究最广泛的蛋白质糖基化修饰（Costa，2017）。EV 特别是外泌体，富含糖嵌合物（Cao 等，2020；Xander 等，2020）是 EV 所显示的特异性糖链特征。在 EV 的生物发生及其与其他细胞的结合中，表面糖嵌合物起着重要的作用。由于糖基化的改变建立了多种肿瘤细胞类型的印记，因此，EV 的糖嵌合物和糖信号物是潜在的用于识别新的肿瘤生物标志物，在提高现有临床生物标志物的特异性和敏感性的候选物质，其中大部分是糖基化的（Costa，2017）。

外泌体的最外层是与表面蛋白质和某些外小叶结合的多糖冠层（Pegtel 和 Gould，2019）。通过凝集素筛选和其他方法对多糖冠层进行了研究，结果表明，该冠层对 α-2，6- 唾液酸和硫酸乙酰肝素，以及其他表面碳水化合物的异质性群体有较强的外泌体富集作用（Batista 等，2011；Shimoda 等，2017）。糖基化在 EV 领域具有重要作用。特别是它对于新的鉴定和改进癌症的临床生物标志物方面具有极大的前景（Costa，2017）。最近的研究表明，来源于生物胶体（蛋白质、核酸、糖嵌合物和脂类）的外泌体可作为诊断、预后和治疗反应的生物标志物（Jiang 等，2019）。在 FDA 批准的现有蛋白肿瘤标志物中，糖蛋白占整个标志物的 50% 以上。此外，由于缺乏特异性寡糖和有效的分析方法阻碍了新发现的糖蛋白作为疾病生物标志物的发展（Jiang 等，2019）。

2.20　外泌体脂质

脂质是外泌体的重要组成成分，研究证实其在外泌体生物学中起着至关重要的作用。与供体细胞相比，外泌体提供鞘脂、鞘磷脂和胆固醇，以及 PS（Skotland 等，2019a；Subra 等，2007；Trajkovic 等，2008；Wubbolts 等，2003）。有趣的是，外泌体的脂质含量表现出与脂筏相似的特性，与其他 EV 相比，外泌体具有更高阶的脂质和更多的抗洗脱能力（Skotland 等，2019a）。脂质不仅是外泌体膜的结构贡献者，而且对外泌体的形成和细胞外释放也很重要（Skotland 等，2019b）。

最佳的生物结构是磷脂囊泡，其生物发生容易在试管中复制。此外，磷脂膜中也发现了新的功能。例如，病毒包被的磷脂膜含有病毒识别和进入靶细胞的蛋白质。包围细胞的磷脂膜含有控制小分子的流入和流出、传递电流和调节配体 - 受体相互作用的蛋白质（Margolis 和 Sadovsky，2019）。

脂质是外泌体膜的必需成分，与其来源细胞相比，外泌体富含特定的脂质（Skotland 等，2017）。众所周知，质膜中的脂类基团在外小叶中不对称地分布到鞘磷脂、其他鞘脂和磷脂酰胆碱 PC（大部分是这样），而在内小叶中则有望发现其他的（Van Meer 等，2008）。

在外泌体、人类 B 细胞（Wubbolts 等，2003）、肥大细胞系或 RBL 2H3（Laulagnier 等，2004），树突状细胞（Laulagnier 等，2004），以及豚鼠网织红细胞体外成熟时囊泡的释放（Vidal 等，1989）研究中，已经鉴定了少突胶质前体细胞系（Oli-neu）等几种细胞类型中不同脂质基团的比例（Trajkovic 等，2008）。

外泌体膜包括 PC、PS、磷脂酰乙醇胺（PE）、磷脂酰肌醇（PI）、磷脂酰酸（PA）、胆固醇、神经酰胺、鞘磷脂、糖鞘脂，以及多种小而丰富脂类，形成了聚糖冠层（Llorente 等，2013；Skotland 等，2017）。胆固醇、鞘磷脂、己糖酰胺、PS 和饱和脂肪酸构成外泌体的脂质成分（Colombo 等，2014），所有这些都是质膜的组成部分（Kalluri，2016）。

2.21　外泌体核酸

2.21.1　外泌体 RNA

外泌体含有 RNA，能将这些胞外 RNA 功能性的转移到其他细胞和组织中。Ratajczak 等首先描述了这种现象（Ratajczak 等，200）记录了 Oct-4 mRNA 在进入含有 RNA 的干细胞外泌体的其他细胞中的活动，包括 Oct-4 mRNA，以及其在获得疾病时增加细胞中 Oct-4 表达的作用。Valadi 等随后验证并扩大了外泌体 RNA 的存在和外泌体介导的转移（Valadi 等，2007），并鉴定了肥大细胞间外泌体介导的 mRNA 的传递。Ratajczak 和 Skog 等（Ratajczak 等，2006；Skog 等，2008）阐述了外泌体介导的细胞间胶质母细胞瘤 RNA 的传递。Petgal 等（2010），首次对外泌体参与的 miRNA 转移进行了阐述。单个外泌体中存在的外泌体 RNA 数量较少，但含有高度复杂的细胞 RNA 亚群（Pegtel 和 Gould，2019）。

外泌体转移的 miRNA 通过抑制邻近或较远细胞的重要 mRNA 靶点而在细胞间通讯中发挥作用（Pegtel 等，2010）。MicroRNA 细胞和病毒通过抑制 mRNA 向蛋白质的转化来控制基因的表达（Bartel，2004；Cullen，2009）。

在外泌体中检测到的第一类核酸是 miRNA 和 mRNA（Gusachenko 等，2013；Ratajczak 等，2006；Théry 等，2002；Valadi 等，2007）。因此，外泌体发现了所有其他 RNA 类型，包括传输 RNA、长链非编码 RNA 和病毒 RNA（Bullock 等，2015；Gusachenko 等，2013）。不同类型的外泌体 RNA 如 mRNA 和非编码 RNA（如 microRNA 和 lncRNA）是有功效的，可能对受体细胞的转录组产生影响（Crescitelli 等，2013；Melo 等，2014；Valadi 等，2007）。外泌体中受体细胞的转录组具有功能性，可以影响（Chen 等，2014；Deregibus 等，2007；Valadi 等，2007）microRNA 和 lncRNA（Crescitelli 等，2013；Melo 等，2014；Valadi 等，2007）。它可在外泌体中发挥作用，并可影响受体细胞的基因序列（Chen 等，2014；Deregibus 等，2007；Valadi 等，2007）。

核酸对胚胎和器官发育过程中外泌体细胞与细胞接触、常规生理活动和复杂疾病的影响仍在调查中（Kalluri，2016；Balaj 等，2011），研究表明，外泌体中存在小片段的单链 DNA。Kahlert 等（2014），已经检测到大的基因组片段，双链 DNA（> 10 kb）围绕着外泌体内部所有染色体。

总体而言，相对于细胞 RNA 序列，胞外 RNA 序列富含特定的 RNA 类型，而微囊泡的 RNA 序列似乎更类似于其起源细胞（Wei 等，2017）。解释当前文献的一个至关重要的因素是，大多数研究只考察了外泌体的整体 RNA 组成，而不是单一组分水平，因此，很可能低估了外泌体 RNA 的实际复杂性（Verweij 等，2018）。外泌体 RNA（Exosomal RNA）显示了一些特异性修饰的证据，如在 3′端添加核苷酸富集 miRNA（Koppers-Lalic 等，2014）和 5′端的寡嘧啶（Baglio 等，2016），这一现象可能与目前尚不清楚的外泌体分选和（或）RNA 质量控制机制有关。

2.21.2　外泌体 DNA

外泌体包括 DNA，包括单链 DNA、双链 DNA、基因组 DNA、线粒体 DNA，以及反向转录的互补 DNA（Balaj 等，2011；Kahlert 等，2014；Sansone 等，2017；Thakur 等，2014）。与外泌体 RNA 相比，外泌体 DNA（exosome DNA，

ExoDNA）并不为人所知。受损细胞核和线粒体 DNA 的细胞质也导致了这种受损外泌体 DNA 的处理使用的不确定的机制（Sharma 和 Johnson，2020）。

与其他外泌体载体不同，某些 DNA 是否能唯一插入到外泌体中尚不清楚。此外，一些报道显示了通过 DNA 测序手段获得了生产外泌体的细胞的全基因组序列（Kahlert 等，2014；Thakur 等，2014），外泌体 DNA 存在于细胞器中，其表面结合多少尚不清楚。至于外泌体 DNA 的生理功能，依赖于外泌体的 DNA 分泌可以作为检测癌症、病毒感染或调节 DNA 含量过程中化疗强度（可能在炎症中）的标记物。

2.21.3　外泌体功能

外泌体存在于滑膜液、母乳、精液、尿液、唾液、羊水等几种生物液中，以及多细胞恶性腹水中，如成纤维细胞、肠上皮细胞、神经元、脂肪细胞、肿瘤细胞、血细胞、EC、免疫细胞、血小板、平滑肌细胞等（Bobrie 等，2011；Fauré 等，2006；Ge 等，2012；Hu 等，2012；Liao 等，2014；Mignot 等，2006；Saunderson 等，2014），但仍被认为是极其稳定的生物标志物储库（Boukouris 和 Mathivanan，2015；Cheng 等，2014；Kalra 等，2013）。

在外泌体形成时，外泌体的形态、功能和异质性取决于起源细胞和起源组织或细胞的状态。最初，外泌体被认为参与了消除不需要的网织红细胞膜蛋白的过程（Johnstone，2006）。研究表明，外泌体是去除非功能性细胞成分的细胞废物袋。细胞内囊泡也参与细胞表面蛋白和信号分子的加工（Pan 等，1985；Théry 等，2002）。最近对真核核糖体 RNA 加工途径的研究，建立了由 10 个核糖核酸酶或外泌体组成的复合体，在多种形式 RNA 的确切 3′端起核心作用。外泌体清除多余的核糖体 RNA、未利用的中间产物以及细胞质降解的 poly（A）-mRNA。这种复合体往往在细胞核内工作，有一个经过编辑的 mRNA 监测系统，使转录本在与 mRNA 的加工和导入途径的反应中解体（Butler，2002）。

外泌体的主要作用是将其成分从供体细胞传递给受体细胞，从而导致遗传和表型细胞的改变（Ren 等，2016）。外泌体介导的转移记录了三个潜在的机制：首先，外泌体与细胞的质膜融合，然后将外泌体的载物释放到细胞质中，然后，外泌体通过受体配体与靶细胞的相互作用或脂质如 PS 等进行交流，内吞作用或胞吞作用被用来将外泌体内化到受体细胞（Nanbo 等，2013）。

外泌体在血管生成、抗原性、凋亡、细胞稳态、炎症、细胞间信号等多种生物学过程中发挥重要作用。外泌体可与 RNA、蛋白质、酶和脂类转移并与受体细胞进行通迅，从而影响各种疾病的生理和病理过程，如癌症、神经退行性疾病、感染和自身免疫性疾病（Gurunathan 等，2019；Raposo 和 Stoorvogel，2013）。

根据最近，肿瘤发展和神经退行性疾病的研究（Mäger 等，2020；Riazifar 等，

2019；Zhang 等，2015a），外泌体在免疫应答中发挥重要作用（Hobbs，2020；Xie 等，2019）。Esther 等报道活化的 T 细胞通过招募含有 MHC Ⅱ类的树突状细胞(DC) 来源的外泌体，下调 T 细胞与 DC 相互作用过程中的免疫反应（Nolte-'t Hoen 等，2009）。凝血酶和胶原蛋白处理的血小板提取的外泌体诱导了腺癌肺系 A549 的增殖和化学侵袭（Janowska Wieczorek 等，2005）。尽管如此，来源于 SGC7901 的外泌体却诱导 SGC7901 和另一系胃癌细胞 BGC823 的增殖（Qu 等，2009）。来自卵巢上皮癌细胞的 CD147 阳性外泌体也被证实能促进 EC 体外血管生成（Millimaggi 等，2007）。

在体外，Webber 等用间皮瘤细胞系、前列腺癌细胞系、膀胱癌细胞系、结直肠癌细胞系和乳腺癌细胞系来源的外泌体孵育原代成纤维细胞。具有讽刺意味的是，他们发现有可能使成纤维细胞转化为肌成纤维细胞（Webber 等，2010）。Cho 等报道了类似的事件，他发现肿瘤来源的外泌体将肿瘤间质内的间充质干细胞转化为癌相关的肌成纤维细胞（Cho 等，2012）。外泌体的作用在上述研究中得到了认可，但受体细胞是否受到外泌体中存在的一类特定分子的影响仍是一个有争议的问题。受体细胞的生物活性被认为是由外泌体通过脂质、蛋白质和核酸在细胞外空间的运输来调节的（Yagci 等，2019；Zhang 等，2015a）。

细胞间通讯是外泌体最有趣的功能之一，在被认为非常相似的细胞之间（Vlassov 等，2012）外泌体被认为是携带各种效应物或信号大分子的信使。此外，它们具有显著的迁移、靶向和选择性内化于不同细胞的能力，因此是很有前景的递送载体（Betzer 等，2020）。外泌体将特定整合的化合物，如蛋白质、脂类和核苷酸，包括 miRNA，传递到靶细胞（Desrochers 等，2016；Valadi 等，2007）。外泌体因其对特定细胞的特异性转运能力而具有作为治疗药物传递工具的巨大潜力（Pitt 等，2016）。

2.21.4　外泌体与血管生成

新生毛细血管的形成被称为血管生成，它是由一个动态的多阶段细胞活动循环介导的（Bazigou and Makinen，2013）。在多细胞真核生物中，信号复合体整合是血管生成过程中细胞间通讯的重要因素。例如，在再循环和跨内皮迁移过程中，血管 EC 与 T 淋巴细胞作用紧密。Kaur 等支持这一理论（2014）。研究表明，T 细胞来源的 EV 可改变血管内皮生长因子（VEGF）信号通路、管形成和基因表达。值得注意的是，来源于 JinB8 细胞的 EV 增加了基底 VEGFR2 的磷酸化，表明 CD47 可通过 EV 靶向转移 EC 间接改变 VEGF- VEGFR2 在血管生成中的信号。此外，外泌体肿瘤在血管生成中发挥重要作用（Chicón 和 Tirado，2020；Hood 等，2009；Wee 等，2019）。从癌源性外泌体中摄取 EC，通过激活 EC 的促血管生成分泌蛋白，促进缺氧条件下的血管生成。

2.21.5　外泌体与细胞凋亡

细胞凋亡是与健康细胞的典型代谢相关的高度调节周期，但也发生在炎症、感染、自身免疫和癌症等疾病情境中。在恶性条件下诸如细胞活力等，致癌突变会导致稳态失衡（Gurunathan 等，2019）。凋亡小体是一大类 EV，作为凋亡细胞拆解产物从凋亡细胞释放（Caruso 和 Poon，2018）。

凋亡细胞发生许多形态学改变，导致死亡细胞解体。近来，凋亡细胞的拆解分为三个不同的形态学步骤：凋亡膜泡化、薄膜突起，最后是凋亡小体的发育（从 $1\mu m$ 到 $5\mu m$ 不等）（Kerr 等，1972）。对外泌体和凋亡囊泡的蛋白质组学分析显示，凋亡细胞中这些囊泡的数量增加，每种类型囊泡中蛋白质的差异富集。肿瘤凋亡细胞通过细胞间相互作用和可溶的、EV 包裹的信号介质与邻近细胞进行通讯（Gregory 和 Pound，2010）。

关键的是，凋亡小体被表征为依赖于凋亡的囊泡，并封装了丰富的生物活性分子和细胞器（Atkin-Smith 等，2015）。凋亡小体在约 50nm 到几个微米之间具有丰富的异质性（Atkin-Smith 和 Poon，2017；Zhu 等，2019），并可起源于其他细胞器，如内质网和线粒体（Kakarla 等，2020）。另一方面，由于细胞应激，间质细胞源性的 EV（< 100nm）被释放，能够提供有助于邻近肿瘤细胞转移、刺激增殖、抑制凋亡的关键信号（Vallabhaneni 等，2016）。直肠癌（colorectal cancer，CRC）来源的含 miR-375 的肝转移外泌体通过 B 细胞淋巴瘤 2（B-cell lymphoma 2，Bcl-2）通路影响 CRC 细胞凋亡（Zaharie 等，2015）。从癌细胞中提取的外泌体可以阻止细胞增殖，对自然杀伤细胞（NK）产生细胞毒性作用，并通过携带 Fas 配体诱导 T 细胞凋亡（Andreola 等，2002；Clayton 等，2008）。

外泌体样微泡（exosomes-like microvesicles，MV）的大量增加与早衰（处理诱导）相关，且呈 p53 依赖性，超微结构研究表明 TSG101 通过 RNA 干扰介导的基因敲除改善外泌体的释放。这些发现表明，外泌体能够同时具有免疫调节和遗传信息传递的功能（Lehmann 等，2008）。MV 诱导人脐静脉内皮细胞（HUVEC）的形态改变、细胞凋亡、血栓形成、细胞完整性破坏、EC 中快速诱导膜泡等多种修饰（Aharon 等，2008；Bruno 等，2012）发现骨髓间充质干细胞来源的外泌体在 HepG2 细胞中诱导凋亡、细胞周期阻滞，在严重联合免疫缺陷（SCID）小鼠中诱导肿瘤抑制。

2.21.6　外泌体与炎症

炎症确实是对感染的免疫反应，由白细胞触发，以维持组织的稳态。然而，未控制或尚未解决的炎症可能导致组织损伤，导致以慢性炎症状态为特征的几种疾病（Sugimoto 等，2016）。在几种疾病的发病机制中，全身炎症是至关重要的因素。在许多病理状态中起核心作用的外泌体参与了癌症、胃部炎症紊乱、2 型糖尿病、肥胖、类风湿关节炎、神经退行性疾病等炎症过程（Console 等，2019；Scrivo 等，2011）。炎症与不同外泌体载物分子水平的相关性是识别潜在的炎症疾病的新生物标志物的重要步骤。肿瘤发展、免疫监视和治疗抗性的所有阶段都包括由外泌体介导的炎症反应（Colotta 等，2009；Grivennikov 等，2010）。

Wu 等从胃癌细胞中提取的外泌体激活巨噬细胞中的核因子 κB(NF-κB)通路，导致促炎因子成比例增加，进而促进肿瘤细胞的增殖和迁移（Wu 等，2016）。然而，循环外泌体也可诱导促炎细胞因子的分泌，如白细胞介素 6（IL-6）、肿瘤坏死因子 α（TNFα）、粒细胞刺激因子、趋化因子 C-C 基序配体 2（CCL2）等。

2.21.7　外泌体作为生物标志物

细胞在自然和病理失常下均释放外泌体。外泌体含有核酸和蛋白质等几类载体分子，因此被认为是临床诊断的重要生物标志物。例如，感染肿瘤特异性 RNA 的外泌体被用作癌症诊断的生物标志物，而外泌体蛋白被认为是多种疾病的可能的生物标志物，包括肝肾疾病和癌症。外泌体中还存在其他生物标志物，如 TSG101（Nabhan 等，2012）。在细胞功能和炎症、免疫反应、血管生成、细胞死亡、神经退行性疾病、癌症等病理疾病中，外泌体大分子成分发挥重要作用（Howitt 和 Hill，2016）。

2.21.8　受体介导的内吞和外泌体

外泌体是膜的纳米级囊泡，由不同的细胞类型分泌。它们通过携带丰富的功能分子，促进细胞间信息的传递，介导许多生理和病理功能（Tian 等，2014）。尽管我们对外泌体在各种生物学功能中的作用的认识有所拓宽，但外泌体在受体介导的内吞中的作用仍未被探讨，外泌体功能的本质方面，如摄取机制等仍不清楚。多种途径可用于介导内吞，包括吞噬作用、大吞噬作用、网格蛋白介导的内吞作用，以及网格蛋白和独立小泡的内吞作用（Conner 和 Schmid，2003）。

2.21.9　细胞增殖和外泌体

细胞与细胞的连接是配体浓度、受体表达，以及不同信号通路整合的重要因素。尤其是分泌型外泌体在生理和病理环境中作为细胞间通讯介质发挥着重要作用（Maia 等，2018）。外泌体在肿瘤生长和血管生成诱导的肿瘤入侵中起着至关重要的作用。已有研究表明，血小板源性外泌体诱导肿瘤趋化、增殖、侵袭和血管生成因子表达，以及血栓形成和转移（Falanga 等，2003；Janowska-Wieczorek 等，2005）。癌症的一个主要因素是癌细胞的增殖。研究证实，肿瘤来源的外泌体可诱导肿瘤细胞增殖。例如，胶质母细胞瘤来源的外泌体引起人脑胶质瘤 U87 细胞系在细胞间增殖（Skog 等，2008）。

此外，外泌体在多种生物学过程中发挥重要作用，涉及细胞间通讯、免疫功能以及干细胞的生长和分化（Rashed 等，2017）。例如，间充质干细胞可以通过分化过程产生许多不同的细胞类型，以替代损伤或死亡组织中丢失的细胞（Narayanan 等，2016）。

2.22　未来研究方向

美国国家卫生研究院（NIH）在考虑到已有研究成果的基础上，开始认识 EV 在生物医学应用中的重要性。NIH 开始为基于外泌体的疾病识别、治疗和治疗的研究项目提出赠款建议，以促进外泌体基础科学和应用的进展。

除了政府倡议外，还为大规模生产或治疗性应用外泌体产生了行业集聚效应。许多生物风险投资公司，特别是那些开发基于细胞疗法的公司，都希望利用从细胞培养液中纯化的外泌体进行商业化（Hwang，2019）。

外泌体导致了近五个特定的生物医学应用研究领域：药物传递系统、体外治疗、干细胞替代、癌症疫苗和化妆品。外泌体作为植物和动物系统内递送囊泡的功能需要进一步阐明，因此需要进一步的实验研究。

EV 研究部分目前看来想法很多，但缺乏适当的技术来检验某些想法。目前已经取得进展，希望有助于克服这一领域的一些灰色地带。这方面的一个例子是，旨在单囊泡分析的技术的进步，使其分析比传统方法（Chiang 和 Chen，2019；Nolan 和 Duggan，2018）更加方便，这将为囊泡的形状和功能提供更多的见解。新技术的产生及其在不同研究领域的融合，将揭示 EV 新的功能和结构特性，最终将推动该领域向生物医学的主流方向发展，并与病毒学、细胞生物学、免疫学等众多领域保持同步。

利益披露：所有作者均声明无利益冲突。

伦理批准：本条不包含任何作者对动物或人类参与者进行的任何研究。

资助：无。

第 3 章　胞外囊泡介导胚胎 - 母体旁分泌通路

Islam M. Saadeldin

摘要

过去十年中，大量研究表明，胞外囊泡（EV）在生理和病理条件下都参与了旁分泌细胞信号传导。EV 是包括外泌体在内的纳米级囊泡，能够在不同细胞之间传递分子货物，如 mRNA、miRNA、蛋白质和脂质。值得注意的是，有必要阐明 EV 在胚胎 - 母体相互介导中的作用及其可能参与生殖生理学和病理学。在本章中，我重点介绍了通过 EV 介导的胚胎、输卵管和子宫内膜之间存在的相互通讯的文献，例如胚胎通信、母体对怀孕的识别和植入。更好地理解这种分子语言将有助于开发新的调节、诊断、生物和药物制剂，以增强或损害早期胚胎和生殖生理学。

关键词

胞外囊泡、外泌体、胚胎、植入前、怀孕、旁分泌通讯

缩略词

ARTs	辅助生殖技术	DEG	差异表达基因
EV	胞外囊泡	ICM	内细胞团
miRNA	微小 RNA	mRNA	信使 RNA
NTA	纳米粒子追踪分析		

3.1　引言

胞外囊泡 (EV)，例如外泌体和微囊泡，是所有活细胞释放的纳米膜囊泡 (Willms 等，2016)。在自分泌、旁分泌和内分泌通讯场景中，EV 介导生物活性分子的转移，例如蛋白质、RNA (mRNA、rRNA、tRNA、miRNA)、脂质和代谢物在不同细胞之间的转移 (Cai 等，2013；Kahlert 等，2014；Lee 等，2012；Thakur 等，2014；

Valadi 等，2007；Yanez-Mo 等，2015）（图 3.1）。EV 已成为哺乳动物物种生殖分泌物的重要组成部分，并被认为是配子、胚胎和母体组织之间相互交流的调节剂，以建立和维持成功的足月妊娠（Ng 等，2013；Saadeldin 等，2014，2015）。

本章讨论了有关胚胎和母体组织来源的 EV 的内容和功能的可用数据，以及这些 EV 作为成功怀孕和优化辅助生殖技术（ART）的指标和生物标志物的潜在用途。

3.2　胚胎来源的细胞外囊泡

最近的研究表明，胚胎衍生的 EV 具有多效性和潜在用途，总结在表 3.1 和图 3.2 中。

3.2.1　从胚胎释放胞外囊泡的证据

Vyas 等优雅地描述了胞外囊泡（2019）。并检测到体外培养的胚胎在卵膜上、卵周间隙内或受精卵和卵裂胚胎的透明带（ZP）之间释放的几个分化簇 9^+（$CD9^+$）EV。通过负染色电子显微镜和纳米粒子跟踪分析（NTA）也证实了废培养基中存在不同大小的 EV。此外，在人类囊胚液中证实了含有微小 RNA（miRNA）的 EV 在胚胎细胞 [即内细胞团（ICM）细胞和滋养外胚层] 和胚胎发育（如干性、全能性、多能性）之间的通讯中具有潜在作用、细胞分化、表观遗传修饰和滋养层黏附（Battaglia 等，2019）。有趣的是，ICM 衍生或胚胎干细胞衍生的微囊泡或 EV 触发了滋养层迁移，通过 EV 衍生的层粘连蛋白和纤连蛋白与滋养层整合素的相互作用来增强植入过程，从而触发两种信号激酶 JNK 和 FAK 的激活，因此滋养层迁移（Desrochers 等，2016）。此外，将从胚胎干细胞中分离的 MVs 注射到囊胚中提高了小鼠模型的着床效率（Desrochers 等，2016）（图 3.2）。

表 3.1　胚胎来源的胞外囊泡的含量和可能的作用

EV 含量	可能的作用	种类 / 参考文献
mRNA	体外胚胎通讯	猪（Saadeldin 等，2014）
miRNA	胚胎质量标志	牛（Andrade 等，2019；Kropp and Khatib，2015a；Kropp 等，2014；Lin 等，2019）
mRNA	胚胎质量标志	牛（Taqi 等，2019）
NA	由胚胎吸收；提高发育	牛（Pavani 等，2018；Qu 等，2017）
NA	胚胎质量指标的物理参数	牛（Mellisho 等，2017；Pavani 等，2020）

EV 含量	可能的作用	种类 / 参考文献
NA	改善胚胎发育	鼠（Kim 等，2019）
蛋白质（PIBF）	调节母源性免疫	鼠（Pallinger 等，2018）
NA	胚胎质量标志	鼠（Bognar 等，2019）
核酸染色（PI）	胚胎质量标志	人类（Pallinger 等，2017）
蛋白质和 miRNA	调节输卵管功能	马（Bemis 等，2012）
miRNA	胚胎质量标志	人类（Abu-Halima 等，2017；Battaglia 等，2019；Capalbo 等，2016；Donker 等，2012；Kropp 等，2014；Sanchez-Ribas 等，2019）
蛋白质和 mRNA	调节输卵管功能	人类（Giacomini 等，2017）
NA	通过 ZP 的证明	人类（Vyas 等，2019）
miRNA	囊胚与胚胎干细胞通讯	人类（Battaglia 等，2019）
蛋白质和 miRNA	调节子宫内膜功能	猪（Bidarimath 等，2017）
DNA	囊胚与胚胎干细胞通讯	人类（Capalbo 等，2018）
miRNA	两性异形	牛（Gross 等，2017）
miRNA	植入成功的标志	人类（Parks 等，2018；Rosenbluth 等，2014）
DNA	胚胎质量评估	鼠（Simon 等，2020）
蛋白质（孕 d-17）	植入和孕产妇识别	羊（Nakamura 等，2016）

3.2.2　胞外囊泡转移到胚胎的证明

　　最近，一些报道描述了从胚胎来源转移 EV 以介导培养胚胎之间的通讯（图 3.2）。例如萨德尔丁等（2014）首次报道了用 PKH67 荧光染料染色后克隆胚胎对猪孤雌生殖胚胎来源的外泌体 / 微泡的吸收。这些 EV 包含多能 mRNA（OCT4、KLF4、SOX2、cMYC 和 NANOG）并促进克隆胚胎发育成囊胚。此后，类似的研究报道了牛胚胎（Pavani 等，2018；Qu 等，2017）；胚胎衍生的 EV 减少了细胞凋亡并增加了囊胚形成（Pavani 等，2018）。胚胎衍生的 EV 还改善了牛胚泡的形成和 ICM 数量，减少了细胞凋亡，增强了 OCT4 表达，并促进了体内胚胎发育至足月（Qu 等，2017）。此外，来自胚胎生长的小鼠 EV 显示出囊胚细胞增殖的改善、细胞凋亡的减少以及胚胎移植后着床率的增加（Kim 等，2019）（表 3.2）。

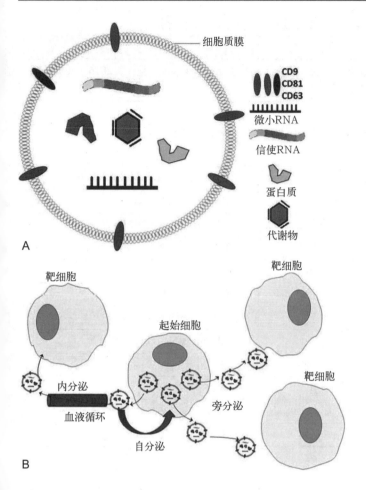

图 3.1 胞外囊泡（EV）的结构和通讯方式

A. 膜状 EV 的简化结构及其来自 RNA（mRNA 和 miRNA）、蛋白质、代谢物和表面标志物（如 CD9、CD63 和 CD81）的内容；B. EV 从细胞中释放出来并通过自分泌、旁分泌和（或）内分泌通讯途径介导

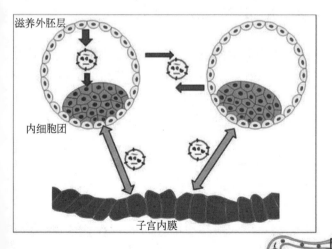

图 3.2 EV 可能参与子宫内膜和植入前囊胚之间的通讯。EV 介导胚胎细胞、胚胎到胚胎或胚胎到子宫内膜之间的相互转移，这可能会影响胚胎发育和附着

表 3.2　输卵管来源 EV 的含量和可能的作用

EV 含量	可能的作用	种类 / 参考文献
NA	改善胚胎发育 改变基因表达	牛（Lopera-Vasquez 托个，2016，2017）
蛋白质	改善胚胎发育	牛（Alminana 等，2017）
蛋白质，mRNA，Small ncRNA	发情周期阶段的指标	牛（Alminana 等，2018）
miRNA	改进的 IVM	犬（Lange-Consiglio 等，2017）
蛋白质	提高精子功能	猫（Ferraz 等，2019）
蛋白质	调节精子功能	鼠（Al-Dossary 等，2013，2015）
miRNA	调节精子功能	鼠（Bathala 等，2018；Fereshteh 等，2018）
mRNA	调节输卵管功能	鼠（Nakano 等，2017）
NA	提高胚胎移植	鼠（Qu 等，2018）
蛋白质	调节精子功能	人类、鼠（Bathala 等，2018）
NA	调节多精入卵	猪（Alcântara-Neto 等，2020）
代谢组	分析发情周期阶段	牛（Gatien 等，2019）
NA	调节卵丘细胞	犬（Lee 等，2020）
蛋白质和大小	分析发情周期阶段	猪（Laezer 等，2020）
mRNA 和 miRNA	影响胚胎转录组	牛（Bauersachs 等，2020）

3.2.3　胚胎来源的胞外囊泡表明胚胎质量和性别二态性

　　研究者们将许多精力致力于研究胚胎衍生的 EV 在评估胚胎质量、发育能力甚至性别差异方面的潜在用途。EV 的物理参数与胚胎发育显著相关；在体外受精或孤雌生殖的胚胎中，发育停滞的囊胚的 EV 的浓度和直径更高（Mellisho 等，2017）。此外，退化牛胚胎中的浓度高于有能力的牛胚胎，而直径与胚胎能力直接相关（Dissanayake 等，2020）。

　　EV 的 DNA 含量可用作评估早期胚胎质量的工具。例如，暴露于光的胚胎产生的碘化丙啶（PI）+ EV 的数量高于对照组小鼠胚胎的数量，这表明光对胚胎 DNA 的破坏作用（Bognar 等，2019）。此外，在人类胚胎中，Pallinger 等（2017）开发了一种基于流式细胞术的测试，用于测定植入前胚胎用过的培养基中的 PI+ EV，并表明发育能力强的人类胚胎与低 PI+EV 计数有关。这可能是一种用于预测胚胎质量和植入成功的简单、无创、廉价且快速的测试。此外，来自体外受精废培养基或囊胚腔液的 EV 的 DNA 含量用于植入前遗传诊断、基因型和核型评估（Capalbo

等，2018；Marin 和 Scott Jr.，2018）。最近，发现小鼠囊胚分泌含有全基因组 DNA 序列的 EV，这可能有助于作为非侵入性工具在植入前评估胚胎质量（Simon 等，2020）（表 3.3）。

表 3.3　子宫内膜来源的 EV 的含量和可能的作用

EV 含量	可能的作用	种类 / 参考文献
miR-21	促进胚胎发育	小鼠（Lv 等，2018）
大小，zeta 电势，miRNA	筛选及分析	猪（Jamaludin 等，2019）
miRNA	子宫内膜炎衍生的外泌体阻碍囊胚的发育	牛（Wang 等，2019）
miR-30d	囊胚黏附和植入	鼠、人类（Balaguer 等，2018）
Endometrial MSC-derived EV	VEGF/PDGF AA 释放增加，囊胚球计数和孵化率增加	鼠（Blazquez 等，2018）
NA	促进克隆胚胎发育	牛（Qiao 等，2018）
蛋白质包含 IFNt	上调黏附分子的表达和植入	牛（Kusama 等，2018）
mRNA 和 miRNA	筛选及分析	人类（Altmae 等，2017）
蛋白质	缺氧对蛋白质的影响，筛选和分析	牛（Koh 等，2016）
hsa-miR-30d 和其他 miRNA	胚胎黏附和转录组修饰	人类、鼠（Vilella 等，2015）
miRNA（hsa-miR-200c，hsa-miR-17，hsa-miR-106a）	可能的胚胎植入	人类（Ng 等，2013）
miRNA（miR-34c-5p，miR-210，miR-369-5p，miR-30b 和 miR-582-5p）	可能的胚胎植入	鼠（Tan 等，2020）
蛋白质（金属蛋白酶）	滋养层黏附和可能的胚胎植入	人类（Greening 等，2016），牛（Koh 等，2016）

EV 的 mRNA 和蛋白质含量也可以表明动物物种的胚胎发育能力。与雌性胚胎相比，暴露于氧化应激的牛雄性胚胎中 NFE2L2（核因子、类红细胞 2 样）和 KLF4（Kruppel 样因子 4）和超氧化物歧化酶的转录本增加。相反，在受到氧化应激的雌性胚胎中，NOTCH1（Notch 同源物 1，易位相关）和 E2F1（E2F 转录因子 1）表达增加。这些发现表明，即使在对植入前阶段的环境压力做出反应时，也存在性别二态性。此外，多能性基因的转录与猪种的胚胎发育有关（Saadeldin 等，2014）。此外，通过检查牛用过的培养基，发现共有 17 个 mRNA 片段（例如 POSTN 和 VSNL-1）在感受态和退化囊胚之间差异表达（Kropp 和 Khatib，2015b）。此外，Hsp10 和 Hsp60 的 mRNA 和蛋白质与几种 miRNA 一起在第 8 天的马胚胎中表达，例

如 miRNA-21、-24、-218、-221 和 -520（Bemis 等，2012）。此外，NANOG 和 OCT4 转录物在来自不同发育阶段的人类胚胎来源的 EV 中表达（Giacomini 等，2017）。

EV 中微小 RNA（miRNA）的单独或组合表达已被用于指示不同动物物种和人类的胚胎质量。例如，氧化应激牛胚胎的 EV 中 miR-210 水平降低（Andrade 等，2019）。与人和牛胚胎中的感受态囊胚相比，退化胚胎中的 MiR-25、miR-302c、miR-196a2 和 miR-181a 表达增加（Kropp 等，2014）。此外，在退化的牛胚胎条件培养基中增加了 11 种差异表达的 miRNA，例如 miR-24、miR-191 和 miR-148a（Kropp 和 Khatib，2015a）。此外，林等（2019）在单独培养的废培养基牛胚胎中鉴定了约 294 个 miRNA。在这些 miRNA 中，miR-30c 和 miR-10b 与缓慢切割相关，而 miR-10b、miR-novel-44 和 miR-novel-45 在退化胚胎中高表达。相反，miR-novel-113 和 miR-novel-139 与有能力的胚胎相关联。在妊娠失败的人类胚胎中，Abu-Halima 等（2017）在用过的胚胎培养基中检测到 163 种 miRNA。此外，他们发现 miR-634 和 miR-29c-3p 与胚胎移植和妊娠的成败有关。此外，Battaglia 等（2019）在人类囊胚腔液中鉴定出 89 个 microRNA，它们与控制胚胎发育、多能性、细胞重编程、表观遗传学、旁分泌细胞通讯、细胞黏附和细胞命运的信号通路直接相关，并且可以作为胚胎用于分析囊胚质量及其在体外受精（IVF）周期中能力的评估工具。此外，桑切斯 - 里巴斯等（2019）在整倍体和非整倍体胚胎的废培养基中检测到 53 种 miRNA，其中 miR-181b-5p 和 miR-191-5p 含量最高，并且具有非胚胎来源。此外，miR-20a 和 miR-30c 在整倍体植入的囊胚中上调，并参与 23 种植入相关通路（Capalbo 等，2016）。具体而言，染色体 19 miRNA 簇（C19MC）是人类滋养层细胞中最具代表性的 miRNA，缺氧应激降低了人类 miR-520c-3p 的表达（Donker 等，2012）。有趣的是，Rosenbluth 等（2014）在用过的胚胎培养基中发现了 10 个 miRNA；miR-191 在非整倍体胚胎中增加，而 miR-191、miR-372 和 miR-645 与试管婴儿周期失败有关。此外，分析的 miRNA 与染色体状态和妊娠结果相关，可能用作预测 IVF 成功的潜在生物标志物。令人惊讶的是，格罗斯等（2017）分析了 68 种 miRNA，其中 8 种 miRNA 在牛胚胎的雌性和雄性条件培养基之间差异表达。特别是 miR-22、miR-12 和 miR-320a 在雌性胚胎培养基中增加，这可以作为性别二态性和胚胎选择的指标。

3.2.4 胚胎来源的胞外囊泡调节子宫内膜功能

研究者们还研究了胚胎衍生的 EV 与母体组织（子宫内膜）之间的相互作用。贾科米尼等（2017）报道了子宫内膜上皮细胞和基质细胞对荧光染色的胚胎 EV 的吸收，这可以成为通过 EV 进行母胎交流的范例。Parks 等的实验进一步通过共培养子宫内膜上皮细胞和第 5 天出现高龄产妇或子宫内膜异位症患者的人类囊胚解释了这一点（2018）。结果表明，从与 AMA 上清液共培养物中分离的 EV 含有 16 种

miRNA（特别是 miR-126、-150、-29a、-29b），它们影响了 VEGFA 的表达。对于子宫内膜异位症，靶向 CDKN1A、E2F1 和 -484 的 10 种 miRNA（miR-7b、-9、-24、-34b、-106a、-191、-200b、-200c、-342-3p 和 -484）显著增加 RUNX1 表达式。这些结果表明 miRNA 是胚胎子宫内膜的关键转录调节因子，可用作植入成功的前瞻性生物标志物。重要的是，Bidarimath 等（2017）在猪受孕 EV 中检测到 14 种 miRNA（如 miR-126-5P、-296-5P、-16 和 -17-5P），它们与血管生成功能相关，并对所得 EV 蛋白进行蛋白质组学分析证实调查结果。胚胎来源的 EV 显示出对母体免疫的调节；IL-10+ 外周 CD8+ 细胞在含有孕酮诱导阻断因子（PIBF+）的胚胎来源的 EV 存在下增加（Pallinger 等，2018）。此外，含有干扰素 tau（IFNT）、巨噬细胞加帽蛋白（CAPG）和醛固酮还原酶家族 1、成员 B1 蛋白（AKR1B1）的绵羊第 17 天衍生的外泌体能够上调当与子宫内膜上皮细胞共培养的 STAT1、STAT2、MX1、MX2、BST2 和 ISG15 mRNA 表达（Nakamura 等，2016）。此外，伯恩斯等（2016）表明，第 14 天的绵羊细长孕体分泌包含数百种蛋白质和 mRNA 的 EV，并且这些 EV 可以被子宫和腺上皮细胞吸收。总的来说，这些发现证明了一种成功建立妊娠的新的细胞通讯途径。

3.2.5　胚胎来源的细胞囊泡的挑战

胚胎衍生 EV 的特定追踪面临一些挑战。大多数研究都是在用过的胚胎培养基上进行的，尤其是在使用不确定的培养条件作为血清和血清白蛋白时（Abu-Halima 等，2017；Kim 等，2019；Vyas 等，2019；Wei 等，2016）。此外，培养液滴中或附着在发育胚胎上的剩余精子和卵丘细胞的存在将误导 EV 的正确来源（Andrade 等，2019；Macaulay 等，2014）。最近的一项研究表明，使用 OptiPrep™ 密度梯度（ODG）离心方法在胚胎条件培养基中鉴定 EV 以了解它们在胚胎质量和发育中的作用是有用的（Pavani 等，2020）。

3.3　输卵管来源的胞外囊泡

输卵管上皮释放 EV，可影响输卵管功能、卵丘卵母细胞复合体、精子和分裂胚胎发育。此外，释放的 EV 可能会随着发情周期阶段而变化。图 3.3 描述了输卵管 EV、精子、卵母细胞和胚胎之间可能的相互作用。

3.3.1　输卵管胞外囊泡调节卵丘 – 卵母细胞复合物

输卵管对卵丘 - 卵母细胞复合体（COC）的影响引起了对犬类繁殖感兴趣的

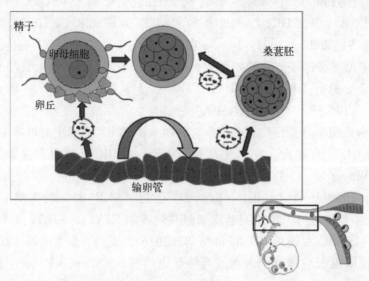

图 3.3 EV 可能参与输卵管、配子和早期植入前分裂胚胎之间的通讯。EV 介导从输卵管到配子的货物转移，以及胚胎到胚胎或胚胎到输卵管之间的通信，这可能会影响受精成功和早期胚胎发育

研究人员的注意，其中未成熟 COC 的排卵发生在母犬中，成熟发生在排卵过程之后（Saint-Dizier 等，2014）。李等（2020）表明输卵管 EV 增强了犬卵丘细胞中的表皮生长因子受体 / 丝裂原活化蛋白激酶（EGFR/MAPK）信号通路，以及对细胞活力、增殖、活性氧减少和凋亡率的影响。此外，输卵管 EV 提高了卵母细胞的成熟率［中期 II 卵母细胞（M II 卵母细胞）］。此外，mir-375 在犬输卵管 EV 中高度表达，并且与卵母细胞成熟呈负相关，因为它靶向转化生长因子 β（TGFβ）途径（Lange-Consiglio 等，2017）。

3.3.2 输卵管胞外囊泡调节精子功能

在几个物种中研究了输卵管 EV 对精子功能的影响。最初，Al-Dossary 等（2013）确定了术语"输卵管小体"，该术语用于描述小鼠输卵管上皮分泌的胞外囊泡。他们发现这些 EV 负责在睾丸后精子中获得 PMCA4a（即，鼠精子中的主要 Ca^{2+} 外排泵，对精子过度活化至关重要）。此后，同一组使用 3D 超分辨率结构照明显微镜（SR-SIM）确认输卵管小体 - 精子膜融合，将其 PMCA4a 货物输送到精子中，使它们变得过度活跃（Al-Dossary 等，2015）。此外，人类输卵管 EV 在其货物中还含有 PMCA4 以及内皮一氧化氮酶（eNOS）和 PMCA1，这是精子获能所需的（Bathala 等，2018）。有趣的是，输卵管 EV 可以将 miRNA 转移到精子中，例如有丝分裂和第一次卵裂所需的 miR-34c-5p，并且是受精卵中独特的精子来源。转移的

miRNA 在特定的头部区室中高度表达, miR-34c-5p 高度集中在中心体 (Fereshteh 等, 2018)。这项研究首次展示了输卵管 EV 对精子 miRNA 库的贡献 (仅对精子衍生的受精卵 miRNA 具有重要作用) 及其在胚胎分裂中的重要性。在猪模型中, Alcân-tara-Neto 等 (2020) 表明, 用输卵管 EV 补充 IVF 过程可以增加单精子, 并含有用于透明带硬化以防止多精子的必需蛋白质。此外, 牛输卵管 EV 的功能蛋白质组学分析揭示了参与精卵结合和受精的主要蛋白质 (Alminana 等, 2017)。同样, 猫的输卵管 EV 含有与代谢、膜生理学和生殖功能相关的蛋白质, 可以与精子顶体和中段融合, 以增加精子活力和受精能力, 并防止顶体胞吐作用 (Ferraz 等, 2019)。

3.3.3　输卵管胞外囊泡调节胚胎发育

几项研究报道了输卵管 EV 对不同物种胚胎发育的积极影响。在牛模型中, 输卵管上皮细胞衍生的 EV 增加了胚胎细胞数量 (滋养外胚层和 ICM) 和玻璃化后存活率以及基本转录本表达的改变 (LoperaVasquez 等, 2016, 2017), 使其质量更高。有趣的是, 蛋白质组学显示输卵管 EV 中约有 319 种蛋白质。97 个在体内衍生的 EV 中被单独检测到, 47 个在体外衍生的 EV 中独特表达 (Alminana 等, 2017)。此外, 体外产生的胚胎能够在培养过程中吸收体内输卵管 EV, 并增加囊胚存活率、延长胚胎存活时间和改善胚胎质量; 这已通过功能蛋白质组学分析得到证实 (Alminana 等, 2017)。此外, 对牛输卵管 EV 的综合分析显示, 除了调节牛胚胎转录组的穿梭 mRNA 和 miRNA 的转移外, 冷冻和新鲜输卵管上皮中数百个差异表达基因 (DEG) 存在显著差异 (Bauersachs 等, 2020)。在小鼠模型中, 用输卵管 EV 补充胚胎移植培养基可以防止细胞凋亡和促进分化来提高出生率 (Qu 等, 2018)。

3.3.4　输卵管胞外囊泡的近分泌 / 旁分泌作用

体外模型显示, 来自输卵管间充质细胞系的外泌体培养增加了 Müllerian 上皮细胞系中纤毛细胞的数量, 表明输卵管细胞在调节自身细胞功能方面具有近分泌 / 旁分泌作用 (Nakano 等, 2017)。

3.3.5　发情周期阶段的输卵管胞外囊泡简况

输卵管 EV 的含量在不同动物物种的发情周期阶段之间有所不同。在牛中, Alminana 等 (2018) 在发情周期不同阶段的输卵管 EV 中鉴定了 903 个 DEGs、蛋白质、miRNA 和几种 ncRNA, 它们部分受内分泌控制。在排卵后阶段发现了 mRNA 的主要差异。此外, miR-34c 和 miR-449a 与不孕症和输卵管中的纤毛运动缺陷有关。此外，DEG 的功能分析表明，除外泌体 / 囊泡运输外，它们还与纤毛表达、胚胎发育和蛋白质合成有关。蛋白质组学分析揭示了 336 个蛋白质簇；其中，170 个在整个发情周期发生了改变，并与配子和胚胎 - 母体交流有关。此外，Gatien 等（2019）研究了牛输卵管 EV 的代谢组，发现在鉴定的 22 种代谢物中，有 15 种与碳水化合物代谢有关。乳酸、肌醇和甘氨酸等代谢物在整个发情周期中都非常丰富，而排卵对 EV 的代谢物浓度没有影响。相反，与围排卵期相比，1- 磷酸葡萄糖和麦芽糖的水平在黄体期增加了 100 倍，而与黄体后期相比，围排卵期甲硫氨酸水平显著增加。在小鼠模型中，在发情前期 / 发情期间输卵管 EV 中 PMCA1 水平增加（Bathala 等，2018），这在精子获能中起重要作用。在猪模型中，Laezer 等（2020）优雅地描述了发情周期阶段输卵管 EV 的动态变化；从间情期到发情期、发情晚期和发情前期，EV 的数量和蛋白质含量逐渐增加。有趣的是，与发情期和晚期发情期相比，发情前期 EV 的大小显著减小。定性分析共检测到 1118 种围排卵期常见蛋白质，其中与发情期和发情前期相比，分别表达了 34 和 4 种不同的蛋白质，发情期和发情后期的比较分别表明激素对 EV 的释放和含量的影响。贾马鲁丁等（2019）筛选了来自猪输卵管上皮细胞的 EV 含量，发现了几种参与细胞增殖、先天免疫反应、细胞凋亡和细胞迁移的 miRNA，如 miR-103、let-7a、miR-19a、miR-203、miR-126 和 miR-19b。

3.4 子宫内膜来源的胞外囊泡

最近一些研究者发现了子宫内膜和囊胚之间的相互作用。此外，子宫内膜衍生的 EV 的分子分析和筛选可以证实 EV 在介导胚胎 - 母体通讯中的重要作用（图 3.4）。

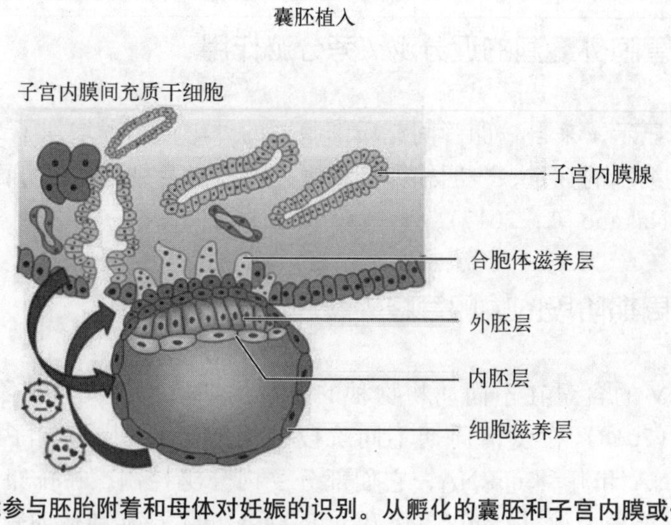

图 3.4 EV 可能参与胚胎附着和母体对妊娠的识别。从孵化的囊胚和子宫内膜或子宫内膜间充质 / 基质干细胞（MSC）分泌的 EV，以刺激囊胚植入过程

3.4.1　子宫内膜来源的胞外囊泡的筛选和分析

阿尔特梅等（2017）在人类中进行了一项 meta 分析，以描述子宫内膜的接受前和接受阶段的子宫内膜容受性相关基因，并发现 57 个与免疫反应相关的 mRNA 基因和作为假定容受性标志物的子宫内膜功能的参与。此外，他们鉴定了 348 个与数十个子宫内膜容受性相关基因相关的 microRNA。此外，Jamaludin 等（2019）比较了来自日本石川的从输卵管中分离出的 EV 与 RL95-2 人类子宫内膜上皮细胞培养物中分离出的 EV，发现了不同的物理参数，例如大小、浓度和电表面特性或 zeta 电位。此外，Koh 等（2016）描述了缺氧（1% O_2）对牛子宫内膜基质细胞（ICAR）对 EV 释放的影响。他们发现，与正常氧（8% O_2）相比，缺氧导致外泌体数量增加了约 3.6 倍，并确定了 128 种与缺氧相关的蛋白质，这些蛋白质与特别是四跨膜蛋白 -6（TSPAN6）、解聚素、含金属蛋白酶结构域的相关蛋白质 10（ADAM10）、泛酸酶和激肽原 2，它们在母胎通讯和胎盘发育中具有关键作用。

3.4.2　子宫内膜来源的胞外囊泡调节胚胎发育

接受性子宫内膜可以与囊胚相互作用，几位研究人员在不同物种中研究了这种效应。在小鼠中，在子宫 EV 中发现的 miR-21 提高了囊胚形成率，降低了胚胎的凋亡率，并改善了着床（Lv 等，2018）。此外，Blazquez 等（2018）从小鼠子宫内膜间充质 / 基质细胞（endMSC）中分离出 EV，发现它们与鼠胚胎的共培养增加了囊胚的总细胞数，并刺激了胚胎中的促血管生成因子（VEGF 和 PDGF-AA）的释放，并与子宫内膜血管生成和血管形成有关。而在牛中，乔等（2018）研究了早期黄体期子宫内膜 EV 对克隆胚胎的影响。子宫内膜 EV 增加了囊胚形成率、孵化率、与滋养外胚层成正比的内细胞质量数，并减少了细胞凋亡。此外，子宫内膜 EV 增加了 IFNT 和 acrogranin，并降低了 HSP70、BAX 和 BIP 转录本的表达水平，这些转录本负责母牛对妊娠的识别。

3.4.3　子宫内膜来源的胞外囊泡调节胚胎黏附和着床

类似地，子宫内膜来源的 EV 在黏附和植入相关功能方面对囊胚表现出调节作用。

草间弥生等（2018）在围着床期（即第 17 天、预期植入时间前 2 天、第 19 天）从牛子宫冲洗液中分离和分析了 EV，并研究了它们对植入的影响。他们检测到 596 种 EV 蛋白，包括妊娠识别因子 IFNT。此外，用第 17 天 EV 处理原发性子宫内膜上皮增加了凋亡相关基因的转录本，而用第 20 天和第 22 天 EV 处理增加了黏附分子的转录本。同样在人类中，子宫内膜 EV 的增殖和早期接受阶段分别富含 254 和 126 种蛋白质，它们与植入的基本过程有关，特别是滋养细胞黏附、迁移、子宫内膜侵袭和细胞外基质重塑（Greening 等，2016）。作者从子宫内膜癌细胞中分离出 EV，并研究了它们对人类滋养层细胞的影响。结果表明，EV 被人类滋养层细胞内化，并通过黏着斑激酶（FAK）信号增强了它们的黏附性（Greening 等，2016）。

关于子宫内膜 EV 中的 miRNA，在不同物种和实验模型中研究了特定 miRNA 的单独或联合释放，例如在人和小鼠中的 miR-30d、has-miR-30d、has-miR17、has-miR106a 和 has-miR200c（Balaguer 等，2018；Ng 等，2013；Vilella 等，2015），证实了 EV-miRNA 在胚胎黏附和植入中的调节作用。此外，在妊娠第 2 天（接受前阶段）、第 4 天（接受阶段）和第 5 天（着床）从小鼠子宫内膜上皮细胞中分离出 EV，必要的着床相关 miRNA，如 miR-34c-5p、-210、-369-5p、-30b 和 -582-5p 被发现在种植窗（WOI）阶段上调（Tan 等，2020）。

3.4.4 通过胞外囊泡早期胚胎丢失的发病机制

另一方面，研究病理性子宫内膜衍生的 EV 可以描述早期胚胎死亡和植入失败的可能原因。王等（2019）报道了从子宫内膜炎奶牛组与健康奶牛组的冲洗子宫液中分离的 EV 中有 118 种独特表达的 miRNA，其中在子宫内膜炎奶牛组中，52 种 miRNA 减少，66 种增加。此外，当试管婴儿胚胎与子宫内膜炎 EV 共培养时，囊胚形成率受到显著影响（Wang 等，2019）。

3.5 结论

大量证据表明，胞外囊泡参与配子、胚胎和母体组织之间的相互通讯，以实现成功繁殖（Alminana 和 Bauersachs，2020；Barkalina 等，2015；Bidarimath 等，2017；Bridi 等，2020；Homer 等，2017；Kurian 和 Modi 2019；Machtinger 等，2016；Saadeldin 等，2015）。总的来说，EV 可以用作一种非侵入性诊断方法来改善动物和人类的 ARTs，并且它们可以用于治疗不孕症和妊娠相关疾病。此外，纳米技术正在取得进展，以实现从微小样本中评估 EV 的浓度、大小和含量的能力。目前许多科研团队都致力于开发治疗性 EV，如用于临床应用的合成囊泡、改善 ARTs 的结果和提高妊娠率。

利益披露：作者声明没有利益冲突。

资金：作者没有收到这项工作的具体资金。

涉及人类的研究的伦理批准：本文不包含任何作者进行的任何涉及人类参与者的研究。

涉及动物的研究的伦理批准：本文不包含任何作者进行的任何动物研究。

第 4 章 输卵管来源外泌体和卵丘 - 卵母细胞复合体的相互作用

Seok Hee Lee，Byeong Chun Lee

摘要

  因为哺乳动物的输卵管是受精和胚胎着床前的地方，输卵管上皮细胞通过分泌各种生长因子为配子、胚胎发育创造有利的环境。近年来的研究主要集中在输卵管及其衍生物在促进受精和着床前胚胎发育中的重要作用。特别是输卵管来源的外泌体已成为介导细胞间通讯和将各种遗传物质运输到受体细胞的潜在生物标志物。近年来在生殖领域的许多研究表明，输卵管来源的外泌体在精子和早期胚胎发育中的作用已被证实。然而，仍然缺乏关于输卵管来源的外泌体对卵丘 - 卵母细胞复合体（COC）的影响和功能的信息。特别是输卵管对犬科动物的卵母细胞成熟过程比其他哺乳动物更重要，因为当未成熟的卵母细胞从卵泡中排出时，犬科动物的卵母细胞在输卵管内经历成熟过程，而其他哺乳动物在排卵前就已经拥有成熟的卵母细胞。此外，除了犬科动物外，没有一项研究调查了输卵管来源的外泌体与 COC 之间的关系。因此，本章重点介绍犬输卵管来源的外泌体与卵丘 - 卵母细胞复合体之间的相互作用。

S. H. Lee

Department of Theriogenology and Biotechnology，College of Veterinary Medicine，Seoul National University，Seoul，Republic of Korea

Center for Reproductive Sciences，Department of Obstetrics and Gynecology，University of California San Francisco，San Francisco，CA，USA

B. C. Lee（*）

Department of Theriogenology and Biotechnology，College of Veterinary Medicine，Seoul National University，Seoul，Republic of Korea

e-mail：bclee@snu.ac.kr

© Springer Nature Singapore Pte Ltd. 2021

F. A. Alzahrani，I. M. Saadeldin（eds.），Role of Exosomes in Biological Communication Systems，https：//doi.org/10.1007/978-981-15-6599-1_4

关键词

卵丘 - 卵母细胞复合体、犬、EGFR 通路、输卵管细胞、输卵管来源外泌体

缩略词

AREG	Amphiregulin	双调蛋白
COC	Cumulus-oocyte complexes	卵丘 - 卵母细胞复合体
DNA	Deoxyribonucleic acid	脱氧核糖核酸
EGF	Epidermal growth factor	表皮生长因子
EGFR	Epidermal growth factor receptor	表皮生长因子受体
EREG	Epiregulin	表皮调节素
EV	Extracellular vesicles	胞外囊泡
FBS	Fetal bovine serum	胎牛血清
IVM	In vitro maturation	体外成熟
MAPK	Mitogen-activated protein kinase	丝裂原活化蛋白激酶
miRNA	Micro messenger ribonucleic acid	微小核糖核酸
mRNA	Messenger ribonucleic acid	信使核糖核酸
NTA	Nanoparticle tracking analysis	纳米粒子跟踪分析
PBS	Phosphate buffer saline	磷酸盐缓冲液
TEM	Transmission electron microscopy	透射电子显微镜

4.1　外泌体的生理特性

　　研究表明，在正常生理条件下或特定的外界刺激下，细胞会分泌多种胞外囊泡（EV）（Wolf，1967）。通常，胞外囊泡主要分为三种不同名称的类型，具体取决于囊泡大小、尺寸和细胞来源（Raposo 和 Stoorvogel，2013；Yanez-Mo 等，2015）。首先，凋亡小体直接从活细胞或垂死细胞的质膜中释放出来，其直径范围为 1000 ～ 5000nm。其次，微泡的直径范围为 200 ～ 1000nm，它们起源于出芽的细胞膜。最后，外泌体被认为是 EV 家族中最小的，内体与质膜融合后分泌到细胞外环境，其直径为 30 ～ 200nm（Marote 等，2016；McGough and Vincent，2016；Whiteside，2016）。特别是与其他细胞外囊泡相比，外泌体具有遗传物质的生理同质性和稳定的载体，因此受到广泛的关注并应用于科学研究。此外，最近的研究表明，外泌体可以通过旁分泌途径运输各种遗传物质，包括蛋白质、脂质、脱氧核

糖核酸（DNA）、微小核糖核酸（miRNA）和信使核糖核酸（mRNA）（Raposo 和 Stoorvogel，2013）。因此，已经有大量的科学信息提到了外泌体。从细胞中释放外泌体有几个步骤：①在多泡体中形成囊泡；②将这些多泡体运输到质膜；③多泡体与质膜融合。通过这些连续的步骤，外泌体将其分子物质转移到受体细胞中，以改变其生理和病理过程（Bang 和 Thum，2012；Kalluri 和 LeBleu，2016；Schorey 和 Bhatnagar，2008）。因此，外泌体在科学领域具有不可否认的价值，在细胞生物学、临床医学，以及生殖领域被认为是将其遗传物质转运至受体细胞的高潜力分子信使（Gould 和 Raposo，2013；Stremersch 等，2016）。

4.2 外泌体在生殖领域的应用

近年来，许多研究都集中在 EV 与包括人类在内的各种哺乳动物卵泡形成、配子形成和胚胎形成的关系上（Alminana 等，2017；Lange-Consiglio 等，2017；Martinez 等，2018；Matsuno 等，2019；Saadeldin 等，2014）。在卵母细胞发育过程中，发育中的卵母细胞与周围卵泡细胞（包括卵丘细胞、颗粒细胞和膜细胞）之间有多种生理通讯过程。排卵后，当卵母细胞和精子通过女性生殖道结合时发生受精。当胚胎通过子宫时，它会经历几轮细胞分裂，这一过程称为卵裂，这些细胞分裂产生胚泡。一旦囊胚黏附在子宫壁上，滋养层细胞开始侵入子宫内膜上皮，最终发生着床（Cuman 等，2014）。结果表明，来自生殖道或器官的各种细胞成分，如卵泡、精液、输卵管，而输卵管可以释放多种外泌体，在卵母细胞和胚胎发育的整个过程中发挥着潜在作用（Di Pietro，2016；Jodar，2019；Luddi 等，2019；Vyas 等，2019）。特别是在卵丘 - 卵母细胞复合体（COCs）中发现外泌体的特殊功能是非常必要的，因为卵母细胞发育是胚胎发育成功的必要前提和基本过程。

卵母细胞与卵丘细胞之间的双向通讯调节着许多与卵母细胞发育相关的必需因子和分子机制的传递。研究表明，卵丘细胞被动接受卵泡环境中的各种因子，卵母细胞在其中起着驱动作用（Eppig，1991；Gilchrist，2011）。近年来的研究表明，卵泡液中存在多种 EV，包括外泌体，颗粒 / 卵丘细胞在体内和体外环境中均吸收了这些 EV，这表明来源于卵泡的 EV 介导了细胞间的通讯（da Silveira 等，2012；Diez-Fraile 等，2014；Sang 等，2013；Sohel 等，2013）。另一项研究表明，牛卵泡液中存在多种类型的外泌体，卵泡细胞在体外通过内吞途径摄取外泌体，显著提高了 miRNA 水平，从而改变了与卵泡发育和卵母细胞成熟相关的 mRNA 表达（Sohel 等，2013）。卵母细胞在卵泡内完成成熟过程后，卵母细胞排卵进入输卵管，与精子之间发生分子相互作用，实现受精（Zumoffen 等，2015）。当精子穿过输卵管远端的峡部时，精子会与输卵管的膜结合，从而支持其受精能力（Coy 等，2012）。此外，输卵管上皮细胞分泌多种生长因子来介导与精子的间接交流（Zumoffen 等，

2015）。根据以往的研究，由于有分泌液含有来自生殖道，如子宫（Al-Dossary 等，2015）和男性生殖道（Murdica 等，2019）的外泌体，因此可以认为输卵管内也存在各种外泌体。由于受精和早期胚胎发育发生在输卵管环境中，因此有必要研究输卵管外泌体与 COCs 的关系。

4.3　输卵管来源细胞外囊泡 / 外泌体在生殖领域的研究进展

　　如表 4.1 所述，近年来的研究主要集中在输卵管来源的细胞外囊泡与配子、卵巢、卵丘细胞、胚胎之间的关系。输卵管为配子的成熟、受精以及早期胚胎的发育提供了良好的环境（Holt 和 Fazeli，2010；Hunter，2005）。此外，输卵管被认为是胚胎的基因重排的调节器（Perez-Cerezales 等，2018）。考虑到输卵管在卵母细胞 / 胚胎发育中的重要作用，许多研究将重点放在输卵管环境的组成上。因此，已经证实在输卵管中有大量的成分，如生长因子、受体和激素。然而，问题是这些不同的因素如何与配子、胚胎相互作用以发挥功能效应。最近，输卵管胞外囊泡被认为是细胞间通讯的潜在媒介，包括配子 - 胚胎相互作用（Al-Dossary 等，2013；Alminana 等，2017；Lopera-Vasquez 等，2016）。已在多种物种中鉴定出输卵管来源的 EV 或外泌体，如小鼠（Fereshteh 等，2018）、奶牛（Alminana 等，2017）、人类（Bathala 等，2018）和犬（Lange Consiglio 等，2017）；然而，关于输卵管来源的 EV 或外泌体如何在生殖过程中发挥作用的研究却很少。迄今为止，输卵管来源的 EV 通过提高受精能力、胚胎发育以及出生率，显示出其对精子或胚胎的潜在作用（Bathala 等，2018；Lopera-Vasquez 等，2016；Qu 等，2019）。然而，目前关于输卵管来源的外泌体在 COC 成熟过程中的功能作用的研究尚不多见；因此，对其作用的深入分析将有助于更好地了解输卵管来源的外泌体与 COC 之间的相互作用对生殖成功的影响。

表 4.1　最近发表的关于输卵管来源的细胞外囊泡（EV）对配子、卵巢、卵丘细胞、胚胎影响的研究

项目	种类	结果	年份	参考资料
输卵管来源的 EV 对配子、卵巢、卵丘细胞的影响	犬科动物	输卵管来源的外泌体通过 EGFR/MAPK 信号通路有效地增强卵丘细胞的生理状态	2020	Lee 等，2020a
	犬科动物	● 输卵管来源的微泡对卵母细胞成熟率有积极影响 ● 在低成熟率组的卵母细胞中检测到高水平的 miR-375	2017	Lange Consiglio 等，2017

续表

项目	种类	结果	年份	参考资料
	犬科动物	输卵管来源的外泌体对卵母细胞成熟率有显著影响，并显著增加 EGFR/MAPK 信号通路相关基因、蛋白的表达	2020	Lee 等，2020b
	鸟类	EV 对精子活力和运动能力有影响	2017	Huang 等，2017
	鼠类	EV 参与了精子的 miRNA 库和传递给精子的 miRNA 的生理相关性	2018	Fereshteh 等，2018
	人类 / 鼠类	EV 相互作用后精子中 PMCA1 和 PMCA4 活性增加	2018	Bathala 等，2018
输卵管衍生 EV 对胚胎的影响	牛	● EV 蛋白参与血清 - 卵母细胞结合、受精和胚胎发育 ● 体内 EV 可提高囊胚率，延长胚胎存活时间，提高胚胎质量	2017	Alminana 等，2017
	牛	峡部输卵管液 EV 用于无血清牛胚胎体外培养，提高了胚胎的发育和质量	2017	Lopera Vasquez 等，2017
	牛	体内和体外培养的 EV 显示蛋白质的差异，包括 HSC70、CD9、OVGP、PMCA4 等	2016	Al-Dossary 和 Martin Deleon，2016
	鼠类	EV 通过调控细胞凋亡和分化，提高胚胎移植效率和出生率	2019	Qu 等，2019

4.4 输卵管来源外泌体与卵丘 – 卵母细胞复合体的相互作用

2013 年，Al-Dossary 等证明输卵管腔液中存在特定的囊泡，并将其命名为"输卵管小体"（Al-Dossary 等，2013）。自从发现输卵管外泌体的存在以来，人们对输卵管细胞外泌体及其在 COC 发育中的生殖作用的研究产生了兴趣。因此，推测输卵管外泌体可能在配子发育和早期胚胎发育中起主要作用。

然而，到目前为止，与肿瘤生物学、免疫学、再生医学等其他领域的研究相比，输卵管来源的外泌体在 COC 中的潜在作用尚不明确。尽管先前的一项研究表明在小鼠中存在输卵管来源外泌体（Al-Dossary 等，2013），但仍需进一步研究其在 COC 上的功能和通讯活动。最近，我们通过分子信号途径证实了输卵管来源外泌体对犬类 COC 的潜在作用。因此，在本章节中，描述犬类输卵管来源的外泌体和 COC 之间的相互作用，着重于它们对卵母细胞发育的影响。

4.4.1　从输卵管细胞中分离输卵管来源外泌体

收集输卵管来源的外泌体，首先，使用输卵管冲洗法收集输卵管细胞（Lee 等，2017）。简单地说，一个由插入注射器的倒法兰球头组成的套管通过卵巢囊缝注入输卵管直至其末端。在子宫输卵管交界处注入 24 针生理盐水，逆行冲洗获得输卵管细胞。然后，将输卵管液离心分离出生理盐水（1960g，2min）以获得输卵管细胞。用培养基重新悬浮细胞后，输卵管细胞在培养基中培养至第二代含量高于 70%。为了进一步的实验，用 90% 胎牛血清（FBS）和 10% 二甲基亚砜在液氮中冻存细胞。为了分离输卵管来源的外泌体，首先，将输卵管细胞接种在相同大小的培养皿、含 10%FBS、相同密度和体积的培养基上。培养 24h 后，用等量的无血清培养基（含外体缺失的 FBS）交换培养基。再培养 24h 后，获得上清液并在 4℃、2000g，离心 30min。为了从输卵管来源的上清液中提取外泌体，使用总外泌体分离试剂盒（生命技术）。简言之，培养基在 2000g（室温）下离心 30min 以去除细胞碎片。将上清液转移至新试管后，加入初始样品体积一半的试剂，摇晃后，将混合物在 4℃下培养过夜。接着，将混合物在 10 000g 下离心 1h，并将沉淀重新悬浮在磷酸盐缓冲液（PBS）中。

4.4.2　输卵管来源外泌体的特征与鉴定

以往的研究采用了多种实验方法来表征和鉴定输卵管来源 EV，包括透射电子显微镜（TEM）、纳米粒子跟踪分析（NTA）、动态光散射分析和蛋白质印迹分析（Alminana 等，2017；Lange-Consiglio 等，2017；Lopera-Vasquez 等，2017；Nakano 等，2017）。根据这些方法，TEM、NTA 和 western blot（Lee 等，2020a）对输卵管来源的外泌体进行了表征。透射电镜下，用 PBS 稀释输卵管外泌体粒子，将输卵管外泌体悬浮液转移到铜网上吸附 5min。将悬液擦干后然后，用 1% 醋酸铀水溶液对输卵管来源外泌体进行染色 30s。去除格栅上的悬浮物后，用去离子水冲洗格栅。最后将样品风干 5min，并在 110kV 电压下使用 TEM（LIBRA 120）进行分析。结果检测到大小为 150 ～ 200nm 的圆形输卵管来源外泌体。

使用 Nanosight LM10 仪器（Malvern）进行纳米粒子跟踪分析，以分析输卵管来源外泌体的浓度、强度和大小。简言之，纯化的外泌体在 1ml PBS 中稀释，并通过在视野中显示约 50 个外泌体来记录粒子。结果，观察到为 185 ～ 190nm 的粒子和（4.8 ～ 5.8）×10^8 个粒子 /ml 输卵管来源的外泌体。

最后，通过蛋白质印迹分析，证明输卵管来源的外泌体中存在特定的外泌体标记 CD9 和 CD81。综上所述，我们得出结论，输卵管细胞可以有效将其外泌体释放到细胞外环境中。

4.4.3　输卵管来源的外泌体与卵丘细胞之间的相互作用

哺乳动物 COC 释放富含透明质酸的细胞外基质，分离卵母细胞和卵丘细胞（Hung 等，2015）。众所周知，卵丘扩张是由体内颗粒细胞产生的特定信号引起的。这些来自卵泡液的细胞信号被传递，从而改变卵丘细胞的生理状态。特别是，许多研究调查了表皮生长因子（EGF）配体如双调蛋白（AREG）、表调节素（EREG）和 β- 乙酰球蛋白与卵丘细胞基因表达和扩增之间的关系（Carletti 和 Christenson，2009；Conti，2010）。最近研究表明，与卵丘扩张相关的表皮生长因子受体（EGFR）、丝裂原活化蛋白激酶（MAPK）通路对卵母细胞发育具有重要作用（Hwang 等，2018 ；Lee 等，2019）。

输卵管细胞的特性已经在生殖领域进行了研究，包括人类胚胎（Kervancioglu 等，1997）和猪配子（Kidson 等，2003）。此外，我们先前的研究证明，孕酮刺激下的输卵管细胞能有效地为 COC 和胚胎的发育创造良好环境(Lee 等，2019)。此外，这些受刺激的输卵管细胞能有效地产生类表皮生长因子肽 AREG 和 EREG，并能激活卵丘细胞的 EGFR 信号通路。我们最近证明输卵管细胞的外泌体可以显示出它们对卵丘细胞扩张和卵母细胞发育的改善起有益作用（Lee 等，2020a）。首先，在卵丘细胞上处理 GW4869（一种外泌体形成抑制剂）以排除卵丘细胞释放的外泌体的自分泌效应。结果表明，卵丘细胞的浓度、活力和增殖速率均受到明显抑制，表明卵丘细胞来源的外泌体对受体细胞具有潜在的生物学功能（Lee 等，2020a）。有趣的是，输卵管来源的外泌体有效地恢复了对卵丘细胞的生理抑制作用。为进一步验证，评估了与细胞增殖、生长、存活和细胞凋亡相关的 mRNA 转录水平，并证明 GW4869 通过 EGFR 通路（AREG、EGFR、AKT 和 PI3K）及其下游基因表达（包括 MAPK1/3、PTGS2、TNFAIP6），输卵管来源外泌体成功恢复了 GW4869 抑制的所有 mRNA 转录水平。

EGFR/MAPK 通路与卵丘细胞扩张以及卵母细胞成熟密切相关（Hwang 等，2018 ；Lee 等，2019）。简言之，活化的类表皮生长因子与旁分泌因子一样作为未清除的全长蛋白发挥作用（Schneider 和 Wolf，2009 ；Singh 和 Harris，2005），刺激卵泡细胞和卵巢中的蛋白激酶 A（Prochazka 等，2012）。当 EGFR 被类表皮生长因子肽激活时，肿瘤坏死因子 α 转化酶和解离素以及金属蛋白酶 17 将类表皮生长因子分解成可溶性形式以释放表皮生长因子域（Sahin 等，2004）。然后，裂解的配体通过激活 MAPK14（Hsieh 等，2011）和 MAPK1/3（Fan 等，2010 ；Se-la-Abramovich 等，2005）诱导卵丘细胞上 EGFR 的磷酸化。

先前的一项研究首次提出 AREG 是由外泌体分泌的，外泌体在将遗传物质运输到受体细胞中起着重要作用（Higginbotham 等，2011）。因此，假设含有 AREG 的外体可以被受体细胞内化，这依赖于 AREG-EGFR 结合（Higginbotham 等，2011）。此外，另一项研究表明，外泌体具有大量 AREG，AREG 可通过上调非小细胞肺癌的 mRNA 表达和蛋白质水平，诱导 EGFR 通路的激活（Taverna 等，2017）。近年来，在肿瘤研究中，外泌体中的类表皮生长因子肽与 EGFR 信号通路的激活密切相关。研究表明，输卵管细胞外泌体通过增强 EGFR/MAPK 信号通路相关的多种基因和蛋白，也可以作为类表皮生长因子肽信使传递给卵丘细胞。

4.4.4　输卵管来源的外泌体与卵丘 – 卵母细胞复合体之间的相互作用

由于输卵管内发生配子成熟、受精和胚胎发育等一系列生殖过程，输卵管细胞的潜在生理功能已被广泛研究（Budna-Tukan 等，2019；Ferraz 等，2019；Luvoni 等，2005；No 等，2018；Saint-Dizier 等，2014）。特别是犬类的输卵管具有独特的特性，可以调节卵母细胞的发育并延长生殖细胞的存活时间（Luvoni 等，2005）。

哺乳动物 COC 体外成熟（IVM）系统已经建立；然而，犬类的体外受精率或卵母细胞成熟率仍较体内低，研究犬输卵管与 COC 的关系具有重要意义。特别是，与其他哺乳动物体内卵母细胞成熟过程不同，犬卵母细胞在排卵后仍处于未成熟状态，这些卵母细胞在输卵管内经历了 48 ～ 72h 的成熟过程（Lee 等，2017；Song-sasen 和 Wildt，2007）。由于其独特的繁殖特性，犬体外受精系统的建立受到了限制。因此，研究犬输卵管与 COC 的关系具有重要意义。由于犬体内未成熟卵母细胞在成熟过程中与输卵管发生间接的相互作用，因此可以认为来自输卵管细胞的大量分泌物可能在卵母细胞发育中起着关键作用。

到目前为止，有强有力的证据表明输卵管和胚胎之间的信号交换有助于胚胎的成功发育（Alminana 等，2012；Maillo 等，2015）。此外，还提出了来自输卵管的多种必需的胚胎营养因子及其与胚胎的通讯（Aviles 等，2010；Georgiou 等，2007；Leese 等，2008；Schmaltz-Panneau 等，2014）。有趣的是，在子宫（Burns 等，2014）和输卵管液（Al-Dossary 等，2013；Lopera-Vasquez 等，2017）中已经发现了外泌体和其他 EV（Lopera Vasquez 等，2017），这表明包括外泌体在内的 EV 将被用作调节胚胎 - 母体相互作用的必要工具（Al-Dossary 和 Martin-Deleon，2016；Burns 等，2016）。已有研究探讨了外泌体 EV 在胚胎 - 输卵管相互作用中的功能。例如，来自输卵管来源的 EV 的 PMCA4a 在精子活力和生育能力中起着至关重要的作用（Al-Dossary 等，2013），并且输卵管细胞 / 输卵管液来源的 EV 提高了胚胎的低温耐受能力（Lopera-Vasquez 等，2016）尽管输卵管外泌体在配子、早期胚胎中的作用已被证实（Al-Dossary 和 Martin-Deleon，2016；Al-Dossary 等，2013；Alcantara-Neto 等，2019），但是很少有研究提供关于输卵管外泌体分泌、含量及其对卵母细胞成熟的影响的信息。由于犬卵母细胞在体内暴露于输卵管细胞的分泌物（各种生长因子、受体和结合蛋白）中，并在成熟过程中间接与输卵管黏膜相互作用，因此研究犬类中输卵管来源的外泌体和 COC 的关系具有重要的科学意义。

最近，有研究表明，IVM 期间 COC 的发育及与 EGFR/MAPK 信号通路相关的基因、蛋白质的表达与犬类外泌体密切相关（Lee 等，2020b）。

首先，将 PKH67 标记的外泌体在 IVM 过程中与卵母细胞共孵育，观察 COC 是否能摄取输卵管来源的外泌体。结果表明，标记外泌体的荧光强度首先出现在周围的卵丘细胞内，而标记外泌体在卵母细胞胞质内的荧光强度较低。48h 和 72h 后，卵母细胞胞质内外泌体的绿色荧光强度逐渐增强。因此，可以推断卵丘细胞能够成功地摄取输卵管来源的外泌体，而卵丘细胞在卵母细胞吸收外泌体之前，就已经与输卵管来源的外泌体结合在一起，在将外泌体转运到卵母细胞中起着重要的作用。

卵丘细胞通常通过富含透明质酸的细胞外基质进行扩展，在卵母细胞成熟过程中将卵丘细胞和卵母细胞分开。在激素刺激下，类表皮生长因子蛋白（如 AREG 和 EREG）增强了卵丘细胞的扩展，从而提高了基因表达（Prochazka 等，2012；Sekiguchi 等，2004）。先前的研究表明，暴露于外泌体的颗粒细胞表现出基因表达变化，这表明外泌体可能在卵泡内的卵母细胞发育中发挥作用（da Silveira 等，2014；Sohel 等，2013）。同样，我们最近的研究结果也表明，输卵管来源的外泌体可以增强卵丘的扩展、与卵丘扩展相关的基因（PTGS2 和 TNFAIP6）以及增殖率。因此，可以推测输卵管来源的外泌体可以模拟犬 COC 的生理变化。

早期证据证实 EGFR 信号通路参与了卵母细胞的体外发育。例如，在卵泡细胞中，类表皮生长因子肽刺激蛋白激酶 A，并且这些元素触发卵丘细胞中的不同基因激活的，例如卵母细胞减数分裂恢复等过程（Park 等，2004；Prochazka 等，2012）。有趣的是，我们最近的研究结果表明，当输卵管来源的外泌体暴露于 IVM 时，COC 上下游的 EGFR/MAPK 通路相关基因的表达水平显著提高（Lee 等，2020b）。因此，这些结果支持了输卵管来源的外泌体通过 EGFR/MAPK 途径提高基因表达水平，从而积极参与卵母细胞发育过程的假说。蛋白表达水平的变化方面，在输卵管来源外泌体暴露的卵母细胞中观察到 GDF9、BMP15、p-EGFR 和 p-MAPK1/3 的水平显著升高，这证实了外泌体的信号可以到达卵母细胞之外并在体外成熟过程中调节其基因表达。

最后得出结论：输卵管来源外泌体是由输卵管细胞内膜向内出芽形成，与细胞膜融合后分泌到细胞外空间。释放的输卵管来源外泌体被 COC 摄取，它们的相互作用诱导卵丘细胞和卵母细胞 EGFR/MAPK 信号的激活。图 4.1 描述了犬类中输卵管来源的外泌体通过 EGFR/MAPK 途径和 COC 之间的关系。

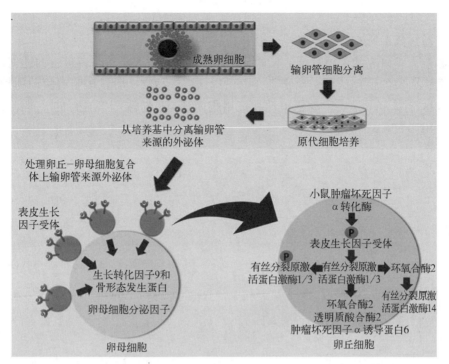

图 4.1　犬输卵管来源的外泌体和卵丘 - 卵母细胞复合体通过 EGFR/MAPK 信号通路的关系示意图。采用冲洗法获得发情母犬输卵管细胞。培养输卵管细胞,从上清液中收集输卵管来源的外泌体。输卵管来源的外泌体被卵丘细胞摄取并显著激活卵丘细胞中的 EGFR/MAPK 信号通路。卵丘细胞中 EGFR/MAPK 通路的增加显著提高了卵母细胞分泌因子(GDF9 和 BMP15)的水平

4.5　结束语

　　近十年来,生殖细胞外囊泡受到了极大的关注。特别是输卵管来源的外泌体对配子和胚胎的生物学作用才刚刚被发现。这些研究清楚地表明,输卵管来源的外泌体作为一种新的潜在生物标志物,在生殖成功,包括卵母细胞成熟、胚胎发育和妊娠中起着至关重要的作用。虽然人们对输卵管来源的外泌体和精子 / 早期胚胎相互作用的机制有了明确的认识,但对它们对卵母细胞发育的影响却一无所知。因此,本章对输卵管来源的外泌体作为卵母细胞成熟调节剂的作用有了新的认识,为利用外泌体优化哺乳动物辅助生殖技术提供了新的途径,对输卵管来源的外泌体进行广泛的研究有助于拓展我们对生殖生物学的认识。

　　致谢:作者要感谢兽医科学研究所和 BK21 plus 计划以及通过 NRF 提供的全球博士研究金计划,他们提供的见解和专业知识极大地帮助了研究。
　　资助:本研究由教育部资助的 NRF 全球博士研究金项目(NRF-20142A1021187)

资助。

　　利益披露：所有作者声明他们没有利益冲突。

　　涉及人类研究的伦理批准：本文不包含任何作者对人类参与者进行的任何研究。

　　动物研究的伦理认可：动物研究的伦理认可：动物实验是按照实验动物护理委员会和国立首尔大学实验动物护理和使用指南建立的标准程序进行的（批准文号：SNU-140704-1）。

第5章 外泌体与精子的相互作用

Ahmad Yar Qamar, Xun Fang, Seonggyu Bang, Feriel Yasmine Mahiddine, Min Jung Kim, Jongki Cho

摘要

胞外囊泡（EV）是一种膜结合囊泡，存在于大多数体液中，在细胞内通讯发挥着重要作用。EV，如外泌体和微泡（MV），内含不同的功能分子，包括脂质、核酸（microRNA、mRNA 和 DNA）和蛋白质。这些功能分子在与靶细胞附着时会导致不同的表型和功能性修饰，最终影响黏附性、再生、对外部因素的抗性和生存能力。已有许多体外试验来开发 EV 的治疗潜力。生殖道的不同部分（男性和女性）都可以分泌 EV，包括附睾小体、前列腺小体、子宫小体和输卵管小体，与生殖系统相关的 EV 同外泌体和 MV 具有结构相似性。精子在通过生殖系统的过程中与这些囊泡相互作用，这种精子 - 囊泡的相互作用是精子正常发挥功能的关键。这些囊泡为不同生理事件提供必需的分子，如成熟、运动性获得、激活、保护、获能、顶体反应和受精。最近，有报道表明在体外进行外泌体处理可以提高低温精子和冷冻精子的质量。总之，精子是生育的先决条件，精子不同功能的获得与在生殖系统中分泌的 EV 有关。

A. Y. Qamar
College of Veterinary Medicine, Chungnam National University, Daejeon, Republic of Korea

Department of Clinical Sciences, College of Veterinary and Animal Sciences, Jhang 35200, Subcampus University of Veterinary and Animal Sciences, Lahore, Pakistan

X. Fang · S. Bang · J. Cho (*)
College of Veterinary Medicine, Chungnam National University, Daejeon, Republic of Korea
e-mail : cjki@cnu.ac.kr

F. Y. Mahiddine · M. J. Kim
Department of Theriogenology and Biotechnology, College of Veterinary Medicine, Seoul National

University，Seoul，Republic of Korea

Springer Nature Singapore Pte Ltd. 2021

F. A. Alzahrani，I. M. Saadeldin（eds.），Role of Exosomes in Biological Communication Systems，https：//doi.org/10.1007/978-981-15-6599-1_5

关键词

胞外囊泡、细胞内通讯、功能分子、生育力

缩略词

ACE	血管紧张素转化酶	ADAM	一种去整合素金属蛋白酶
ADP	腺苷二磷酸	ALH	侧向头部位移幅度
ATP	三磷酸腺苷	BSA	牛血清白蛋白
CAT-D	组织蛋白酶 D	CD52/HE5	分化簇 52（附睾精子结合蛋白 5）
ELSPBP1	附睾精子结合蛋白 1	ER	内质网
EV	胞外囊泡	GAPR-1/GLIPR2	高尔基体相关植物致病相关蛋白 1
GDP	鸟苷二磷酸	GGT	γ- 谷氨酰转移酶
GPI	糖基磷脂酰肌醇	GPRIL1	胶质瘤发病相关蛋白 1
GPX5	谷胱甘肽过氧化物酶 5	Grp 78	葡萄糖调节蛋白 78
HSP70	热休克蛋白 70	HSP90	热休克蛋白 90
HSPA8	热休克蛋白 A8	MDA	丙二醛
MIF	巨噬细胞迁移抑制因子	MVDP	小鼠输精管蛋白
MVE	多囊内体	MV	微泡
OVGP	输卵管特异性糖蛋白	PAP	前列腺酸性磷酸酶（蛋白特异性蛋白）
PAS6/7	乳凝集素	PBS	磷酸盐缓冲溶液
PMCA4	质膜钙三磷酸腺苷酶 4	Ppfia3	脂蛋白 α3
PSA	前列腺特异性抗原	PSCA	前列腺干细胞抗原
ROMOl	活性氧调节基因	SEM	扫描电子显微镜
SPAM1/PH20	精子黏附分子 1	TEM	透射电子显微镜
TMPRSS2	2 型跨膜丝氨酸蛋白酶	UBC	泛素
ZP	透明带		

5.1　引言

细胞间通讯是多细胞生物的一个重要生理方面，在过去的 30 年里已经成为研究人员感兴趣的领域。细胞通常通过细胞的直接接触相互作用或通过分泌分子间接相互作用（Kagota 等，2019）。最近，通过胞外囊泡（EV）转移进行通讯的第三种机制已被发现（Raposo 和 Stoorvogel，2013）。EV 是一种含有脂质、核酸(microRNA、mRNA 和 DNA)和蛋白质的膜结合结构,通过将供体内的各种分子递送至受体细胞,EV 在细胞间通讯中发挥着重要作用（D'Souza-Schorey 和 Clancy，2012；Raposo 和 Stoorvogel，2013）。

各种各样的细胞都会释放 EV 作为正常生理或某些病理状况的一部分（Machtinger 等，2015）。EV 及其内容物都会活跃地参与许多生理事件，包括生殖、健康、作为疾病生物标志物，也可作为治疗干预的潜在靶标（Gould 和 Raposo，2013）。EV- 细胞的相互作用可以通过多种机制直接影响靶细胞的表型和功能特征，这些机制包括基于囊泡的生物活性脂质或生长因子的直接刺激、多种膜表面受体的转移、通过遗传物质或传染性颗粒的转移进行表观遗传重编程和（或）基于蛋白质的转录因子（Ratajczak，2006）。这些机制最终会影响受体细胞的黏附性、再生能力、对环境因素的抵抗力和存活率（Mokarizadeh 等，2013）。

最初自 1980 年被发现后,EV 被认为是从细胞中排出膜状碎片的载体(Trams 等，1981)。EV 通常包括微泡（MV）、核外颗粒体、脱落小泡（Cocucci 等，2009；György 等，2011；Hess 等，1999；Holme 等，1994）、外泌体和凋亡小体（Kagota 等，2019）。外泌体是其中直径最小的（40～100 nm），可由多种细胞分泌，在网织红细胞分化过程中由多囊内体（MVE）与质膜融合而产生（Harding 等，1984；Pan 等，1985）。研究发现 MVE 与细胞表面融合的机制会导致外泌体从造血和非造血来源的多种细胞类型中释放，这些细胞类型包括 B 淋巴细胞、树突细胞（Raposo 等，1996；Zitvogel 等，1998）、细胞毒性 T 细胞、肠上皮细胞、肥大细胞、神经元、少突胶质细胞、血小板和施万细胞（Simon 和 Raposo，2009；Théry 等，2009）。

迄今为止，外泌体已从不同的体液中被分离出来，如羊水（Asea 等，2008）、腹水（Andre 等，2002）、胆汁（Masyuk 等，2010）、血液（Caby 等，2005）、脑脊髓液（Vella 等，2007）、乳汁（Admyre 等，2007）、唾液（Ogawa 等，2011）、精液（Aalberts 等，2012；Park 等，2011；Ronquist 和 Brody，1985）和尿液（Pisitkun 等，2004）。膜结合囊泡的存在伴随着男性生殖道的不同部分并最终成为精液的一部分，似乎这是不同物种的共同特征。在男性中，生殖道的不同部分都参与分泌膜状颗粒，也即 EV，包括 MV 和外泌体。附睾和前列腺是分泌精液中的外泌体的主要器官，在男性生殖系统中产生的外泌体会积极促进不同分子向精子转移，从而产生功能齐全的雄性配子。此外，这些外泌体有助于激活和保护精子的活力，特别是通过其抗菌和抗氧化成分发挥作用（Siciliano 等，2008）。

5.2　细胞蛋白质的释放机制

在细胞内相互作用的过程中，细胞通常通过局部分泌途径分泌不同的蛋白质。这种局部分泌途径涉及一种信号肽，靶向负责蛋白质合成的内质网。因此，全长蛋白质通过高尔基体并经历过渡后修饰，然后被包装在分泌囊泡中。最后，囊泡与细胞的顶端质膜融合，导致蛋白质释放。附睾中的外泌体分泌物由另一种称为顶泌途径的激素依赖性途径控制（图 5.1）。

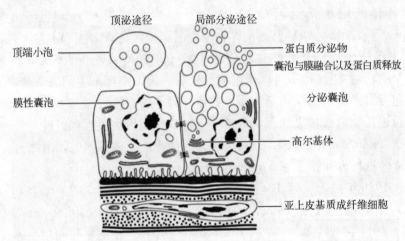

图 5.1　分泌细胞产生蛋白质的顶泌（左）和局部分泌（右）途径示意图
顶泌细胞的特征是有圆顶状突起的顶端小泡，这些小泡捏合并释放膜结合囊泡——外泌体进入内腔。高尔基体和 RER 是部分分泌囊泡的起点，其内容物通过与顶膜融合和胞吐作用释放
转载自 Fullwood et al. 2019，Scientific Reports，9：4582。经授权许可改编

在男性生殖道的不同部分，包括凝结腺、前列腺和输精管，蛋白质分泌的顶泌途径十分常见。在顶泌途径中，细胞质突起由分泌性上皮细胞形成，这些突起通常被称为顶端小泡，缺乏内质网、线粒体、核糖体和分泌囊泡。顶端小泡内的蛋白质以小膜泡的形式被包裹。顶端小泡从细胞膜的顶端区域脱离，最终破裂并将其蛋白质内容物释放到内腔中（Aumüller 等，1997，1999）。

5.3　精子的成熟

精子是受精后向卵母细胞输送亲代遗传物质的载体。睾丸中产生的哺乳动物精子是完全分化的，但在转录和翻译水平上不活跃，并且缺乏移动能力和使卵母细受精的能力。为了获能,精子必须在结构和功能上经历几次改变,这些改变统称为精子成熟,发生在精子通过附睾的长回旋管状通道的过程中(Bedford, 1994),包括一系列由周围环境强加给精子的组织良好的生化变化。在这些变化过程中,包括脂质和蛋白质在内的不同膜成分发生获得、再分布和丢失,精子的质膜经历了广泛的重塑(Piehl 等,2013),因此精子获得了渐进的运动能力和识别卵母细胞并使其受精的能力。

尽管获得了活力和生育力,精子仍需要额外的功能变化来完全表达它们的潜能。精子从储存部位(附睾尾部)释放后暴露于副性腺的分泌物中,这些分泌物由精子质膜的表面重塑剂组成(Koch 等,2015)。副性腺分泌来源的重塑因子与精子的表面分子共同作用,来启动或抑制精子获能过程的开始和进展(Abney 和 Williams,1970;Suzuki 等,2002)。因此,在没有去除这些因素的情况下,精子的质膜会变得更加稳定。精子的整个成熟过程由男性生殖系统各个部分的分泌性上皮细胞协调,包括从未成熟状态进入附睾直到以稳定成熟形式射精。经过自然繁殖后,精子在雌性生殖道中会因为某些因素而发生特定变化,这些变化有助于其维持生育能力并获得使卵母细胞受精的能力(Martin-DeLeon, 2016),其中的因素主要是不同部分生殖道的分泌物,其与男性生殖道的有一些相似之处,也有一些是女性特有的分子成分(Boatman 和 Magnoni,1995;King 等,1994)。

5.4 男性生殖道来源的外泌体

5.4.1 附睾来源的外泌体

附睾是一个单一的长曲小管,内部衬有假复层上皮,该上皮细胞通常被称为主细胞。附睾上皮内层活跃分泌蛋白质,这些分泌物被主细胞的假纤毛投射而充分利用。这些蛋白质以小囊泡(50 ~ 500nm)的形式被分泌,在最近被命名为附睾小体(图5.2)。附睾小体由多种蛋白质组成,并随着附睾的不同部分而发生变化(Dacheux 等,2003,2006)。在对雄激素刺激的反应中,附睾的翻译水平和蛋白质分泌的幅度显著增加。精子 - 蛋白质相互作用以连续的方式发生,同时通过附睾产生功能齐全的雄性配子。来源于附睾的蛋白质以不同的方式与精子相互作用,以改变精子质膜的成分或表面蛋白,结合到精子的亚细胞域中,也可作为整合蛋白和包被蛋白而发挥作用(Cooper, 1998)。

附睾小体的发现

在 20 世纪 80 年代初期,科学家们在观察野猪(Jones 等,1978)和兔子(Davis,1980)的附睾内容物时认为一些伪影是因为组织固定错误而出现的。后来,Yanagimachi 等(1985)使用电子显微镜将这些伪影描述为与仓鼠附睾腔内液中发现的精

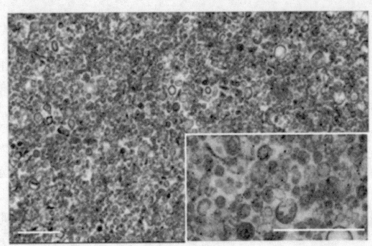

图 5.2　从附睾腔液中分离的附睾小体。用透射电子显微镜（TEM）评估附睾标本。比例尺 =500nm
转载自 Reilly et al. 2016，Scientific Reports，6：31794。经授权许可改编

子密切相关的小膜 MV（附睾小体；20 ～ 100nm）。在仓鼠中，附着在精子表面的囊泡数量随着精子穿过附睾而减少，并且这些囊泡仅附着在精子的顶体区域。基于其较高的胆固醇含量，推测这些囊泡可能是附睾运输时精子膜胆固醇 / 磷脂变化的原因。附睾小体在许多物种中都有描述，包括牛（Frenette 等，2002；Frenette 和 Sullivan，2001）、人类（Thimon 等，2008）、小鼠（Griffiths 等，2008；Rejraji 等，2006）、公羊（Ecroyd 等，2004；Gatti 等，2004）和大鼠（Fornes 等，1995a；Grimalt 等，2000）。

附睾小体的组成

附睾小体内含物的组成在不同的附睾段之间是不同的，这些附睾段可以根据它们的相对密度进行分离（Fornes 等，1995b；Frenette 等，2010）。附睾小体主要包含脂类、蛋白质和 miRNA。胆固醇 / 磷脂组分在附睾小体中含量很高，其中鞘磷脂是主要的磷脂（Rejraji 等，2006）。牛（Girouard 等，2011）和鼠（Girouard 等，2011）等物种在附睾（尾）末端部分的胆固醇 / 磷脂比在起始部分（头）高 1.5 倍。在小鼠中，附睾小体具有较高浓度的鞘磷脂和多不饱和膜脂肪酸，尤其是花生四烯酸。在附睾运输过程中，鞘磷脂的浓度增加，几乎占小鼠附睾尾磷脂的一半（Rejraji 等，2006）。沿着附睾，磷脂酰肌醇、磷脂酰胆碱和鞘磷脂的水平降低（Girouard 等，2011）。

研究结果强调成熟的精子可从附睾小体获得不同的蛋白质。存在于液体中的附睾小体的蛋白质组成不同于在同一段公羊（Gatti 等，2004，2005）和公牛（Frenette 等，2002，2003）附睾中收集的与精子相关的附睾小体的蛋白质组成。从牛附睾头部和尾部收集的附睾小体的蛋白质组分析分别鉴定出 555 和 438 种蛋白质，在这两个部分中共有的蛋白质有 231 种（Girouard 等，2011）。一个包括 P25b、P26h 和

P34h 在内的附睾特异性蛋白质的直系同源家族已经在仓鼠、公牛和人类中被表征（Sullivan，1999）。

精子在附睾运输过程中会获得的其他附睾小体相关蛋白，包括醛糖还原酶、去整合素金属蛋白酶（ADAM2、ADAM3 和 ADAM7）、组织蛋白酶 D（CAT-D）、附睾精子结合蛋白 1（ELSPBP1）、附睾精子结合蛋白 5（CD52/HE5）、胶质瘤发病相关蛋白 1（GPR1L1）、谷胱甘肽过氧化物酶 5（GPX5）、精子黏附分子 1（SPAM1）、泛素（UBC）、c-Src 激酶、巨噬细胞迁移抑制因子（MIF）、脂蛋白 α3（Ppfia3）、质膜 Ca^{2+}ATPase 4（PMCA4）和甲基丙二酸半醛脱氢酶。

Belleannee 等（2012）的研究表明 miRNA 是附睾小体的另一个重要组成部分。附睾小体的 miRNA 特征在附睾的不同部分有所不同，也不同于附睾组织。然而，还没有证据表明与附睾小体相关的 miRNA 是精子通过附睾时获得的。

精子 - 附睾小体的相互作用

最近的研究表明精子质膜表面存在与特定蛋白质相关的脂筏（Ecroyd 等，2004；Maehashi 等，2003；Treviño 等，2001）。脂筏主要是微结构域，富含与糖基 - 磷脂酰肌醇（GPI）锚定、跨膜和信号蛋白如蛋白酪氨酸激酶相关的胆固醇和鞘脂（Legler 等，2005；Muñiz 和 Riezman，2000；Simons 和 Ikonen，1997）。据报道，附睾小体的胆固醇 - 鞘磷脂含量是精子获得与附睾小体相关的蛋白质的关键（Girouard 等，2009）。

研究报道附睾相关蛋白在许多生理事件中十分重要，包括精子活力、保护或消除、精子成分重塑和精子 - 卵母细胞相互作用。蛋白质通过囊泡转移的确切机制尚未阐明，然而已有假说提出蛋白质转移可以通过以下三种任一方式介导：①通过脂质载体蛋白；②通过受体膜和供体的"翻转"现象；③通过可被内吞处理的囊泡和可被送到受体的质膜的载体蛋白。其中，只有一组选定的蛋白质从附睾小体转移到精子，并且主要转移到中段和顶体区（Frenette 等，2002）。

一些附睾相关蛋白通过 GPI 锚定在质膜上，包括 P25b、P26h（P25b 直系同源）和 SPAM1/PH20。P25b 和 P26h 蛋白负责精子与卵母细胞透明带（ZP）的结合（Sullivan，1999）。同样，SPAM1/PH20 一旦被精子获得，在精子卵丘复合体的相互作用中可以发挥双重作用（Martin-DeLeon，2006）。除了 GPI 锚定蛋白外，一种去整合素金属蛋白酶（ADAM2、ADAM3 和 ADAM7）（Oh 等，2009）和 GPR1L1（Caballero 等，2012）也参与了受精过程。

附睾相关蛋白在保护或消除精子方面也有关键作用，这些蛋白质包括 CD52/HE5（Kirchhoff 和 Hale，1996）、ELSPBP1（D'Amours 等，2012a, b）、GPX5（Chabory 等，2009）和泛素（UBC）（Sutovsky 等，2001）。CD52 蛋白被怀疑与免疫性不孕有关(Yeung 等,1998,2001)。附睾相关的 GPX5 对过氧化氢的酶活性较弱，这是因为其缺乏硒代半胱氨酸，而硒代半胱氨酸通常存在于其他 GPX（Vernet 等，1997）。GPX5 覆盖顶体，可以保护精子免受过早的顶体反应（Vernet 等，1997）。

泛素导致蛋白质酶促降解，可参与附睾运输过程中缺陷精子的清除。

精子活力是影响精子生育力的一个重要参数。MIF 是一种致密的纤维相关蛋白，负责控制精子的运动（Eickhoff 等，2004；Frenette 等，2002）。根据 MIF 的巯基蛋白氧化还原酶催化特性，推测它可能对通过附睾的精子的硫醇状态造成影响，从而有助于精子获得运动能力（Eickhoff 等，2004）。精子的活力还受到能量供应和与附睾小体相关的蛋白质的影响，这些蛋白质能在附睾运输过程中影响精子的能量供应。较高水平的醛糖还原酶通过将葡萄糖还原成山梨醇来维持精子的不动状态，因为山梨醇呈线性结构不能穿透质膜（Burg，1995），而山梨醇脱氢酶将山梨醇氧化成果糖，易于被精子代谢。

据报道，与附睾小体相关的蛋白质可以调节精子的一些额外功能，如 c-Src 激酶，是获能信号级联的重要组成部分（Krapf 等，2012）；脂蛋白 α3（Ppfia 3），负责顶体反应；PMCA4，参与精子细胞内稳态。然而，CAT-D（Asuvapongpatana 等，2013）和甲基丙二酸半醛脱氢酶（Suryawanshi 等，2012）的作用尚未被阐明。

5.4.2 输精管来源的外泌体

输精管是男性生殖道管状腔的下一部分，在性兴奋时，储存在附睾尾部的精子会进入输精管。由于输精管的解剖位置正好在附睾尾之后，它具有与附睾主细胞释放的相同的分泌物，而输精管在解剖和生理上与附睾尾不同。报道表明，通过外泌体形式的蛋白质的顶泌释放，输精管的上皮细胞可参与创造对精子更有利的环境。

小鼠输精管蛋白（MVDP）已被确定为上皮细胞分泌的输精液的主要成分，并且不会受到任何蛋白水解切割（Manin 等，1995）。作者根据在上皮细胞顶极中大量存在的顶端突起形式的 MVDP，以及在内质网和高尔基体中缺乏的信号，证实了顶泌素的分泌。MVDP 是醛糖酮还原酶超家族的一员，可能具有与醛糖还原酶相似的功能，在渗透调节或解毒中发挥作用（Martinez 等，2001）。因为输精管比其他副性腺具有更高的雄激素浓度，也有假说认为 MVDP 参与了类固醇的代谢。

5.4.3 副性腺来源的外泌体

副性腺是非常重要的结构，包括壶腹部、尿道球部、前列腺和精囊，对男性个体的生育能力有直接影响。这些结构是精浆的主要贡献者，具有广泛的功能，包括①滋养精子；②激活精子；③产生分泌物作为运输精子的载体；④射精前清洁尿道；⑤阻断精子从女性生殖系统逆向流动的物种特异性功能（栓塞形成或最后的部分较厚）。

　　精浆是男性附属性器官分泌的混合分泌物，含有结构相似的囊泡，如附睾上皮细胞分泌的附睾小体。Ronquist 等（1978）首次使用超速离心法从人类精液中分离出这些囊泡状结构，后来这些囊泡因为起源于前列腺而被描述为前列腺小体。由于存在于精浆中，术语"aposomes"和"seminosomes"也被用来指代前列腺小体（图 5.3）。前列腺小体是直径为 50 ～ 500nm 的小型膜结合结构（Nilsson 等，1998；Ronquist 和 Brody，1985）。在不同物种的精浆中发现了类似的囊泡结构（Arienti 等，1998a；Davis，1982；Fornés 和 De Rosas，1991），但牛例外，因为牛的前列腺小体是由精囊分泌的（Agrawal 和 Vanha-Perttula，1987）。

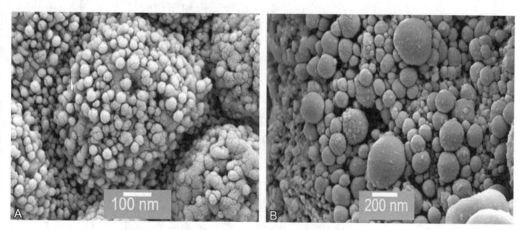

图 5.3　前列腺腺泡内容物的扫描电镜（SEM）结果
A. 细胞表面有可见的外泌体（< 50nm）；B. 前列腺腺泡内的前列腺小体
比例尺：A.100nm，B.200nm
转载自 Fullwood et al. 2019，Scientific Reports 2019，9：4582。经授权许可改编

　　前列腺小体以前列腺特异性蛋白为特征，包括前列腺酸性磷酸酶（PAP）、前列腺特异性抗原（PSA）、2 型跨膜丝氨酸蛋白酶（TMPRSS2）、前列腺特异性转谷氨酰胺酶和最广为人知的前列腺干细胞抗原（PSCA）（Tosoian 和 Loeb，2010）。由于前列腺上皮和前列腺小体上标记物的共同存在，上述蛋白质被认为是前列腺小体的"真正标记物"。除了大小和浮力密度有相似之外，前列腺小体还证明表达 CD9 作为特异的外泌体标记（Aalberts 等，2012）。Shoji-Kawata 等（2013）通过高尔基体相关植物致病相关蛋白 1（GLIPR2/GAPR-1）和膜联蛋白 A1 蛋白的表达进一步证实了前列腺小体的外泌体起源。

前列腺小体的释放机制

　　前列腺小体起源于前列腺细胞的细胞质，但其产生的机制仍未被正确阐明。有假说提出高尔基体通过出芽来控制含有储存囊泡的前列腺小体的形成（Ronquist 和 Brody，1985）。与附睾的主细胞相反，前列腺上皮细胞不参与顶端小泡的形成来分泌前列腺小体，而是通过胞吐作用或是渗透作用分泌。其中，胞吐作用涉及储存囊泡与质膜的融合来释放其内容物，而渗透作用涉及储存囊泡导致质膜破裂，随后膜发生愈合（Brody 等，1983）。

前列腺小体的组成

前列腺小体的结构和组成几乎与附睾小体相似。前列腺小体被主要由胆固醇、磷脂和脂肪酸组成的三层膜包被。前列腺小体中的胆固醇／磷脂比率（2∶1）较高，其中在磷脂中胆固醇、鞘磷脂和饱和脂肪酸的浓度较高，这使得囊泡呈刚性结构。鞘磷脂是主要的磷脂成分，几乎占总磷脂含量的 50%。溶血磷脂、磷脂酰乙醇胺和磷脂酰丝氨酸的含量也很丰富，而磷脂酰肌醇和磷脂酰胆碱的含量较低。脂肪酸含量很高，包括饱和脂肪酸（棕榈酸和硬脂酸）和不饱和脂肪酸（油酸）（Arienti 等，1998b）。此外，前列腺小体还富含 Ca^{2+} 离子、鸟苷二磷酸（GDP）、腺苷二磷酸（ADP）和三磷酸腺苷（ATP）（Fabiani，1994；Ronquist 和 Frithz，1986）。

来源于人类精浆的前列腺小体的蛋白质组学分析鉴定出了 139 种蛋白质。前列腺小体相关蛋白包括：Ca^{2+} 离子调节相关蛋白（膜联蛋白 A1、A2、A3、A4、A5、A6、A11）、钙调素、葡萄糖调节蛋白 78（grp 78，Utleg 等，2003），醛糖还原酶——P25b、MIF、PDC-109（Girouard 等，2008），GTP 结合蛋白（Rab3）、伴侣蛋白（HSP70 & HSP90）（Utleg 等，2003），膜结合蛋白（CD10）；脑啡肽酶（Fernández 等，2002）、CD26；二肽基肽酶 IV（Schrimpf 等，1999）、（CD46、CD52、CD55、CD59 和 granulophysin）、雄激素调节蛋白（PSA）（Riegman 等，1991）、Ki-67（Stefani 等，1994）、Drg1（Ulrix 等，1998）、磷脂酸磷酸酶 2a 型、TMPRSS2（Lin 等，1999），谷氨酰胺谷氨酰转移酶 4，山梨醇脱氢酶（Dubbink 等，1996），脂肪酸合酶（Swinnen 等，1997），凝聚素（Sensibar 等，1991）和几种酶（Ronquist 和 Nilsson，2002）（Mg^{2+} 和 Ca^{2+} 依赖性 ATPase、氨基肽酶、蛋白激酶、磷脂酶 A_2、乳酸脱氢酶、γ- 谷氨酰转移酶（GGT）和血管紧张素转化酶（ACE）。

报道表明，前列腺小体同其他 EV 一样也有 RNA 和染色体 DNA。精液中存在的无细胞 RNA 和 microRNA 要么是与 EV 相关的 RNA，要么是无膜蛋白质复合物，而这些存在都很好地支持了上述结论（Li 等，2012）。然而最近一项关于输精管切除术男性射精深度测序的研究表明，大多数射精既不是 RNA 也不是 miRNA（Aalberts 等，2014）。Ronquist 等（2009，2011）报道了前列腺小体含有染色体 DNA，但另有一些研究人员怀疑精液中的这些 DNA 片段是凋亡小泡。

精子 - 前列腺小体相互作用

前列腺小体在射精后很快与精子接触，对精子的功能有刺激和抑制的双重作用。前列腺小体的确切生理作用尚不清楚；但体外研究揭示了前列腺素体的一些功能，例如对巨大芽孢杆菌和一些其他菌株的抗菌活性（Carlsson 等，2000）、抗氧化活性（Saez 等，1998，2000）、凝血（Fernandez 等，1997）和丝氨酸蛋白酶活性（Arienti 等，1997）。此外，报道表明前列腺小体相关蛋白在诸多方面影响精子的睾丸后成熟，如能动性增加（Carlsson 等，1997；Fabiani 等，1994a，b；Stegmayr 和 Ronquist，

1982)、免疫抑制（Rooney 等，1991，1993，1996）、获能过程（Cross 和 Mahasreshti，1997；Cross，1996a，b）、顶体反应（Cross 和 Mahasreshti，1997）和繁殖力。

5.5　女性生殖道来源的外泌体

在哺乳动物中，当精子从阴道移动到受精部位时，女性生殖道会与精子发生相互作用。精子的质膜会经历生物化学修饰，使得其表面分子在通过女性生殖道时发生重塑（Yanagimachi，1994），这些变化对精子的功能成熟及获得生育能力方面具有重要作用。这种相互作用可能是直接的，如在峡部（输卵管的末端部分）观察到的通过精子与上皮结合来维持生育能力（Coy 等，2012）；也可能是间接的，如通过分泌上皮细胞的分子分泌物（Ghersevich 等，2015）。

一些研究证实了鼠（子宫小体）和输卵管（输卵管小体）液的子宫腔液中存在EV（Al-Dossary 等，2015；Griffiths 等，2008），以及某些必需精子蛋白如 SPAM1和 PMCA4 在这些 EV 中的表达。然而它们的表达水平在发情周期的不同阶段有所不同，如在卵泡期（发情前期和发情期）水平较高，而在黄体期（发情后期和发情期）水平较低，这表明精子和女性生殖道分泌的 EV 之间可能存在联系。体外研究试验证实了这些 EV 的确会向精子递送生育调节蛋白（Al-Dossary 等，2015；Griffiths 等，2008）。

5.5.1　子宫小体和精子

子宫小体即膜结合囊泡（直径 17.65 ～ 48.46 nm），可分为 MV 和外泌体（图5.4）（Griffiths 等，2008；Pisitkun 等，2004）。Ng 等（2013）证明了人类子宫腔液及其相关黏液中子宫小体的分离和表征。与子宫小体相关的大分子的表达受激素调节，其中最有可能的是雌激素（E2）（Pisitkun 等，2004；Zhang 和 Martin-DeLeon，2003）。子宫小体主要由蛋白质（SPAM1& PMCA4a）（Griffiths 等，2008）、mRNA和 miRNA（Burns 等，2014）组成。

此前，基于精子在子宫的快速转运，人们认为子宫小体对精子没有影响。然而体外研究证实了蛋白质会在中性环境下从子宫小体转移到精子中（Al-Dossary 等，2013；Griffiths 等，2008）。此外，人精子与子宫内膜细胞共孵育可能有利于精子获能和卵母细胞穿透（Fusi 等，1994；Lai 等，1996）。这些发现导致了一些假说的提出，包括关于子宫小体在精子获能、胆固醇外排过程中的膜稳定和最终精子通过miRNA 成熟中的可能作用（Martin-DeLeon，2016）。SPAM1 蛋白在顶体反应中的作用也提示子宫小体参与抑制精子在子宫转运过程中的过早顶体反应(Martin-DeLeon，2016）。然而，深入研究子宫小体对精子生育力的影响仍然是有必要的。

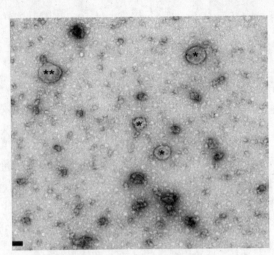

图5.4   小鼠子宫腔液中发现的子宫小体（外泌体 * 和 MV**）的电子显微照片

通过 TEM 使用醋酸铀进行阴性染色的方法获得的子宫样本图像

转载自 Patricia A Martin-DeLeon 2016，Frontiers in Bioscience，8:115-122。经 Frontiers in Bioscience 授权许可改编

5.5.2 输卵管小体和精子

"输卵管小体"用于描述在输卵管液中发现的 EV。像子宫小体一样，根据形状、大小和表面标记的不同，它们被表征分为 MV 和外泌体（Al-Dossary 和 Martin-De-Leon，2016）。通过使用磷酸盐缓冲溶液（PBS）对输卵管冲洗液或切碎的输卵管组织悬浮液进行超速离心，首次在鼠体内发现了输卵管小体（图5.5）（Al-Dossary 等，2013）。对输卵管小体的分析显示存在如下蛋白质：αV 整合素（细胞表面受体）、CD9 四聚体蛋白（黏附分子）、热休克蛋白 A8（HSPA8& PMCA4）、乳凝集素（PAS6/7 或 MFGE8）、输卵管特异性糖蛋白（OVGP）、脂质、SPAM1、RNA 和 miRNA。

输卵管小体根据其内容物的不同具有不同的功能，如 SPAM1，与顶体反应有关（Martin-DeLeon，2016）；OVGP，增加精子的活力和运动性（Abe 等，1995）、通过透明带硬化减少多精受精（Avilés 等，2015）、在获能过程中诱导精子相关蛋白磷酸化（Saccary 等，2013；Zhao 等，2016），以及调节受精（King 等，1994）；HspA 8，影响受精和早期胚胎发育（Alminana-Brines，2015）；HSP90，与卵母细胞的 ZP 相互作用（Asquith 等，2004）；PMCA4，与 Ca^{2+} 离子外排有关并最终影响精子的运动和生育能力（Schuh 等，2004）；乳凝集素，涉及与 ZP 的结合（Almiñana 等，2017）。

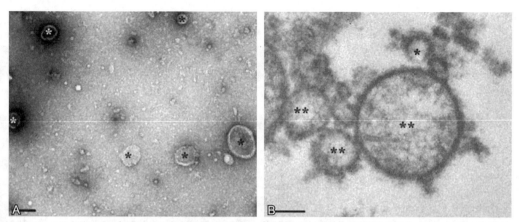

图 5.5　通过差异超速离心分离小鼠输卵管液中的输卵管小体，并使用 TEM 成像。（A）外泌体（*）大小直径＜100nm。（B）MV（**）的直径范围为 0.1μm 到 1μm。比例尺分别为 100nm 和 200nm

转截自 A. Al-Dossary, and Patricia A. Martin-DeLeon 2016, Frontiers in Bioscience, 21:1278-1285. 经 Fronties in Bioscience 授权改编

5.6　精液冷冻和外泌体

在过去的几十年里，大部分研究工作都集中在提高精液冷冻效率的方法和途径上，这是生殖生物技术领域的一个热点问题。其中所采用的方法主要是基于保护精子免受冷冻程序的损害，包括使用不同的补充剂、冷冻保护剂、抗氧化剂和营养成分。然而这些方法都没有专注在修复已经受损的精子上。最近关于 EV 再生潜力的发现，尤其是外泌体，指导了对外泌体潜力的开发来改善精子冷冻结果。脂类、核酸（miRNA、mRNA 和 DNA）和蛋白质等功能分子是外泌体内含物的主要成分（Fujita 等，2016），这些相关的功能分子一旦内化到靶细胞中，就会导致不同的表观遗传和表型修饰，从而影响靶细胞的黏附性、对外部因素的抵抗力、再生能力和生存情况（Qamar 等，2019）。

报道表明，与外泌体相关的不同生长因子会积极参与受损组织的修复和加速愈合（Kim 等，2007）。此外，报道表明外泌体的治疗潜力在许多方面有效，如关节炎、糖尿病（Ahmad 等，2011）、免疫疗法、神经系统相关问题（Escudier 等，2005）、和细胞衰老和肿瘤（Shedden 等，2003）。同样，在冷冻过程中用外泌体处理精子后能有效改善犬（Qamar 等，2019）、猪（Du 等，2016）和大鼠（Mokarizadeh 等，2013）精液的解冻后质量。然而在我们的一项实验室研究中，对使用商业冷冻延长剂的犬精子，在外泌体治疗后没有发现其在解冻后质量有任何改善（未发表的数据）。在这些研究中，用于精子处理的外泌体是从体内（公猪精浆）和体外（细胞培养；

间充质干细胞，图 5.6）来源的。

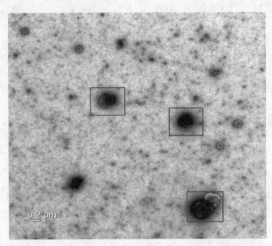

图 5.6 将来自犬脂肪间充质干细胞（Ad-MSC）的条件培养基进行超速离心分离得的外泌体（红色方框），并使用 TEM 成像。在冷冻保存过程中用于治疗犬精子的外泌体（Qamar 等，2019，我们实验室未发表的工作）

5.6.1 外泌体对运动性和生存力的影响

精子的活力和生存力是非常重要的质量相关参数，对生育能力有直接影响。从生殖系统的不同部分（男性和女性）自然产生的外泌体都对精子的运动有积极的影响。与未处理的对照相比，用外泌体处理精子的结果显示对精子的运动性有相似影响，在处理过的精子中也观察到类似的发育模式。据报道，外泌体浓度的增加与精子的运动性和生存力的改善之间呈正相关（Du 等，2016；Mokarizadeh 等，2013）。这种运动性的提高在液体储存（17℃）（Du 等，2016）以及冷冻精子样本（Mokarizadeh 等，2013；Qamar 等，2019）中都得到了证实。此外，与未经处理的精子相比，经外泌体处理的精子在横向头部位移幅度方面有所改善（ALH）（Qamar 等，2019）。

5.6.2 外泌体对结构完整性的影响

精子的结构完整性是卵母细胞发挥正常功能和受精所必需的。影响配子相互作用和胚胎发育的精子结构包括：质膜 - 生理屏障（Du 等，2016）、顶体（精子穿透）和染色质 - 胚胎质量（Simon 等，2014），这些结构一旦破坏就会导致受精失败。经外泌体处理后，犬（Qamar 等，2019）和猪（Du 等，2016）的精子结构完整性得到改善。

5.6.3　外泌体对精子获能的影响

获能是使精子能够穿透卵母细胞并使其受精的生理过程。自然地，获能发生在精子通过子宫和输卵管的过程中。在体外储存过程中，抑制精子过早获能是精子生存的必要条件（Du 等，2016）。在使用 3mg/ml 牛血清白蛋白（BSA）人工诱导精子获能时，从精浆中分离出的更高浓度的外泌体能够显著降低获能精子的百分比（Du 等，2016）。

5.6.4　外泌体对抗氧化能力的影响

氧化应激是解冻后精子生育力低的主要原因之一（Naresh 和 Atreja，2015）。Mokarizadeh 等（2013）研究报告了在冷冻过程中用外泌体处理大鼠精子后，解冻的大鼠精子的抗氧化活性增加。外泌体处理精子后线粒体活性氧调节剂（*ROMO1*）基因表达水平显著降低（Qamar 等，2019），这一结果也支持了上述结论。据推测，精子抗氧化能力的增强可能是来自外泌体水平转移的抗氧化剂和其他因素，包括 mRNA 和蛋白质，也可能是因为膜疏水特性的改变。在猪体内，相比从精浆中分离出的高浓度外泌体，在 17℃下用较低浓度外泌体处理的精子会表现出更高的抗氧化能力和更低的丙二醛（MDA）含量（Du 等，2016）。

5.7　结论

外泌体是由多种细胞产生的膜结合囊泡，在细胞内通讯中具有重要作用。外泌体内含的功能分子活跃地参与体内发生的各种生理事件。精子在通过男性和女性生殖道的过程中会与不同部位产生的外泌体相互作用，导致其结构发生不同的改变，从而为受精过程和随后的胚胎发育做准备。已有许多体外研究探究精子 - 外泌体相互作用的基础，以及这种相互作用如何有助于解决与雄性配子生育力相关的问题。关于外泌体在精子长期储存中的可能作用，也有一些初步研究。虽然用外泌体处理精子可以提高冷冻程序的效率，但仍需进一步的体内研究来阐明外泌体处理对精子的影响。

第6章　间充质干细胞衍生的外泌体与再生医学

Hocla Elkhenany，Shilpi Gupta

摘要

近来，干细胞被认为是一种适用于大多数疾病的神奇疗法。这归功于它的双重再生潜能，既可以作用于局部，也可以发挥远程作用。对干细胞作用机制的更深入的研究结果表明，干细胞可以通过加工含有特定代码/信使的小颗粒发挥远程作用，这种小颗粒就是外泌体。由于包含了独特的生物活性蛋白、脂质、生长因子、细胞因子和多种核酸，源自干细胞的外泌体已被证明可增强增殖、迁移和血管生成。最近，可以通过对亲代干细胞进行基因改造，设计出能够靶向再生所需特定因子的外泌体药物递送载体。在此，我们阐明了源自间充质干细胞的外泌体的生物发生、特征、含量，以及这与它在组织再生中的潜在治疗效果之间的关系。最近，外泌体市场成为快速增长的治疗市场之一，并且多种针对现有外泌体的开发和优化方案正在进行尝试。因此，我们还强调了影响分离外泌体质量的不同因素，因为这在临床应用中至关重要。

关键词

纳米囊泡、间充质干细胞、3D 培养、再生能力、分化、无细胞疗法

缩略词

ADSC	脂肪干细胞	IVDD	椎间盘退变
Ago	Argonaute（一类蛋白质）	MMP	基质金属蛋白酶
BMP	双（单酰基甘油）磷酸酯	MSC	间充质干细胞
BMP-2	骨形态发生蛋白 2	MVB	多泡体
BMSC	骨髓来源的干细胞	NPC	神经祖细胞
Col	胶原	NSC	神经干细胞
DPSC	牙髓干细胞	NTA	纳米粒子示踪分析
EMMPRIN	细胞外基质金属蛋白酶诱导剂	OA	骨关节炎
ESCRT	运输所需的内体分选复合物	OPN	骨桥蛋白

FDA	食品药品监督管理局	RUNX-2	Runt 相关转录因子 2
HDAC6	组蛋白脱乙酰酶 6	SCE	干细胞来源的外泌体
hEnMSC	人子宫内膜间充质干细胞	TCF-4	T 细胞因子 4
HES-1	发状分裂相关增强子 1	TEIR	总外泌体分离试剂
HGF	肝细胞生长因子	TRAIL	肿瘤坏死因子相关凋亡诱导配体
HMGB1	高迁移率族 1 蛋白	TSG-6	TNF-α 刺激基因 6
HUVEC	人脐带静脉内皮细胞	UC-MSC	脐带干细胞
IL	白细胞介素	VEGF	血管内皮生长因子
ILV	腔内囊泡		

6.1　引言

间充质干细胞（Mesenchymal stem cells，MSC）是一种原始细胞，具有很高的自我更新能力；它们不是特异性的，但在某些特定因素的影响下有很高的潜力分化成更特异性的细胞（Caplan，1991）。干细胞负责产生大量的新细胞来替代或补偿我们体内每天缺失的细胞。在受伤情况下它还参与组织愈合。

间充质干细胞的特点是具有很强的增殖能力、分化为多系能力、能够抑制炎症和诱导新生血管（Pansky 等，2007；Lee 等，2008；Carreras 等，2010；Pill 等，2015）。干细胞移植后产生的强大效应使其可以被纳入多种疾病的治疗策略中。然而，最近关于使用新鲜或冷冻保存的间充质干细胞中，出现了一些问题和限制。例如，与新鲜骨髓间充质干细胞相比，冷冻保存的骨髓间充质干细胞显示出较低的免疫调节和治疗效果（Moll 等，2014）。此外，冷冻保存的骨髓间充质干细胞的基因表达和功能活性低于新鲜分离的骨髓间充质干细胞（Otsuru 等，2015）。并且，在临床应用中使用骨髓间充质干细胞存在潜在风险，因为它可能具有免疫原性和致瘤性反应（Barkholt 等，2013；Veceric Haler 等，2017）。

外泌体是一种膜包裹的纳米结构，直径为 30 ~ 100nm。这些纳米结构通过细胞膜的内陷产生，并通过胞吐释放出来。外泌体的分子成分反映了细胞的成分；因此，有学者提出用外泌体可以代替完整的 MSC 进行组织修复和再生。外泌体在 - 80℃下储存 2 年后仍然是稳定的并且仍然保持其生物功能，这比母体细胞更具优势（Lv 等，2015）。

由于没有细胞核（因此避免了突变和肿瘤形成的风险）并且包含组织再生所需的所有生长因子和生物信号，外泌体被认为是安全和有吸引力的细胞治疗替代品，

（Adamiak 等，2018；Nishiga 等，2018）。

外泌体蛋白质组学和基因组分析显示其包含高质量和高数量的蛋白质、信使 RNA（mRNA）、微小 RNA（miRNA）和转移 RNA（tRNA）（Valadi 等，2007；Chen 等，2010；Lai 等，2012 年；Baglio 等，2015）。此外，它含有多种脂质，在外体释放和吸收中起着关键作用（Skotland 等，2019）。凭借这些内容物，外泌体在植入缺陷部位时可表现出抗炎反应。并且，外泌体能够促进细胞的增殖、迁移和原位干细胞的招募，并诱导其分化为更特异性的细胞（Qi 等，2016；Cooper 等，2018；Kim 等，2018a，b）。此外，已经证明外泌体不具有免疫原性（由于缺乏 HLA Ⅱ类受体）；它可以稳定的（通过冷冻干燥）储存在普通环境，而无须冷冻，这有助于它们参与治疗策略（Elliott 等，2017；Kreke 等，2017；Rawat 等，2019；Bahr 等，2020）。

目前，已有间充质干细胞外泌体在体外和体内模型中的再生能力和治疗潜力的广泛研究。总的来说，这些临床前研究表明，外泌体可以促进皮肤、骨、软骨、神经和心肌等受损组织的再生（Zhang 等，2016；Mao 等，2018；Bucan 等，2019；Chen 等，2019）。最近，外泌体被应用在组织工程的 3D 生物打印中以工程化软骨缺损，通过立体光刻 3D 打印方法将外泌体植入支架中（Chen 等，2019a，b）。

迄今为止，还没出现食品药品监督管理局（FDA）批准的外泌体产品。然而，自 2017 年以来，已有多个研究干细胞衍生外体对某些组织缺损（如角膜、视网膜和神经疾病）潜在治疗效果的外泌体相关临床试验进行注册。

例如，一项临床试验建议使用来自脐带干细胞（UC-MSC）的外泌体治疗干眼症（2019KYPJ048）。另一项试验提出，可以通过局部硬膜外注射（ICSS-2019-019）从新生儿干细胞产品中提取的外泌体来治疗颅面部神经痛。此外，来源于工程化间充质干细胞（miR-124 转染的骨髓源性间充质干细胞）的外泌体也进行了治疗急性缺血性卒中患者的临床试验（NCT03384433）。来源于间充质干细胞的外小体对促进黄斑裂孔（位于视网膜中心的黄斑破裂，导致视物模糊）愈合作用的临床试验也在进行（NCT03437759）。

外泌体的这些益处和潜在治疗效果为再生医学带来了希望。在此，我们将对来源于干细胞的外泌体的生物发生过程、内容物、生物学功能以及外泌体研究的最新成果进行综述。

6.2 外泌体生物发生

最近的研究表明，干细胞衍生外泌体（SCE）在再生医学和治疗机制领域具有重要价值和意义（Yu 等，2014）。外泌体是纳米大小（30～100nm）的细胞外生物囊泡，是细胞间交流和促进组织损伤修复的关键角色。这些包含了某些蛋白质标记的脂质双层纳米囊泡，在生理和病理过程中发挥着关键作用（Melo 等，2014）。它们起源于真核生物，携带核酸、蛋白质、脂质、生长因子、细胞因子和代谢物等细胞特异性物质，并能释放生物活性分子。越来越多的证据表明，这些纳米颗粒参与了肿瘤进展的不同阶段，包括肿瘤生长、肿瘤微环境重塑、肿瘤免疫逃逸、转移和药物放化疗抵抗（Mathieu 等，2019）。有趣的是，这些"生物活性小泡"存在于所有生物体液中，包括血浆、唾液、精液、尿液，甚至母乳，并且最近已经成为包括癌症在内的许多疾病的循环诊断和治疗生物标记物的新来源。

　　外泌体生物发生途径是一个多步骤的过程，包括三个主要步骤：①外泌体的生物发生；②多泡体（MVB）的运输；③与溶酶体的融合（图 6.1）。细胞特异性受体和信号通路的刺激和激活启动外泌体的生物发生，即质膜的内吞（D'Souza-Scho-

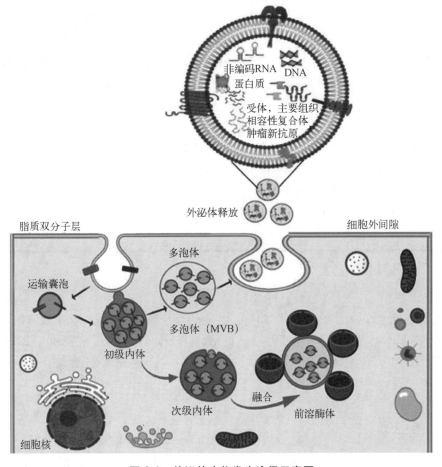

图 6.1　外泌体生物发生途径示意图

这个过程可以分为三个步骤：外泌体的生物发生、MVB 的运输和融合。早期内体的产生是通过内吞途径内吞囊泡融合而发生的。MVB 是由早期内体出芽形成的。MVB 与质膜融合后，外泌体可以释放到细胞外空间。在外泌体生物发生过程中和分泌之前，蛋白质、核酸和脂质被上传到外泌体

rey 和 Schorey，2018；Van Niel 等，2018；Mathieu 等，2019）。外泌体的生物发生起源于内体系统，通过 MVB 膜的向内出芽，形成腔内囊泡（ILV）（Van Niel 等，2018）。早期内体成熟为晚期内体，在此过程中，具有 ILV 的 MVB 被引导与质膜融合，某些蛋白质被掺入到内体膜的内陷中，在细胞器内腔产生 ILV 或被溶酶体降解。在这个过程中，大多数 ILV 将其内容物释放到细胞外空间（图 6.1），命名为"外泌体"。外泌体生物发生是一个复杂的过程，需要众多蛋白质网络的协同作用。越来越多的数据表明，在外泌体形成过程中，运输所需的内体分类复合物（ESCRT）包含控制 ILV 形成的几种蛋白质复合物，且 Rab GTPases 家族参与了 MVB 的成熟、运输和 ILV 的产生（Melo 等，2014；Maas 等，2017；Bebelman 等，2018；D'Souza-Schorey 和 Schorey，2018；Van Niel 等，2018；Mathieu 等，2019）另一种跨膜蛋白是四跨膜蛋白，它通过诱导膜曲率参与囊泡形成。外泌体生物发生机制的简化模型如图 6.1 所示。这些机制表明 SCE 在新型无细胞再生医学中的巨大前景和需求。

最近的研究表明，Argonaute 蛋白是 miRNA 的载体，参与外泌体的 miRNA 装载和释放，对 miRNA 的功能起着重要的作用。已经证明，超过 90% 的与 Ago 蛋白相连的 mRNA 都在外泌体之外，但是几乎所有外泌体 miRNA 都含有 Argonaute 2（Ago2）蛋白（Hammond 等，2001；Arroyo 等，2011；Schwarzenbach 和 Gahan，2019）。肿瘤细胞来源的外泌体含有 miRNA 诱导的 RNA 沉默（miRISC）负载复合物，其中包括 Ago 家族成员。Ago 蛋白直接与成熟的 miRNA 相互作用，识别具有 miRNA 互补性的靶 mRNA 转录本，从而抑制基因表达。此外，有关外泌体 miRNA 生物发生和 RISC-free miRNA 的功能作用和分子事件仍不清楚。

6.3　外泌体成分

外泌体成分反映了它们的母细胞成分，但也有一些共同的组分，如蛋白质、脂质、mRNA 和 miRNA（Valadi 等，2007）。据估计，外泌体中的蛋白质和 miRNA 含量分别为 850 和 150（Chen 等，2010；Lai 等，2012）。间充质干细胞衍生的外泌体组成如下所述。

6.3.1　蛋白质

在几乎所有外泌体中都检测到一组蛋白质。这些蛋白质的来源有三种：细胞膜、细胞质和线粒体。

膜蛋白

膜蛋白包括膜转运蛋白 GTPase（细胞内分泌和传递的辅助因子）（Chavrier 和

Goud，1999；Pereira Leal 和 Seabra，2000）。热休克 HSP70 和 HSP90，它们在应激反应中发挥作用，参与抗原结合和呈递。因此，它可以帮助蛋白质解折叠逆转并防止其在应激状态下聚集（Hartl 等，1994；Hartl，1996）。此外，外泌体包含四跨膜蛋白（CD9、CD63、CD81、CD8 和 CD2），如 Hemler（2008）所述，它们在细胞渗透、侵袭和融合中发挥作用。在外泌体表面也检测到了膜联蛋白和 Rab 蛋白，它们负责膜转运和融合（Conde-Vancells 等，2008；Subra 等，2010）。此外，外泌体表达整合素表面标志物，该标志物不是特异性标志物，但在外泌体的趋向性和细胞间通讯中发挥作用（Ezquer 等，2012；Wang 等，2015）。

胞质蛋白

细胞质蛋白包括 TSG101 和 Alix，它们已被证明在外泌体的释放中发挥作用（Raiborg 和 Stenmark，2009）。有趣的是，外泌体并不装载细胞质中存在的所有类型的蛋白质。例如，细胞中含有 Ago 蛋白，它能与成熟的 miRNA 结合并负责其稳定性和翻译，而这种蛋白在外泌体中没有被检测到（Hammond 等，2001；Arroyo 等，2011；施瓦辛格和加汉（2019）。Calnexin（参与蛋白质折叠的蛋白质）已被鉴定为非外泌体标记物（Tang 等，2017）。一些蛋白质的有效性和其他蛋白质的缺乏证明了外泌体成分的选择性和特异性。

线粒体蛋白质

线粒体蛋白质包括 Trap 1、Gpx 4 和 Prdx-1。外泌体来源的小鼠骨髓间充质干细胞的蛋白质组学分析显示，很大一部分外泌体蛋白质（10.7%）源自线粒体（Xia 等，2019）。

6.3.2　脂质

脂质包括鞘磷脂（结构脂质）、神经节苷脂 GM3、磷脂酰胆碱和磷脂酰丝氨酸，如 Subra 等（2007）所述，它们被发现富集在外泌体中而不是其母细胞中。外泌体还具有高胆固醇含量和低双（单酰甘油）磷酸盐（BMP）的特点（Möbius 等，2003；Huotari 和 Helenius，2011）。脂质在外泌体生物发生和从细胞释放到细胞外基质的过程中发挥作用（Skotland 等，2019）。

此外，对来源于间充质干细胞的外泌体脂肪酸成分的分析显示外泌体中存在"白三烯、花生四烯酸（AA）、磷脂酸、前列腺素溶血磷脂酰胆碱（LPC）和二十二碳六烯酸（DHA）"（Deng 等，2018）。

6.3.3　核酸

核酸包括 RNA、mRNA、lnRNA（外显体中的各种核酸）。
遗传信使可以通过外泌体在细胞间传递（Valadi 等，2007）。Chen 等（2010）

已经在间充质干细胞衍生的外泌体中鉴定了约 150 个独特的 miRNA。与母体脂肪干细胞（ADSC）（Eirin）相比，外泌体中线粒体 mRNA 的水平非常低，如线粒体核糖体蛋白 L11、线粒体翻译延伸因子(TEFM)和细胞色素 C 氧化酶亚基 5A(COX5A 等，2014)。

6.4 外泌体的分离和鉴定方法

寻找合适的外泌体分离方法是非常重要的一步，因为它会影响外泌体的大小、纯度和质量。

外泌体分离的最简单和最古老方法是以 100 000g 的相对高速离心 1.5h（Johnstone 等，1987）。通过使用梯度离心速度对该技术进行改进，从 2000g 的低速开始到 10 000g 的高速，然后对获得的上清液进行超速离心（> 100 000g 达 3h）。这种技术被称为超速离心或差速超速离心（该过程的详细步骤如图 6.2 所示）（Jeppesen 等，2014）。

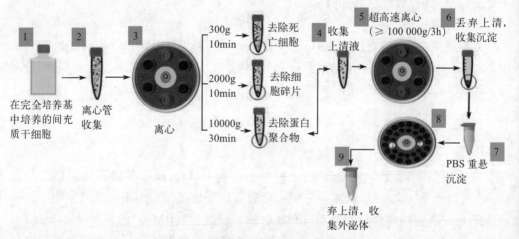

图 6.2 超速离心法分离外泌体示意图

1. 培养基收集；2. falcon 管；3. 分三步离心样品；4. 此过程后的上清液应该没有死细胞，细胞碎片和蛋白质聚集体；5. 超速离心应在 100 000g 下进行 1 ～ 3h；6. 应通过丢弃上清液收集此离心过程中的沉淀物；7. 将沉淀物重新悬浮在 PBS 中；8. 也应进行类似于步骤 5 的超速离心；9. 弃上清，得到有外泌体的沉淀

值得一提的是，超速离心法可能有一些缺点，比如处理时间长，可能会丢失一些外泌体（Yu 等，2018）。Szatanek（2015）提出了通过使用超速离心过滤器浓缩外泌体并排除小的蛋白质的另一种外泌体纯化方法。

由于外泌体具有特异性标记物（CD9、CD63 和 CD81），免疫分离或免疫选择性纯化方法应运而生（Tauro 等，2012）。这项技术可以通过间充质干细胞条件培养基与免疫磁珠（用抗体标记，对应于外体表面标记）共孵育来进行。最近，有很多商业化的外泌体分离试剂盒，如"ExoQuick ™、TRIzol-LS ™、Total Exosome Iso-lation Reagent（TEI）、SeraMir ™、HiPure Liquid RNA/miRNA kit（HLR）"等可以使分离过程更快更高效。Tang 等（2017）详细介绍了这些试剂盒相对于传统超速离心法的优缺点。

另一种引导细胞产生体积更小、质量和数量更高的外泌体的技术是通过"亲水微通道"来强化细胞（Jo 等，2014a，b）。该装置生产的纳米囊泡的数量是传统方法的 250 倍，质量是传统方法的 2 倍（Jo 等，2014a，b）。

外泌体的重要表征之一是其大小，电子显微镜可以测量这个。此外，还有一种更为特殊的技术称为纳米粒子跟踪分析（NTA）。该技术可以通过在布朗运动期间跟踪单个外泌体的大小来提供外泌体大小的准确测量（Dragovic 等，2011）。它还可以测量浓度和聚集情况。为了确认通过分离方法获得的物质是所需的外泌体，还应该识别特定的表面标记物，如 CD9、CD63、CD81 和 TSG101。流式细胞术可以通过使用与靶向抗体偶联的细胞大小的珠子来识别外泌体特异性蛋白质（Suárez 等，2017）。Pospichalova 等（2015）提出的另一项技术是用蛋白质羧基荧光素琥珀酰亚胺酯（CFSE）和 / 或脂质（FM）特异性染料荧光标记外泌体。此外，westernblotting 和酶联免疫吸附试验（ELISA）可用于鉴定外泌体蛋白的特征。

6.5　影响干细胞外泌体质量的因素

外泌体的质量和功能受很多因素的影响。这些因素可归纳为细胞来源、细胞培养类型（2D 或 3D）、细胞培养条件和外体分离方法。

6.5.1　细胞来源和操作

干细胞的质量和潜能受以下因素的影响。

供体年龄

从高龄供体分离的干细胞在细胞活力和增殖方面质量较差，与从年轻供体分离的细胞相比，它们表现出衰老特征（Choudhery 等，2014）。此外，细胞在体外传代会对干细胞的再生能力产生不利影响，因为细胞在多次传代后会失去其增殖和分化潜能（Elkhenay 等，2016）。

性别

已经证明，从女性身体中分离的 BMSCs 表现出比男性更高的 IFN-γR1 和 IL-6β 表达（Siegel 等，2013）。

禁食

研究表明，小鼠 24h 禁食可增强肠干细胞的功能（Mihaylova 等，2018）。此外，长期禁食导致血液中循环的胰岛素生长因子（IGF）减少，从而增强造血干细胞（Cheng 等，2014）。

细胞组织来源

不同组织来源的间充质干细胞的分化潜能不同。例如，与骨髓间充质干细胞相比，脂肪干细胞的成骨分化能力较差（Elkhenay 等，2016）。此外，来源于滑膜的间充质干细胞显示出比来源于骨髓、脂肪组织和髌下脂肪垫的间充质干细胞更高的软骨分化潜能（Sasaki 等，2018）。

疾病

在一定程度上，疾病会影响分离干细胞的质量。例如，与健康捐赠者（HD）相比，从慢性胰腺炎（CP）患者分离的干细胞显示出一些遗传差异（Wang 等，2019）。与 HD-MSC 相反，CP-MSC 低表达生长分化因子 6 和肝细胞生长因子（HGF），高表达 TGFβ 和基质金属蛋白酶 -2（MMP-2）。

这些因素中的大多数并没有充分研究分离的外泌体质量。然而，有一些数据证实了母体细胞来源对外泌体治疗潜力的影响。比较来自 BM-MSC、AD-MSC 和 UM-MSC 来源的外泌体对心肌细胞的作用，与 BM-MSC 和 UM-MSC 相比，AD-MSC 外泌体可以刺激大多数心脏保护因子的分泌（Xu 等，2019）。同样，从间充质干细胞和诱导多能干细胞（IPSC）中提取的外泌体在数量上差异不大，IPSC 提取的外泌体数量是间充质干细胞的 16 倍（Liu 等，2019）。因此，必须筛选不同细胞来源的生长因子含量以匹配所需的外泌体组成，以再生目标组织。

随着基因工程技术的进步，干细胞可以通过基因修饰来改变产生的外泌体的质量，从而实现对特定的要求更具针对性。例如，肿瘤坏死因子相关凋亡诱导配体（tumor necrosis factor-related apoptosis-inducting ligand，TRAIL）是诱导肿瘤消退的靶向配体之一。TRAIL 工程间充质干细胞来源的外泌体已被用于靶向肿瘤细胞和诱导凋亡（Shamili 等，2018）。

综上所述，必须考虑对母细胞的彻底预防和质量评估，因为它会因此影响产生的外泌体的质量和特性。

6.5.2 细胞培养类型

据报道，3D 培养细胞产生的外泌体在数量和质量上都较高。与 2D 培养细胞产生的外泌体相比，3D 培养产生的外泌体可抑制细胞凋亡，并更有效地促进细胞迁移（Yan 和 Wu，2019）。并且，3D 培养 UC-MSC 产生外泌体的数量比 2D 培养的多 20 倍（Haraszti 等，2018）。此外，在 3D 球体中聚集的间充质干细胞被证明能够分泌更多的血管内皮生长因子（VEGF）、碱性成纤维细胞生长因子、血管生成

素、白细胞介素（IL-11）、IL-24、骨形态发生蛋白 2（BMP-2）、TNF-α 刺激基因
6（TSG-6）和锡钙素 -1 产生的细胞因子（Potapova 等，2007；Bartosh 等，2010）。
综上所述，在球体或 3D 培养中母细胞分泌的高质量外泌体比 2D 培养中的具有更
高的潜能。

6.5.3　细胞培养条件

据报道，氧气水平会影响外泌体质量。例如，与常氧培养相比，干细胞的缺氧
培养产生了功能强大的外泌体（Wang 等，2018）。高压氧疗法在体内外均显示出对
神经干细胞增殖的积极影响（Wang 等，2007a，b；Zhang 等，2011）。但是，还未
研究在这种条件下培养的干细胞来源的外泌体。此外，培养时的细胞密度也是影响
产生的外泌体质量的因素之一。在单层 2D 培养中培养高密度间充质干细胞会对分
泌外泌体的数量产生负面影响（Kim 等，2018a，b）。

6.5.4　分离方法

值得注意的是，外泌体的分离方法对其质量也有影响。使用商业试剂盒如
ExoQuick 和 Total Exosome Isolation Reagent（TEIR）对外泌体进行分离可获得高
产量的外泌体。使用传统的超速离心方法，从癌细胞系培养基中分离的外泌体具有
更高纯度的蛋白质（Tang 等，2017）。同样，将超速离心与 Invitrogen、101Bio 和
iZON 的商业试剂盒进行比较，发现 UC 分离的外泌体数量较少，但蛋白质纯度较
高（Patel 等，2019）。并且，Invitrogen 试剂盒会导致外泌体受到聚乙二醇（PEG）
和其他化学杂质污染，会对细胞活力产生负面影响（Patel 等，2019）。

6.6　生物学功能

凭借上述生长因子、细胞因子和外显体的遗传信息含量，外泌体可以产生广泛
的治疗效果，例如调节炎症、影响细胞生长、迁移和血管形成（图 6.3）。但是，并
不是所有的外泌体都能实现这些效应，外泌体的性能将主要取决于它们的亲本细胞。

6.6.1　归巢能力

外泌体的作用首先取决于它在缺陷部位的归巢能力。这种效应被认为与整合
素相关，整合素是外泌体的表面标记之一，并以其在细胞间串扰的能力而闻名
（Shimaoka 等，2019）。

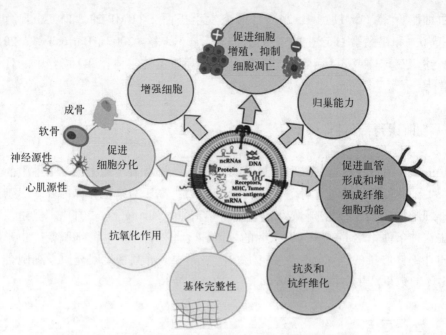

图 6.3　干细胞衍生的外显体发挥的主要生物学功能

6.6.2　增强细胞活力增殖，抑制细胞凋亡

干细胞具有很高的增殖能力，这也反映在它们分泌的外泌体上。据报道，IPSC外泌体通过 ERK1/2 通路增加人类角质形成细胞的增殖率和活力（Kim 等，2018a，b）。此外，外泌体作为抗凋亡剂表现出很高的潜力。例如，在早期脑损伤动物模型中，BMSC 外泌体通过下调 p53 产生抗凋亡作用（Xiong 等，2019）。另一个使用 BMSC外泌体的例子是针对"卵巢早衰"（POF）的治疗（Sun 等，2019）。研究结果显示，外泌体通过其 miR-644-5p 成分下调 p53 荧光素酶活性，抑制卵巢颗粒细胞凋亡。

6.6.3　促进细胞分化

损伤部位的干细胞在特殊条件下才能分化成更特化的细胞。众所周知，间充质干细胞在存在相应生长因子的情况下具有分化为骨细胞、软骨细胞和脂肪细胞的潜力（Caplan，1991）。iPSC 表现出更高的分化潜能，因为它可以分化成上述三个谱系加上肝细胞、神经细胞和心肌细胞（Hu 等，2010；Li 等，2011；Quattrocelli 等，2011）。在这里，我们将重点介绍一些外泌体引导和促进细胞分化潜能的例子。

成骨分化

来源于 hiPSC 的外泌体通过上调成骨基因，如骨桥蛋白（OPN）、Runt 相关转录因子 2（RUNX-2）和 I 型胶原（COLI），成功诱导 rBMSC 的成骨分化（Qi 等，

2016)。在体内骨质疏松动物模型中，hiPSC 衍生的外泌体促进了骨缺损的有效再生。同样，BMSC 外泌体也促进 BMSC 的成骨增殖，这有归功于外泌体中的 Rab 27a 成分 (Li 等，2020)。利用工程化 MSC 可以产生富含特异性因子的外泌体。据报道，miR-375 是增强 ADSC 成骨分化的因素之一 (Chen 等，2017)。为了实现安全有效的递送 miR-375，使用来源于 miR-375 工程化 ADSC 分泌的外泌体来测试其对 BMSC 成骨分化潜能的疗效。结果显示，miR-375-ADSC 外泌体增强了体外和体内的骨再生效率 (Chen 等，2019a，b)。

软骨分化

关于 MSC 外泌体诱导软骨细胞分化的功效，国内外文献尚属空白。大部分相关实验的外泌体来自软骨细胞，Chen 等 (2018) 和 Li 等 (2019) 证明来自软骨细胞外泌体具有更强的软骨再生功效。来源于 miR-92a-3p 工程化 BMSC 的外泌体被证明可增强间充质干细胞的软骨分化潜能，并对骨关节炎 (OA) 导致的软骨降解具有保护作用 (Mao 等，2018)。

心肌分化

虽然 MSC 外泌体是否能够诱导干细胞向心肌细胞分化尚不明确，但它在促进分化心肌细胞功能和结构方面起着重要作用。例如，来源于 iPSC (CM-iPSC) 的心肌细胞与间充质干细胞的共培养揭示了间充质干细胞分泌的生长因子和外泌体对 CM-iPSC 功能 (电生理和代谢活性) 的积极影响 (Yoshida 等，2018)。此外，据报道，来源于 miR-486 工程化的脐血间充质干细胞的外泌体可维持大鼠心肌细胞的生物学功能，并在应激条件下发挥保护作用 (Fang 等，2018)。有趣的是，在移植到心肌梗死动物模型之前，用来源于间充质干细胞的外泌体处理心脏干细胞，可以促进心脏再生和降低纤维化含量 (Zhang 等，2016)。

神经分化

骨髓间充质干细胞的外泌体被证明可促进神经祖细胞 (NPC) 的神经分化 (Mendes-Pinheiro 等，2019)。将外泌体对帕金森病诱导的动物模型给药可以提高动物模型的运动能力，同时显示出神经保护作用。同样，来自牙髓干细胞 (DPSC) 的外泌体对神经元具有神经保护作用，能够对抗可诱导氧化应激 6- 羟基多巴胺 (Jarmalaviciute 等，2015)。在活体动物模型中，植入 ADSC 外泌体可增强周围神经损伤的再生 (Bucan 等，2019)。与 Schwann 细胞的体外共培养的结果显示，ADSC 外泌体促进了"神经突起延长"。最近，尿液来源干细胞外泌体表现出增强神经干细胞 (NSC) 的神经元分化的作用 (Ling 等，2020)。更深入的研究表明，外泌体中的 miR-26a 对组蛋白去乙酰化酶 6 (HDAC6) 拮抗酶有抑制作用。

6.6.4　增强细胞迁移

据报道，UCMSC 外显子可增强成纤维细胞的迁移能力，这在体内动物模型中反映了创伤的快速愈合。这种效应归因于沃顿果冻中高浓度存在的高含量 α-2 巨球蛋白（Bakhtyar 等，2018）。ADMSC 外显体对成纤维细胞的迁移具有同样的潜在作用。作者将这种效应归因于 lncRNA 和转移相关肺腺癌转录物 1（MALAT1）在衍生的外显体中的存在（Cooper 等，2018）。此外，已有研究表明，来源于 UC-MSCs 的外显体可增强软骨细胞在体外的迁移能力（Yan 和 Wu，2019）。

6.6.5　抗炎

外泌体能够通过下调 TNF 和 IL-6 来调节炎症反应（Thomi 等，2019）。UC-MSC 衍生的外泌体通过下调高迁移率族蛋白 B1（HMGB1）高效抑制糖尿病大鼠的炎症（Zhang 等，2019）。miR-126 富集的外泌体可增强这种效应。同样，使用 BM-MSC 衍生的外泌体治疗蛛网膜下腔出血所致的脑损伤（Xiong 等，2019）。外泌体上调了 miRNA129-5p 表达水平，而下调了 HMGB1、Toll 样受体 -4（TLR-4）和肿瘤坏死因子 -α（TNF-α）的表达。

6.6.6　抗纤维化作用

miR-340 是参与基因调控抗纤维化的标记物之一（Rajasekaran 等，2015）。间充质干细胞能够通过 miR-340 减少纤维化。由于外泌体是间充质干细胞生物学作用的延伸，间充质干细胞衍生的外泌体能够通过下调纤维化基因（Col 1α1、α-SMA 和 TGF-β1）来减少子宫内膜纤维化（Xiao 等，2019）。此外，来源于 UC-MSC 的外泌体被证明能够抑制肝细胞的上皮 - 间充质转化（EMT），因此能够预防肝纤维化（Li 等，2013）。

6.6.7　抗氧化作用（减少氧自由基）

最近，已经证明外泌体可以定位于受体细胞的线粒体中（Xia 等，2019）。BM-MSC 来源的外泌体可以有效下调 NLRP3 炎症小体在椎间盘退变（IVDD）动物模型中的表达水平。同样，Costantini 等（2019）也报道了来源于人脐带来源的 MSC（HUC-MSC）的外泌体通过下调 NLRP3 和激活 AKT 通路来发挥对低氧诱导应激的保护作用。此外，iPSC 外泌体通过上调抗氧化基因过氧化物酶体 1 和 2-prdx1 和 PRDX2，成功地减少了老化间充质干细胞的 ROS 生成（Liu 等，2019）。选择性免疫分离 BM-MSC 的 miR-214 外泌体可以通过下调应激心脏干细胞中的钙 / 钙调蛋白依赖性蛋白激酶Ⅱ（CaMKⅡ）发挥很强的抗氧化作用（Wang 等，2018）。

6.6.8 促进血管形成和增强成纤维细胞功能

间充质干细胞来源的外泌体通过递送不同的促血管生成的 miRNA 和促血管生成的蛋白质来促进血管生成。促血管生成的 miRNA 包括：miRNA-132（Ma 等，2018）、miR-30b（Gong 等，2017）、miR-21-3p（Hu 等，2018）和 miR-130a-3p（Ferguson 等，2018）。促血管生成蛋白包括：细胞外基质金属蛋白酶诱导物（EMMPRIN）、基质金属肽酶 9（MMP-9）和血管内皮生长因子（VEGF）（Vrijsen 等，2016）。来自 ADSC 的外泌体 RNA 测序显示，与亲本细胞相比，外泌体中含有丰富的参与促血管生成途径的转录因子，如肝细胞生长因子（HGF）、分裂 1 的毛和增强子（HES-1）和 T 细胞因子 4（TCF-4）（Eirin 等，2014）。此外，也有报道人子宫内膜间充质干细胞（hEnMSC）来源的外泌体能够促进人脐静脉内皮细胞（HUVEC）的导管形成。外泌体中血管生成基因的高表达（Tie2、Ang2、Ang1、VEGF）进一步证实了这一点（Nooshabadi，2019）。

6.6.9 基质重塑

UC-MSC 来源的外泌体通过上调软骨细胞的 Col Ⅱ、Sox9 和 Aggrecan 来促进软骨基质的形成（Yan 和 Wu，2019）。另一项关于皮肤再生的研究表明，来源于 iPSCs 的外泌体可诱导 Col1a1 和弹性蛋白表达增多，从而促进基质形成（Kim 等，2018a，b）。此外，miR-92a-3p-BMSC 外泌体通过下调 WNT5A 来发挥软骨退变的保护作用（Mao 等，2018）。WNT5A 是一种通过激活 MMP 来参与软骨降解的蛋白质（Hosseini Farahabadi 等，2013；Huang 等，2017）。

6.7 结论和未来展望

在对外泌体内容和分子作用机制有了更深入的理解之后，人们对外泌体的态度发生急剧的转变，由将其视为细胞垃圾运输者到现在的涉及细胞通讯和组织再生的最潜在线索之一。随着技术的进步，很多工业尝试倾向于开发和优化现成的外泌体。关于外泌体参与临床试验，必须考虑许多预防措施。例如，除了母细胞的微环境条件外，还必须定期测试培养细胞以确保没有细菌和真菌污染，这些因素对产生的外泌体的质量有重大影响。

资助：作者没有收到这项工作的具体资助。

利益披露：所有作者声明他们没有利益冲突。

本文不包含任何作者对人类参与者进行的研究。

本文不包含任何作者对动物进行的任何研究。

第 7 章　间充质干细胞衍生外泌体的治疗潜力

Fawaz Abomaray

摘要

在过去几十年间，间充质干细胞衍生外泌体（MSC）·引起了人们的极大关注，最初是在过去的几十年里，最初是因为它们能够分化为其他各种类型的细胞，后来又因为它们能够释放各种具有治疗作用的生物因子，如介导细胞再生、保护和免疫调节，突出了它们的一系列属性。骨髓间充质干细胞的这些特性已被用于治疗各种人类疾病的各种临床试验中。最近，间充质干细胞已被用作生产和分泌胞外囊泡（EV）的细胞工厂，因为研究表明，MSC 来源的 EV 可能具有其母细胞的部分治疗作用。显然，这是有利的，因为这将意味着与骨髓间充质干细胞的治疗效果相结合的无细胞疗法是可能实现的。EV 可被称为凋亡小体、微泡小体或外泌体，取决于它们的大小。有趣的是，该领域的常识是 MSC 的响应随其微环境的不同而不同，已有的发现表明 MSC 可以被预处理，以产生和分泌具有不同治疗特性的 EV。在这里，我们将讨论 MSC 来源的 EV 治疗潜力的最新发现，特别是 MSC 来源的外泌体。

关键词

MSC、外泌体、免疫调节、疾病、临床试验、预适应

缩略词

ESCRT	转运所需胞内体分选复合体	EAE	实验性自身免疫性脑脊髓炎
EV	胞外囊泡	HUVEC	人脐静脉内皮细胞
IDO	吲哚胺 -2，3- 脱氧酶	IGF-1R	胰岛素样生长因子 -1 受体
IFN-γ	干扰素 γ	IL	白介素
LPS	脂多糖	MSC	间充质干细胞 / 基质细胞
mRNA	信使 RNA	miRNA	微小核糖核酸
MVB	多泡体	MI	心肌梗死

PBMC	外周血单核细胞	SEC	尺寸排阻色谱
SCI	脊椎损伤	TGF-β1	转化生长因子
TBI	脑外伤	TNF-α	肿瘤坏死因子 -α
VEGF	血管内皮生长因子		

7.1　间充质干细胞

间充质干细胞（MSC）以其独特的特性在过去的几十年里引起了人们的极大兴趣。最初，它们被认为是治疗细胞死亡的人类疾病的一条潜在途径，因为它们有可能分化成几种细胞类型，从而允许细胞再生（Abumaree 等，2017）。然而，尽管它们的治疗效果仍然存在，后来似乎没有在体内发现 MSC，或者在给药后发现了 MSC，但细胞数量很少。这表明它们的治疗效果可能与其分化能力无关，而是通过旁分泌机制与其分泌因子有关（Abumaree 等，2017）。自那以后，人们发现 MSC 的分泌因子可以介导细胞保护和再生，以及表现出免疫调节特性（Abumaree 等，2017）。虽然目前还不知道 MSC 的确切作用机制，但很明显，它们的大部分作用是通过旁分泌机制，介导营养和免疫调节效应的因子来介导的（Abumaree 等，2017）。到目前为止，还没有对 MSC 的临床试验表明，使用 MSC 与任何副作用有关，与曾经高度吹捧的胚胎干细胞相比，这在安全性上是一个巨大的飞跃。然而，无细胞疗法总是更理想的，特别是如果类似的治疗效果仍然可以实现的话。因此，涉及 MSC 的分泌因子或分泌蛋白质组的研究呈爆炸式增长。这项研究特别针对和检查了 MSC 分泌的细胞外小泡（EV），这种小泡可以有各种大小，1967 年 Peter Wolf 首次将其描述为"血小板尘埃"（Keshtkar 等，2018；Wolf，1967）。EV 可以是直径至少 1000nm 的凋亡小体，直径为 $100 \sim 1000$nm 的微泡，以及直径 $30 \sim 150$ nm 的外泌体（Gurunathan 等，2019）。外切体包含 microRNA（MiRNA）、信使 RNA（MRNA）、细胞因子、脂质和生长因子，它们共同赋予外切体对周围细胞的治疗作用（Casado-Diaz 等，2020）。

7.2　外泌体

除了由 MSC 分泌外，外泌体还可以由人体各处的细胞分泌，因此可以在各种生理液体中发现，包括尿液、唾液、羊水、牛奶和血液（Iraci 等，2016）。有三种途径可以产生外泌体，包括运输所需的内体分选复合物（ESCRT）依赖的途径，ESCRT 非依赖的途径，以及细胞质膜的直接萌发（Baietti 等，2012；Casado

等，2017；Li 等，2015）。ESCRT 依赖的途径被认为是产生外泌体的主要途径，腔内小泡形成，随后产生多囊泡体（MVB），然后多囊体可以与溶酶体融合以被降解，或者与质膜融合以释放外泌体（Frankel 和 Audhya，2018）。此后，相邻细胞吞噬外泌体或通过直接或配体 - 受体结合将其摄取（Kahroba 等，2019）。然而，阻断 ESCRT 途径并不能抑制 MVB 的形成，因此不能抑制细胞外泌体的产生和分泌，这表明也存在 ESCRT 不依赖的途径，如 syndecan-syntenin-Alix 途径（Baietti 等，2012）。

分离外泌体的方法有很多种。标准的分离方法是差速离心法，它允许根据外泌体的大小和密度来分离外泌体（Livshits 等，2015）。虽然这种方法有几个优点，包括实施简单、廉价有效，但它可能会导致外泌体与其他污染物分离，这就是为什么有时它会与含有碘化醇或蔗糖的垫子一起使用（Street 等，2017；Yamashita 等，2016）。此外，过滤可以用来分离外泌体，使用一定孔径的过滤器，过滤细胞碎片或其他分子等污染物，然后进行超滤以去除尺寸较小的污染物（Li 等，2017）。然而，存在外泌体可能被类似大小的颗粒污染的风险（Yu 等，2018）。与过滤技术类似，尺寸排除色谱（SEC）也根据大小分离外泌体，但使用的是含有捕获外切体的气孔的珠子，而较大的颗粒外泌体不能通过柱子捕获（Boing 等，2014）。然而，由于 SEC 不可伸缩，它可以与初始超滤或切向流过滤相结合（Benedikter，等，2017；Nordin 等，2019）。通过使用免疫亲和层析 - 柱中的抗体与外泌体上的特定表面配体结合，可以提高外泌体分离的纯度；然而，这种方法的缺点是只能使用小样本体积（Xu 等，2019）。可以使用沉淀法进一步浓缩外泌体，因为这些方法涉及使用化学物质的处理，外泌体可能不适合下游功能分析（Doyle 和 Wang，2019）。简而言之，为了高产量和高纯度地分离外泌体，推荐使用上述方法的组合。

外泌体本质上是由包裹各种生物分子的脂质双层组成，包括 mRNA、miRNA 和蛋白质，其中蛋白质的四分体家族是最常见的蛋白质（Dong 等，2019）。外泌体的膜由如胆固醇、神经酰胺、形成脂筏的鞘磷脂、磷脂酰丝氨酸和前列腺素等各种脂质组成（de Gassart 等，2003）。此外，在外体表面起转运蛋白作用的蛋白质和融合蛋白可以在外泌体中表达（Conde-Vancells 等，2008；Subra 等，2010）。研究学者对外泌体及其成分进行了大量研究，所有数据都汇编在网上数据库中，如 Vesiclepedia 和 Exoccarta（Kalla 等，2012；Simpson 等，2012）。总之，这些研究表明，外泌体的性质取决于它们的细胞来源，以及它们是否在病理或生理状态下具有活性，它们具有共同的特征，例如外泌体膜表面的四分体蛋白 CD9、CD63 和 CD81 的表达，它们通常被用作外泌体标记物（Andreu and Yanez-Mo，2014）。

在外泌体分离出来后的表征至关重要，为了确认它们的存在以及弄清楚它们转运的货物到底包含哪些脂质体、蛋白质或是核糖核酸（Thery 等，2018）。如果外泌体被荧光标记，则可以采用各种技术手段对其进行物理表征，如碘克沙醇或蔗糖梯度、透射电镜、原子力显微镜、动态光散射、纳米粒子跟踪分析和荧光光谱等（Filipe

等，2010；Harding 等，1984；Parisse 等，2017；Szatanek 等，2017；Thery 等，2006；Wyss 等，2014）。此外，外泌体可以通过其蛋白质、核糖核酸和脂质含量进行分子表征。可以利用蛋白质印迹和流式细胞术等技术，利用包被有抗体或使用荧光抗体的多重珠子、成像流式细胞术或高通量蛋白质组学研究来确认外泌体相关蛋白质的表达或研究某些外泌体制剂中表达的蛋白质类型（Gorgens 等，2019；Kowal 等，2016；Stoner 等，2016；Thery 等，2018；Wiklander 等，2018）。可以使用定量聚合酶链反应、核糖核酸或脱氧核糖核酸测序等技术来研究核糖核酸含量，而可以使用质谱或气相液相色谱等技术来检查脂质含量（Llorente 等，2013；Turchinovich 等，2019；Wubbolts 等，2003）。当外泌体被受体细胞吸收时，它们会介导其效应，然后它们的基因信息以 mRNA 和 miRNA 的形式影响宿主细胞的蛋白质表达（Sun 等，2013）。外泌体在某些方面代表了它们来源的母细胞，它们很可能表达相似的生物分子（Rabinowits 等，2009）。此外，包裹在外泌体中的生物分子受到保护，不受周围微环境的影响，类似于脂质体；RNase 保护 RNA 不被降解（Luan 等，2017）。此外，这些潜在的治疗性生物分子可以通过体液运输到人体内的遥远位置，以允许细胞之间的细胞间通讯的中介，而不同时诱导免疫反应（Luan 等，2017）。因此，人们对外泌体作为一种潜在的治疗工具进行了大量研究，特别是对于身体中以前难以穿透的区域，如血脑屏障（Chen 等，2016）。尽管在各种临床试验中使用 MSC 没有副作用，但仍有可能发生意外事件，如异位部位细胞生长失控，可能形成肿瘤。相比之下，涉及外泌体的治疗有几个优点，因为它们不会诱导转移、不受控制地分裂或像癌细胞一样突变（Phinney 和 Pittenger，2017）。在下面的章节中，将讨论来源于 MSC 的外泌体的治疗潜力，以及对 MSC 进行预处理的潜力，以便产生具有某些治疗特性的外泌体。

7.3　间充质干细胞衍生外泌体的治疗应用

　　MSC 衍生的外泌体已被研究作为体外和各种体内疾病动物模型的潜在疗法。一般来说，它们已被证明可能是各种疾病的有效疗法，包括那些影响心脏、大脑、脊柱、肝脏、肾脏、皮肤、肌肉和肺的疾病。

　　心血管相关疾病可能受到 MSC 来源的外泌体的积极影响。在大鼠心肌梗死模型中检测来自 MSC 的外泌体。发现通过 T 细胞功能的损伤，炎症响应减少，以及对心血管系统的各种积极影响；人脐静脉内皮细胞（HUVEC）形成增加，新的功能性毛细血管数量增加，梗死面积减小，血流恢复改善，心脏舒张和收缩性能相应保持（Teng 等，2015）。在另一项研究中，来自 MSC 的外泌体被发现减少大鼠缺血再灌注损伤心肌梗死模型中的细胞凋亡和细胞大小（刘等，2017）。同样，人们发现来自脂肪组织 MSC 的外泌体通过激活 Wnt/β 连环蛋白途径保护大鼠心肌免受

缺血 - 再灌注损伤（Cui 等，2017）。有趣的是，在大鼠 MI 模型中，通过增加微血管密度，发现来源于从子宫内膜分离的 MSC 的外泌体比来源于骨髓和脂肪组织的外泌体具有更强的心脏保护作用，这被发现主要归因于外泌体中 miRNA-21 的增强表达，这似乎介导了细胞存活和血管生成的增加（Wang 等，2017）。

多项研究发现，来自 MSC 的外泌体可能对肾脏相关疾病有治疗作用。在顺铂诱导的急性肾损伤模型中检测出脐带 MSC 的外泌体。研究发现，它们通过对抗细胞凋亡和氧化的机制来调节降低肌酐和氮的量，以及近端肾小管的坏死性死亡（Zhou 等，2013）。在同一模型中，研究发现，将编码胰岛素样生长因子 -1 受体（IGF-1R）的 mRNA 从 MSC 的外泌体转移到肾小管上皮细胞，提高了它们对识别 IGF-1 的局部敏感性，揭示了 MSC 可能介导肾脏保护的潜在机制（Tomasoni 等，2013）。

MSC 衍生的外泌体已经证明对各种与神经系统相关的疾病和紊乱有治疗作用。在创伤性脑损伤（TBI）大鼠模型中，研究发现 MSC 衍生的外泌体可促进功能恢复并增加神经可塑性（Zhang 等，2015b）。在另一项使用相同模型和外泌体细胞来源的研究中，发现外泌体能够通过减少凋亡和炎症的途径，使病变尺寸减小，增强神经行为功能（Ni 等，2019）。在脊髓损伤（SCI）大鼠模型中，MSC 衍生的外泌体通过减少与凋亡和炎症相关通路的激活，缩小了病变的尺寸，改善了功能恢复，而不是促进细胞存活和抗炎通路，以及血管生成（Huang 等，2017）。其他对脊髓损伤大鼠模型的研究发现，MSC 衍生的外泌体与位于受损的脊髓中免疫抑制的 M2 巨噬细胞相关，并且与仅静脉注射 MSC 相比，脊髓损伤诱导的星形胶质细胞的激活减少，治疗效果更好（Lankford 等，2018；Wang 等，2018a）。MSC 来源的外泌体还通过改善血管生成、轴突可塑性和增强神经元再生，在卒中过程中显示出神经保护作用（Zhang 和 Chopp，2016）。另一项研究检测了脂肪 MSC 衍生的外泌体对大脑微血管内皮细胞的影响，后者被剥夺了氧气和葡萄糖，结果发现外泌体增加了它们的迁移和进行血管生成的能力，暗示了外泌体在中风后康复中的潜在治疗用途（Yang 等，2018）。在多发性硬化症的实验性自身免疫性脑脊髓炎（EAE）模型中，骨髓 MSC 来源的外泌体通过降低炎症细胞因子水平和促进调节性 T 细胞，也显示了潜在治疗益处（Riazifar 等，2019）。衍生自脂肪组织 MSC 的外泌体被发现含有大量的脑啡肽酶，并且明显多于来自骨髓 MSC 的外泌体；这种酶在大脑中 β- 淀粉样肽的降解中是必不可少的（Katsuda 等，2013）。将这些富含脑啡肽酶的外泌体转移到神经母细胞瘤 N2a 细胞中能够导致细胞内 β- 淀粉样肽分泌水平的降低，这是一种治疗阿尔茨海默病的潜在治疗方法（Katsuda 等，2013）。此外，在阿尔茨海默病的小鼠模型中，MSC 衍生的外泌体减少了 β 淀粉样蛋白诱导的小鼠认知障碍，并促进了神经形成（Reza-Zaldivar 等，2019）。

肝脏疾病或损伤的动物模型也被用来研究 MSC 来源的外泌体的潜在益处。在四氯化碳诱导的小鼠肝纤维化模型中，脐带 MSC 来源的外泌体被发现能够抑制肝细胞胶原的产生和上皮间质的转化，并恢复血清天冬氨酸氨基转移酶的活性（Li 等

2013)。在刀豆蛋白 A 诱导的小鼠肝炎模型中，研究发现，来自脂肪 MSC 的外泌体可以降低天冬氨酸转移酶和丙氨酸氨基转移酶的血清水平、各种炎症细胞因子、炎症体激活以及肝脏的炎症和坏死（Lou 等，2017）。

上述研究表明，MSC 来源的外泌体通过免疫系统和各种器官系统介导其积极作用。随后的研究还表明，MSC 来源的外泌体的部分治疗作用是通过免疫系统介导的。在支气管肺发育不良的动物模型中，研究发现，MSC 来源的外泌体可以减少炎症、纤维化、肺动脉高压和肺血管建模，从而全面改善肺功能（Willis 等，2018）。研究发现，其机制可能是通过调节巨噬细胞的表型，增加免疫抑制的 M2 巨噬细胞的数量（Willis 等，2018）。哮喘患者外周血单个核细胞（PBMC）被分离出来，并用 MSC 来源的外泌体刺激其 IL-10 和转化生长因子 β1（TGF-β1）的表达，增强免疫抑制调节性 T 细胞的功能（Du 等，2018）。来自脂肪组织来源的 MSC 的外泌体在体内小鼠模型中被发现可以减少特应性皮炎，这是通过降低炎症细胞因子、嗜酸性粒细胞、浸润的肥大细胞、IgE、CD86$^+$ 和 CD206$^+$ 细胞的水平来介导的（Cho 等，2018）。在皮肤缺损的小鼠模型中，来自脐带 MSC 的外泌体被发现可以减少瘢痕的形成和肌成纤维细胞的积累（Fang 等，2016）。而在大鼠皮肤烧伤模型中，研究发现脐带 MSC 衍生的外泌体增强了皮肤创面的再生上皮能力，并促进了皮肤细胞的增殖和存活能力（Zhang 等，2015a）。在另一项使用大鼠皮肤烧伤模型的研究中，发现脐带 MSC 衍生的外泌体减少了烧伤引起的炎症，这归因于外泌体 miRNA-181c 的表达（Li 等，2016）。有趣的是，在骨骼肌损伤的活体模型中，发现了骨髓 MSC 来源的外泌体能够促进骨骼肌的再生。这归功于外泌体中包含的 miRNA（Nakamura 等，2015）。在慢性移植物抗宿主病小鼠模型中，经过骨髓 MSC 的外泌体治疗后，由于炎症造成的病理损害被改善，外泌体治疗能够减少 CD4$^+$T 细胞的活化和浸润，抑制 T 辅助 17 细胞，减少炎性细胞因子，增加调节性 T 细胞水平（Lai 等，2018）。尽管在体外和各种体内动物模型中研究 MSC 来源的外泌体的治疗潜力的研究数量激增，但利用 MSC 来源的外泌体的治疗潜力进行的临床试验数量并没有相应增加。目前只有 9 项国际临床试验已经完成或正在进行研究 MSC 衍生的外泌体的治疗潜力（表 7.1）（clinicaltrial.gov）。有趣的是，骨髓 MSC 来源的外泌体最近进行了临床试验，作为一种潜在的治疗冠状病毒的方法，这种冠状病毒最近在过去几周内导致了一场全球大流行。

表 7.1　MSC 来源的外切体治疗潜力的临床试验

疾病种类	MSC 组织来源	治疗特色	国家	状态	临床编号
冠状病毒	脂肪	外泌体直接用于治疗	中国	尚未招募	NCT04276987
脑血管障碍	未说明	MiRNA-124 转染的外泌体用于治疗	伊朗	完成	NCT03384433
黄斑裂孔	脐带	外泌体直接用于治疗	中国	招募中	NCT03437759

续表

疾病种类	MSC 组织来源	治疗特色	国家	状态	临床编号
干眼病	脐带	外泌体用于减轻症状	中国	招募中	NCT04213248
1 型糖尿病	脐带血	外泌体直接用于治疗	埃及	未知	NCT02138331
营养不良性大疱性表皮松解症	未说明	外泌体直接用于治疗	未提供	尚未招募	NCT04173650
慢性溃疡	华顿氏胶质	外泌体直接用于治疗	印尼	尚未招募	NCT04134676
胰腺癌	未说明	装载有抗 KrasG12D 小干扰 RNA 的外泌体	美国	尚未招募	NCT03608631
严重肺部疾病	脂肪	外泌体气溶胶吸入	中国	招募中	NCT04313647

7.4　预处理间充质干细胞来源的外泌体以增强治疗效果

　　如前所述，众所周知，在 MSC 领域，这些细胞可以基于它们所暴露的微环境来改变它们的表型，并随后对周围细胞的功能产生影响。因此，毫不奇怪，MSC 的这些特性意味着它能够进行预处理，从而使其产生具有增强活性的外泌体，如增强的免疫调节、细胞再生和血管生成（Noronha 等，2019）。MSC 有多种预处理方式，包括使用细胞因子、缺氧和各种生物分子或化学物质。

　　众所周知，炎症细胞因子可以增强 MSC 的治疗效果。干扰素 γ（IFN-γ）- 预处理的骨髓 MSC 可分泌外泌体，通过抗炎和神经保护作用减轻 EAE 小鼠模型的严重症状（Riazifar 等，2019）。此外，当外泌体与外周血单个核细胞一起培养时，它们的增殖及炎症细胞因子的分泌均减少，但它们表达更多的免疫抑制细胞因子，如吲哚胺 - 吡咯 2,3- 二氧化酶（IDO）（Rizifar 等，2019）。在尿道纤维化小鼠模型中，用肿瘤坏死因子 α（TNF-α）预处理诱导脐带 MSC 分泌外泌体，阻止了成纤维细胞的激活并减少炎症，这种作用归因于 miRNA-146a 的抗炎作用（Liang 等，2019）。另一项利用肿瘤坏死因子 -α 进行预处理的研究发现，脂肪 MSC 来源的外泌体促进了原代人成骨细胞的增殖和分化，这归因于预处理促进了外泌体中 Wnt-3a 的蛋白表达（Lu 等，2017）。用白细胞介素 -1β 预处理的脐带 MSC 衍生的外泌体治疗后，脓毒症小鼠模型的存活率提高（Song 等，2017）。外泌体被发现含有 miRNA-146a，它能够通过诱导免疫抑制的巨噬细胞分化介导抗炎作用（Song 等，2017）。也有研究将炎性细胞因子的组合用于预处理。脐带来源的 MSC，经 IFN-γ 和 -β 预处理能够诱导调节 T 细胞，这种效应归因于 IDO，这种策略揭示了一种治疗免疫介导疾病的潜在策略（Zhang 等，2018）。另一项研究用干扰素 -γ 和肿瘤坏死因子 -α 预处理脂肪 MSC，发现它们的外泌体诱导产生免疫抑制的 M2 巨噬细胞，其作用归因于抗炎因子 miRNA-34a 和 miRNA-146a 的外泌体表达（Domenis 等，2018）。乏氧也被发现可以修饰 MSC 及其外泌体，以下研究表明乏氧预处理外泌体能够促进血管生成、保护心脏、调节免疫和保护神经。来源于胎盘的 MSC 暴露于低氧条件下，发现其分泌的外泌体促进胎盘微血管内皮细胞的形成和迁移（Salomon 等，2013）。当用乏氧条件预处理的脂肪 MSC 来源外泌体来处理人脐带静脉内皮细胞时，发现外泌体即诱导了细胞的管状形成，又诱导了细胞的迁移（Han 等，2018）。此外，在裸鼠皮下脂肪移植模型中，发现外泌体可以减轻炎症，提高脂肪移植物的存活率；从机制上，发现表皮生长因子、成纤维细胞生长因子、血管生成素 -1 和血管生成素受体的蛋白表达增加，从而导致脂肪移植物中血管生成的增加（Han 等，2019）。当人脐静脉内皮细胞被乏氧预处理的脂肪 MSCl= 来源的外泌体处理时，发现它们更容易吸收外泌体，从而增强其血管内皮生长因子（VEGF）的表达和蛋白激酶 A 途径的激活，从而共同增加其血管生成能力（Almeria 等，2019；Xue 等，2018）。心肌梗死小鼠模型中也证实了心肌保护作用，在该模型中，来自骨髓 MSC 的外泌体含有 miRNA-125b-5p，能够通过减少心肌细胞的凋亡来介导心肌缺血修复（Zhu 等，2018）。在内毒素诱导的急性肺损伤小鼠模型中，乏氧预处理的 MSC 的外泌体降低了支气管肺泡灌洗液中白细胞的水平，包括中性粒细胞（Lee 等，2016）。有趣的是，经过乏氧预处理的 MSC 来源的外切体经历了糖酵解和积累的代谢物的重新编程，这些代谢物通过诱导调节性 T 细胞和 M2 巨噬细胞极化来诱导抗炎效应（Showalt 等，2019）。乏氧预处理的 MSC 外泌体也被发现在阿尔茨海默病小鼠模型中具有介导神经保护的功效。研究发现，骨髓 MSC 中的外泌体可以减少淀粉样斑块的沉积和 β 淀粉样蛋白的水平，降低突触功能障碍，并增加抗炎细胞因子的水平，从而显著改善小鼠的学习记忆能力，其作用可归因于 miRNA-21 的外体表达（Cui 等，2018）。

　　人们还检测了多种生物分子对 MSC 来源的外泌体功能的修饰能力。脂多糖（LPS）预处理的脐带 MSC 外泌体能表达穿梭到 THP-1 细胞的 miRNA let-7b，并导致 THP-1 细胞分泌更多的抗炎细胞因子，并使其极化进入 M2 巨噬细胞（Ti 等，2015）。在一种心肌梗死小鼠模型中也观察到 M2 巨噬细胞极化增加，LPS 预处理的骨髓 MSC 外泌体治疗后使心肌细胞炎症和凋亡死亡的减少（Xu 等，2019a）。经 LPS 预处理的骨髓 MSC 外泌体治疗后，急性辐射综合征小鼠模型的存活率增加；辐射损伤的临床体征减少，骨髓和脾脏中的造血组织得到恢复（Kink 等，2019）。凝血酶也能够用来预处理外泌体。预处理后的华顿氏胶质 MSC 来源外泌体显示出更强的抗凋亡和抗炎作用，介导了缺氧缺血性脑病大鼠模型中脑梗死的减少（Casado-Diaz 等，2020）。此外，经褪黑素预处理的骨髓 MSC 外泌体减少了氧化应激、细胞凋亡、炎症，增加了细胞再生和血管生成，从而全面保护大鼠免受肾脏缺血再灌注损伤（Alzahrani，2019）。有趣的是，晚期糖基化终产物预处理的骨髓 MSC 外泌体显示出 miRNA-146a 的表达增加，并被发现在体外减少血管平滑肌细胞的钙化（Wang 等，2018b）。研究发现，去铁胺可以增强源自骨髓 MSC 的外泌体中 miRNA-126a 的表达，从而诱导血管化，促进糖尿病皮肤创伤大鼠模型皮肤伤口的恢复（Ding 等，2019）。传统上用于治疗急性冠脉综合征的速效救心丸，被用于预处理心脏 MSC 外泌体，这些外泌体被发现能增强心肌细胞的增殖（Ruan 等，2018）。胎盘 MSC 被一氧化氮预处理，一氧化氮诱导它们的外泌体增强 miRNA-126 和 VEGF 的表达，从而增强 HUVEC 进行血管生成的能力（Du 等，2017）。当过氧化氢被用来预处理脂肪 MSC 时，它们的外泌体被用来治疗缺血再灌注损伤的大鼠模型，研究发现这能够减少炎症和凋亡，增加血管形成，从而促进皮瓣的恢复（Bai 等，2018）。

7.5 结束语

与 MSC 领域一样，外泌体在治疗领域的应用研究也呈现指数级的增长。总而言之，这两个领域都有可能在未来针对广泛的疾病，包括那些与炎症相关的疾病，进行安全有效的治疗。由于外泌体携带其母细胞的部分治疗效果，它们可以绕过与注射活 MSC 相关的任何安全问题。虽然外泌体类似于它们的 MSC 对应物，能够很明显地通过诱导周围细胞的免疫抑制效应来调节它们的功能，但它们也可能具有其他治疗作用，这需要进一步的研究才能发现。此外，对 MSC 进行预处理，可能会调整它们产生的外泌体的作用，使它们改变治疗效果，以针对某些疾病。重要的是，取决于它们所处的微环境，MSC 可以在不同的生理状态下生存，预处理将在确保产生的外泌体满足特定治疗应用的预期需求方面发挥关键作用。此外，通过使用来自诱导多能干细胞的 MSC 可以克服这种批次到批次的变异，有学者建议使用诱导多能干细胞生成在制备期间表现一致的 MSC（Luzzani 和 Miriuka，2017）。

在 MSC 衍生的外泌体能够在临床上充分发挥其潜力之前，需要开发一个国际通用的分离、纯化、表征标准及纯度等级的需求标准。这是为了防止外泌体制剂被其他不想要的颗粒污染，并达到预期的治疗效果。此外，还需要制定 MSC 来源的外泌体质量控制的国际标准。综上所述，如果上述几点能够得到解决，那么可能会使未来各种临床应用中 MSC 来源的外，泌体加速出现。

致谢：这本书的这一章是献给我已故的父亲穆罕默德·阿巴马利（Mohamed Abumaree）教授的。我将永远被你们无与伦比的奉献精神和对干细胞研究的深厚热情所鼓舞，以帮助在中东和世界范围内开发针对人类疾病的干细胞疗法。

利益声明：作者声明他没有利益冲突。

涉及人类的研究的伦理认可：本文不包含作者进行的任何人类参与者研究。

涉及动物的研究的伦理认可：本文不包含作者进行的任何动物研究。

第8章 神经退行性疾病中的外泌体

Ahmed Osama Elmehrath，Yousef Tarek Sonbol，Moaz Yahia Farghal

摘要

在神经系统中，神经元和胶质细胞在谷氨酸的调节下，主要通过躯体树突区域释放外泌体。中枢神经系统释放的外泌体可作为局部或远端信使，实现多种功能，例如：维持神经稳态和突触可塑性，帮助中枢神经体、蛋白质和脂质进行转移。此外，神经元可利用外泌体消除无用的 RNA、蛋白质和有毒物质。这种消除过程的进行性病理可能导致蛋白质错误折叠和聚集，这也是大部分神经退行性疾病的特征性病理现象。由于外泌体功能的灵活性和可变性，它们在病理学中具有重要的潜在功能。同时，越来越多的研究表明，它们在神经退行性疾病诊断和治疗的过程中同样具有重要的潜能。在此，我们将对神经系统中外泌体的生理功能，它们在神经退行性疾病病理学中的作用，以及他们在不同神经退行性疾病诊断和治疗中的潜力进行详细综述。

关键词

外泌体、神经退行性变、神经退行性疾病、阿尔茨海默病、帕金森病、朊病毒病

缩略词

AD	Alzheimer's disease	阿尔茨海默病
ADE	Astrocyte-derived exosomes	星形胶质细胞来源的外泌体
ALS	Amyotrophic lateral sclerosis	肌萎缩侧索硬化
AMPA	α-amino-3-hydroxy-5-methyl-4-isoxazole propionic acid	α-氨基-3-羟基-5-甲基-4-异噁唑丙酸
APP	Amyloid precursor protein	淀粉样前体蛋白
α-syn	α-synuclein	α-突触核蛋白
Aβ	Amyloid-β	淀粉样蛋白-β
BACE	β-site amyloid precursor protein–cleaving enzyme	β位淀粉样蛋白前体蛋白裂解酶

CD	Cluster of differentiation	分化抗原簇
CIS	Clinically isolated syndrome	临床孤立综合征
CNS	Central nervous system	中枢神经系统
CSF	Cerebrospinal fluid	脑脊髓液
DNA	Deoxyribonucleic acid	脱氧核糖核酸
DPR	Dipeptide repeat proteins	二肽重复蛋白
EAE	Experimental autoimmune encephalomyelitis	实验性自身免疫性脑脊髓炎
EV	Extracellular vesicles	胞外囊泡
FTD	Frontotemporal dementia	前颞叶痴呆症
GLT1	Glutamate transporter-1	谷氨酸转运体 -1
GPI	Glycosyl phosphatidy linositol	糖基磷脂酰肌醇
HNE	4-Hydroxynonenal	4- 羟基二苯二酚
hsiRNA	Hydrophobically modified small interfering ribonucleic acid	疏水性改性的小干扰核糖核酸
Hsp	Heat shock protein	热激蛋白
ICAM-1	Intercellular adhesion molecule-1	细胞间黏附分子 -1
IFN	Interferon	干扰子
IL	Interleukin	白介素
LAMP-1	Lysosomal-associated membrane protein 1	溶酶体相关膜蛋白 1
LAMP-2b	Lysosomal-associated membrane protein 2b	溶酶体相关膜蛋白 2b
lncRNA	Long non-coding ribonucleic acid	长链非编码核糖核酸
LRRK2	Leucine rich repeat kinase 2	富含亮氨酸的重复激酶 2
MHC II	Major histocompatibility complex II	主要组织相容性复合物 II
miRNA	Micro ribonucleic acid	微小核糖核酸
MOG	Myelin oligodendrocyte glycoprotein	髓磷脂少突胶质细胞糖蛋白
mRNA	Messenger ribonucleic acid	信使核糖核酸
MS	Multiple sclerosis	多发性硬化
MVB	Multivesicular bodies	多泡体
ND	Neurodegenerative disease	神经变性疾病
NDE	Neuron-derived exosomes	神经元衍生的外泌体
NFT	Neurofibrillary tangles	神经元纤维缠结

NMDA	N-methyl-D-aspartic acid	N- 甲基 -D- 天冬氨酸
P75NTR	p75 neurotrophin receptor	p75 神经营养蛋白受体
PD	Parkinson's disease	帕金森综合征
PECAM-1	Platelet endothelial cell adhesion molecule	血小板内皮细胞黏附分子
piRNA	Piwi-interacting ribonucleic acid	与 Piwi 蛋白相互作用的核糖核酸
PNS	Peripheral nervous system	周围神经系统
PrP	Prion protein	朊粒蛋白
PrPC	Prion protein cellular	正常型朊粒蛋白
PrPSc	Prion protein scrapie	致病型朊粒蛋白
PSGL-1	P-selectin glycoprotein ligand-1	P 选择蛋白糖蛋白配体 -1
RNA	Ribonucleic acid	核糖核酸
RNAi	Ribonucleic acid interference	核糖核酸干扰
RRMS	Relapsing remitting multiple sclerosis	复发性缓解多发性硬化症
SOD-1	Superoxide dismutase-1	超氧化物歧化酶 -1
SP1	Specificity protein 1	特异性蛋白 1
SPMS	Secondary progressive multiple sclerosis	继发性进行性多发性硬化症
SV	Synaptic vesicles	突触小泡
TBI	Traumatic brain injury	外伤性脑损伤
TCR	T-cell receptor	T 细胞受体
TDP	TAR DNA-binding protein	TAR DNA 结合蛋白
Th17 cells	T helper 17 cells	辅助性 T 细胞 17
TNF-α	Tumor necrosis factor- α	肿瘤坏死因子 -α
TNT	Tunneling nanotubes	纳米管通道
tRNA	Transfer ribonucleic acid	转运核糖核酸
UTR	Untranslated region	非翻译区
β-APP	β-amyloid precursor protein	β- 淀粉样蛋白前体蛋白

8.1　外泌体与神经系统

　　在神经系统（NS）中，神经元和胶质细胞在谷氨酸的调节下产生外泌体。人们最初于 2006 年在胚胎皮质神经元中被发现这一现象（Faure 等，2006）。因为多泡体（MVB）通常位于细胞体（细胞胞体）和树突（Von Bartheld 和 Altick，2011），所以外泌体在躯体树突室中数量丰富，是轴突的 50 倍（Von Bartheld 和 Altick，2011）。2011 年，Lachenal 等发现其培养的皮质神经元的细胞体和树突会分泌外泌体。此外，外泌体还被发现由突触前部（Koles 等，2012；Korkut 等，2009）或突触后部分泌（Chivet 等，2014）。突触前部的分泌发生在神经肌肉连接处，外泌体通过激活突触的 N- 甲基 -D- 天冬氨酸（NMDA）受体，然后在突触前部与海马体的神经元结合，而突触后部分泌发生在大脑皮质的神经元。

8.1.1　突触小泡与外泌体

在神经元的突触前末端，人们发现了两种类型的膜囊泡：突触小泡（SV）（直径：35 ～ 55nm）（Takamori 等，2006；Zhang 等，1998）和外泌体（直径：50 ～ 100nm）（Cooney 等，2002）。两者都含有相似的胆固醇成分，但含有不同的脂质和蛋白量（Pegtel 等，2014；Puchkov 和 Haucke，2013；Takamori 等，2006）。突触小泡只有一层磷脂膜，而外泌体有具有双层磷脂膜，其中包含许多类型的脂质（Kanninen 等，2016）。突触小泡主要通过突触蛋白、突触结合蛋白、SNARE 蛋白（如突触联接素）（Takamori 等，2006）、突触体素（Kwon 和 Chapman，2011；Stowell 等，1999）和 Rab GTP 酶（Janas 等，2016）来调节自身的循环利用和神经递质的释放（Takamori 等，2006）。而另一方面，具有特征蛋白的外泌体则会携带特定蛋白发挥特定的作用。参与细胞内转运和组装的蛋白质包括 Rab 家族、膜联蛋白和热休克蛋白（HSP）90 及 70（Ha 等，2016）。参与膜融合和运输的蛋白质包括浮舰蛋白、膜联蛋白和 GTP 酶。调节细胞迁移、黏附和信号传导，以及膜融合的蛋白质包括跨膜四超家族（CD81、CD63 和 CD9）（Ha 等，2016；Rana 等，2012）。整合素蛋白在外泌体中含量丰富，可作为黏附分子促进细胞与周围细胞外基质之间的结合和黏附（Ha 等，2016）。此外，核糖核酸（RNA）大量存在于外泌体中，特别是小 RNA（Valadi 等，2007）。对外泌体中的 RNA 分析也显示，其包含的 RNA 主要是小 RNA，例如：微小核糖核酸（miRNA）、与 piwi 蛋白相互作用的核糖核酸（piRNA）和转运核糖核酸（tRNA）（Bellingham 等，2012；Cheng 等，2014a，b），而这些 RNA 在突触囊泡中都十分缺乏。有趣的是，外泌体中 miRNA 与总 RNA 的比值比母细胞更高，提示了它们在介导靶细胞间生物过程中的重要功能（Goldie 等，2014）。

通过外泌体，这些小 RNA 实现了胞外分泌（Valadi 等，2007）。外泌体是中枢神经系统（CNS）内的重要转运体，因为其只有纳米大小，所以可以很容易地通过内化作用穿过血脑屏障中的内皮细胞，最终，释放其中的内容物到不同的流体中（Alvarez-Erviti 等，2011；Haqqani 等，2013）。作为非编码 RNA，miRNA 在生理和病理上都有助于靶细胞的基因表达调控（Alvarez-Erviti 等，2011）。最近，miRNA 被认为是通过与 3′ 端未翻译区域（UTR）的靶位点结合，从而在调节信使核糖核酸（mRNA）的降解或抑制翻译过程中发挥重要作用（Bagga 等，2005；Lai，2002）。

8.1.2　外泌体的释放与调节

外泌体的释放是通过 MVB 和质细胞膜的融合（即细胞胞吐作用）产生的。多种酶（Kosaka 等，2010）可以通过除极（Goldie 等，2014；Lachenal 等，2011；Tsunemi 等，2014）来调节外泌体的释放。例如，一种 P 型 ATP 酶蛋白 PARK9 可以调节多巴胺能神经元外泌体的释放，这对于防止 α- 糖核蛋白（α-syn）在细胞内的积累是必要的（Tsunemi 等，2014）。此外，鞘磷脂合酶 -2 也会调节微胶质细胞的外泌体释放（Yuyama 等，2012）。而在大脑皮质的神经元中，外泌体的释放是通过激活谷氨酸能突触来调控的。NMDA 受体的钙离子内流激活了谷氨酸能突触，引发谷氨酸能突触活性的增强（Lachenal 等，2011），以及氯化钾的去极化（Fauré 等，2006），从而控制外泌体的分泌。谷氨酸盐能调节低突胶质细胞的外泌体分泌（Frühbeis 等，2013）。血清素与受体的结合会增加钙离子水平，刺激微胶质细胞释放外泌体（Glebov 等，2015）。当 P2 和 α- 氨基 -3- 羟基 -5- 甲基 -4- 异恶氮丙酸（AMPA）受体被激活时，钙离子流入会刺激 Schwann 细胞释放外泌体。

8.1.3　神经系统中外泌体的生理功能

如前所述，神经元和胶质细胞都会分泌外泌体。通过充当局部或远端的信使，外泌体可以实现多种中枢神经系统功能（Agnati 和 Fuxe，2014；Chivet 等，2012）。首先，突触末端间的外泌体交流有助于介导突触可塑性和维持神经稳态（Chivet 等，2014；Korkut 等，2013）。无论在生理上还是病理上，RNA、蛋白质和脂质都可以外泌体为载体，从突触转运至靶细胞（Janas 等，2015；Pegtel 等，2014）。因此，外泌体可以改变靶细胞的表面特性并介导突触转导（Chivet 等，2014）。此外，调控外泌体的释放可能是神经元局部消除废退的 RNA、蛋白质、不需要的细胞废物和有毒物质的一种方式，释放的外泌体会被微小胶质细胞或星形胶质细胞内吞或吞噬。因此，外泌体的分泌可能作为一种神经元的自动保护机制（Chivet 等，2014；Kalani 等，2014）。

神经退行性疾病（ND）具有共同的分子机制，包括蛋白质的错折叠和聚集，以及在大脑某些区域的内涵体的聚集。外泌体除了上述的保护作用外，它们会将有毒蛋白隔离为如淀粉样蛋白 β（Aβ）、淀粉样蛋白前体蛋白（APP）、朊病毒、α- 突触核蛋白和磷酸化 tau 蛋白，它们与不同神经退行性疾病的主要病理机制有关。同时，外泌体有助于神经系统内的神经保护和再生（Goncalves 等，2015；Lopez-Verrilli 等，2013）。或许是因为，轴突内化了含有来自 Schwann 细胞的 p75NTR 的外泌体，从而促进了神经元的生长以及轴突的再生（LopezVerrilli 等，2013）。此外，外泌体还有助于神经元和星形胶质细胞之间的信号传递。例如，谷氨酸转运体 -1（GLT1）一种参与细胞外谷氨酸调控和突触激活的蛋白质，在外泌体将 miR-124a 转运到星形胶质细胞之后，其表达水平明显增加（Morel 等，2013）。此外，来自神经胶质细胞的外泌体也被认为可以显著加快神经元的放电速度（Fröhlich 等，2014），并且在氧化应激和营养不良的状态下对神经元形成保护（Fröhlich 等，2014；Smalheiser，2007）。

8.2 外泌体与神经变性

神经退行性疾病包括神经系统功能障碍和持续性神经元丧失（Martin，1999）。如前所述，外泌体在神经系统内担当着物质转运体的角色。转运物质包括蛋白质，其中一些被发现与神经退行性疾病有关。事实上，蛋白质聚集被认为是神经退行性变的一个致病因素。除了增加细胞毒性外，它们还能激活免疫系统（Heneka 等，2014），损害突触（Marttinen 等，2015），随后杀死神经元（Katayama 等，2004）。其中一些蛋白质包括淀粉样肽（Rajendran 等，2006）、朊病毒（Fevrier 等，2004）、α-突触核蛋白（Emmanouilidou 等，2010）和 Tau 蛋白（DeLeo 和 Ikezu，2018）。所有这些蛋白都可以在血液中被检测到（Budnik 等，2016），从而反映了外泌体在发病机制、疾病传播和恶化中的作用。

8.2.1 外泌体在阿尔茨海默病病理学中的作用

阿尔茨海默病（AD）是引起痴呆症的最常见原因，是一种退行性脑部疾病（Ciregia 等，2017）。在受影响的大脑中，它以 Aβ 斑块（Aβ 蛋白沉积）以及神经纤维缠结（NFT）（异常折叠的 tau 蛋白）为特征（Goedert 等，1988；Yamaguchi 等，1989）。外泌体的作用直到十年前才被确定，有报道首次证实了蛋白质和肽的释放与外泌体的联系（Perez-Gonzalez 等，2012；Rajendran 等，2006；Sharples 等，2008；Vingtdeux 等，2007）。β- 淀粉样蛋白前体蛋白（β-APP）具有内蛋白水解作用，Aβ 通常指通过 γ 分泌酶和 β-APP 裂解酶（BACE）进行蛋白水解切除的识别肽的组合（Rajendran 等，2006）。Rajendran 等首先证明了 Aβ 的一小部分被外泌体包裹分泌到细胞外之后，Aβ 会被包装成 MVB。随着时间的推移，科学家们还发现，除了 Aβ 之外，外泌体还会包裹 β-APP、C 端片段和一些分泌酶（Sharples 等，2008；Vingtdeux 等，2007）。随后，一项研究证实，与野生型小鼠相比，在转基因 AD 小鼠大脑来源的外泌体中含有过度表达的 β-APP 和 C 端片段（Perez-Gonzalez 等，2012），证实了外泌体在 AD 恶化中的作用。在另一项涉及幼年 AD 小鼠的研究中发现，外泌体可以促进 Aβ 聚集和斑块沉积，有趣的是，在抑制外泌体产生后斑块沉积会大大减少（Dinkins 等，2014，2016）。甚至在最近有一项研究报道称，AD 患者大脑来源的外泌体中 Aβ 寡聚物的含量比对照组更高。这些有毒性的外泌体甚至倾向于通过直接转移的方式将其内容物扩散到其他神经元，导致细胞毒性。然而，这一现象容易通过抑制外泌体的吸收、分泌或形成而被阻断（Sinha 等，2018）。此前就曾有学者发现外泌体与 Aβ 诱导的胶质细胞的凋亡以及抑制 Aβ 的胶质细胞的清除有关（Dinkins 等，2016）。Aβ 与外泌体的关联是一个重要的发现，特别是有几种不同的外泌体蛋白，在 AD 大脑的斑块中被鉴定出存在大量累积，如 Alix 和 Flotillin-1（You 和 Ikezu，2019）。这些报告可能解释了 AD 大脑中淀粉样的细胞外沉积现象。有趣的是，越来越多的研究揭示了外泌体更加复杂的作用。一些报告表明，外泌体通过激活 Aβ 构象的改变以及增加微胶质细胞对其的吸收，促进无毒淀粉胶质纤维的形成。向 APP 转基因小鼠大脑注入外泌体可显著降低 Aβ 的沉积（Yuyama 等，2012，2014，2015）。此外，外泌体可通过释放胰岛素降解酶降解细胞外 Aβ（Bulloj 等，2010；Tamboli 等，2010）。因此，需要进一步的研究来阐明涉及 Aβ 的外泌体的不同作用。

由于 Aβ 的存在，神经元中 NFT 的沉积是 AD 的主要特征之一（Ballard 等，2011）。NFT 是一种微管相关蛋白——tau 的聚集物。以前，只有细胞的死亡和邻近细胞的感染被认为是导致 tau 释放的原因（Gómez-Ramos 等，2006），尽管后来，许多研究表明 tau 水平的上升是由于胞外的外泌体（Asai 等，2015；Guix 等，2018；Saman 等，2012；Simón 等，2012；Wang 等，2017），外泌体参与了 tau 流出至血液（来自心室系统）的过程（Shi 等，2016）。Tau 的释放可能是一种强制性的、反应性的、保护的机制，继发于细胞内 tau 水平的增加（Saman 等，2012；Shi 等，2016；Simón 等，2012；Wang 等，2017）或者只是一个正常的过程（Guix 等，2018；Wang 等，2017）。由于外泌体会释放全长 tau，就可能发生其自身聚集和（可能的）种子聚集（在受体细胞中）现象（Guix 等，2018）。甚至在后来，一些研究强调了外泌体通过突触参与了神经元之间 tau 的传递，从而导致了 tau 病变的传播（Polanco 等，2018，2016）。此外，微胶质细胞内化并分泌外泌体，帮助 tau 疾病的传播；事实上，这种传播会在抑制外泌体合成时被显著抑制（Asai 等，2015；Wang 等，2017）。为了更清楚得探究外泌体的作用，研究人员直接将来自神经元和微胶质细胞的含 tau 的外泌体注入啮齿动物的大脑，并观察到 tau 疾病的发生区域扩大（Asai 等，2015；Winston 等，2016）。

8.2.2　外泌体在帕金森病病理学中的作用

帕金森病（PD）是一种慢性神经退行性疾病，具有四种主要特征：运动迟缓、僵硬、静止性震颤和姿势不稳（Rocha 等，2018）。其主要病理表现为 α-syn 在神经

元内聚集形成 Lewy 小体,在神经突起内形成 Lewy 神经突起(Baba 等,1998;Kam 等,
2018)。错误折叠的 α-syn 单体导致低聚物和原纤维的形成,进而使 α-syn 逐渐聚
集,最终形成不溶性聚集体和原纤维的沉积物(Lööv 等,2016)。最初,Lewy 小
体主要存在于脑干和黑质,随着疾病的进展,逐渐扩散到大脑皮质及大脑的其他区
域。最近,有学者认为胞外囊泡(EV)可能在大脑的 α-syn 毒性聚集的逐步传播中
具有重要作用。例如,在来自 PD 患者血清的外泌体中,α-syn 水平是升高的(Shi
等,2014)。已有研究表明,外泌体可以通过神经元样细胞参与 α-syn 在神经元间
的传播(Emmanouilidou 等,2010)。将 α-syn 融合到人源化的 Ganussia 荧光素酶中,
可以检测到的 α-syn 寡聚物在外泌体和细胞外空间的水平相当,反映了 α-syn 会与
外泌体结合(Danzer 等,2012)。这些外泌体中的 α-syn 寡聚物虽然比游离的 α-syn
寡聚物毒性更大,但更有可能被其他细胞吸收。最近,人们发现外泌体能够诱导
α-syn 聚集,其中成核现象最有可能是通过提供最佳的催化环境来实现的(Grey 等,
2015)。囊泡膜中富含的磷脂也可能促进了这种反应。这些发现也得到了进一步的
支持,一种脂质过氧化产物 4-4- 羟基烯醇(HNE)被报道可增强内源性 α-syn 的聚
集以及含有毒性 α-syn 的 EV 的分泌,这一现象继发于原发性神经元变性(Zhang 等,
2018)。此外,还有研究发现,由外周红细胞产生的含 α-syn 的 EV 能够穿过血脑屏
障,刺激小胶质细胞内的炎症反应,从而引发疾病(Matsumoto 等,2017)。

　　除 α-syn 外,LRRK2 和 PARK9 蛋白也已被确定与 PD 病理相关。它们可能
在通过 EV 转运途径调节 α-syn 转运的过程中发挥作用(Lööv 等,2016)。例如,
PARK9 的过度表达及其随后的释放增加可加剧 PARK9 的失活突变,从而减少了外
泌体中 α-syn 向细胞外空间的释放(Tsunemi 等,2014)。此外,LRRK2 也被报道
了具有相关的作用。因为 LRRK2 与 MVB 的共定位是已知的,有研究发现它的一
个突变体增加了 MVB 的大小和数量,从而干扰囊泡的释放(AlegreAbarrategui 等,
2009;Thompson 等,2016)。此外,LRRK2 可通过外泌体从细胞释放(Fraser 等,
2013)。有报道显示,在尿液的外泌体中自身磷酸化 LRRK2(P-S1292)的水平增
加,甚至发现其与认知功能障碍的程度有关,这会使患者的日常活动的变得更加困
难(Fraser 等,2016)。

8.2.3　外泌体在多发性硬化症病理学中的作用

　　多发性硬化症(MS)是一种广泛流行的神经退行性疾病,其特征是中枢神经
系统神经元脱髓鞘,从而引起神经系统疾病(Browne 等,2014)。多发性硬化症的
病理生理现象包括炎症、脱髓鞘化、再髓鞘化、胶质增生、神经元和轴突变性,最
终表现为中枢神经系统内硬化斑块形成(Compston 和 Coles,2008)。人们相信,
这种疾病的发展始于自反应性淋巴细胞通过被破坏的血脑屏障浸润到中枢神经系
统。T 细胞的一种亚型会分泌白细胞介素 -17,从而改变血脑屏障的结构,增加其

对 T 辅助细胞 17 (Th17) 的渗透性，从而损害神经元。此外，T 细胞、B 细胞和血浆细胞聚集在中枢神经系统中，通过分泌细胞因子激活微胶质细胞 (Compston 和 Coles, 2008)。微胶质细胞是中枢神经系统中的吞噬细胞，在脱髓鞘化和再髓鞘化中具有显著的功能。它们作为 T 辅助细胞的抗原呈递细胞，会激活免疫反应，从而导致脱髓鞘。但同时，它们还会通过吞噬髓鞘碎片来帮助髓鞘再生 (Luo 等, 2017)。近年来，随着人们对外泌体及其与神经退行性疾病的关系日益关注，许多研究已经并持续关注着外泌体在多发性硬化症病理生理学中的重要性。外泌体可通过多种机制促进免疫细胞跨血脑屏障的跨内皮迁移。内皮细胞、白细胞、血小板、小胶质细胞和星形胶质细胞会释放携带金属蛋白酶和 caspase-1 的外泌体，这些酶能破坏血脑屏障，使其产生更多孔隙，从而利于淋巴细胞进入中枢神经系统 (Hakulinen 等, 2008)。此外，单核细胞依赖于来自内皮细胞的含有整合素 Mac-1 是一种细胞间黏附分子 -1 (ICAM-1) 受体的外泌体，该受体可帮助单核细胞穿越血脑屏障 (Jy 等, 2004)。在体外，将小胶质细胞的外泌体导入实验性自身免疫性脑脊髓炎 (EAE) 小鼠的脑内，最终导致炎症加剧 (Jy 等, 2004)。趋化因子 CCL5 存在于活化 T 细胞分泌的外泌体中，通过改善 CD4$^+$T 细胞在脑内的内皮黏附性，增强其穿越血脑屏障的迁移能力 (Quandt 和 Dorovini-Zis, 2004)。血小板也在多发性硬化症中被激活，释放有 P- 选择素的外泌体。外泌体上的 P- 选择素与淋巴细胞上的 P- 选择素糖蛋白配体 -1 (PSGL-1) 和血小板内皮细胞黏附分子 (PE-CAM-1) 受体结合，诱导淋巴细胞表面整合素 α4β1 的表达，进一步促进其与内皮细胞的结合 (Sheremata 等, 2008)。当多发性硬化症患者的血浆用于血脑屏障模型细胞培养时，检测到含有参与白细胞跨内皮迁移的分化簇 31(CD31) 的外泌体 (Jimenez 等, 2005)。此外，脑内皮细胞衍生的外泌体会表达 β2 微球蛋白、MHC Ⅱ、CD40 和 ICOSL 并激活 T 细胞 (Wheway 等, 2014)。

MOG 是一种具有高度免疫原性的中枢神经系统髓鞘蛋白，最近一项研究发现，在健康受试者和不同阶段的多发性硬化患者的血清中存在含有髓鞘少突胶质细胞糖蛋白 (MOG) 的外泌体。然而，尤其是在活动性脱髓鞘期间，这些外泌体的水平明显升高，如复发缓解型 MS (RRMS) 患者和继发进行性 MS (SPMS) 患者。这一发现表明这些外泌体在维持针对髓鞘蛋白 (例如 MOG) 的免疫活性方面具有重要作用。外泌体携带髓鞘抗原从大脑到血液，通过血脑屏障，被免疫系统识别，因此，在多发性硬化症患者中引起更高的 MOG-TCR T 细胞增殖 (Galazka 等, 2018)。另一方面，外泌体参与了髓鞘再生的过程。低水平 IFN γ 治疗可使树突状细胞释放出被少突胶质细胞吸收的外泌体，并在溶血磷脂诱导脱髓鞘后恢复髓鞘 (Pusic 等, 2014)。

8.2.4　外泌体在肌萎缩性脊髓侧索硬化症病理学中的作用

肌萎缩性侧索硬化症 (ALS) 是一种神经退行性疾病，运动神经元被选择性地破坏，从而导致进行性瘫痪（Cleveland 和 Rothstein，2001）。有关 ALS 病因的最早发现之一是细胞质中铜 / 锌超氧化物歧化酶 1（SOD1）的突变（Rosen 等，1993）。现在，SOD1 被认为是 ALS 无可争辩的病因。错误折叠的 SOD1 蛋白通过一种称为种子聚集的过程，以一种类似于引起朊病毒病蛋白的方式传播（Münch 等，2011）。在神经元中，突变的 SOD1 聚集又进一步加剧了 SOD1 突变，如此循环往复，最终导致疾病的发生（Münch 等，2011）。人们提出了两种可能的机制来解释突变的 SOD1 是如何在神经元细胞之间传播的。第一种认为，当神经元死亡时，突变的 SOD1 可能会被释放，然后可以直接扩散到其他神经元（Grad 等，2014）。然而，在小鼠运动神经元样 NSC-34 细胞模型中检测到同时含有野生型和突变型 SOD1 的外泌体（Gomes 等，2007），说明突变的 SOD1 也可以外泌体为载体在神经元之间被运输传播（Grad 等，2014）。此外，星形胶质细胞产生含有突变 SOD1 的外泌体，也有助于其传播到脊髓的运动神经元（Basso 等，2013）。

43kDa 的 TAR-DNA 结合蛋白（TDP-43）是一种参与 RNA 加工的异质性核糖核蛋白。它是 ALS 患者大脑中形成不溶性聚集体的另一种主要蛋白质（Arai 等，2006；Neumann 等，2006）。TDP-43 的传播就像 SOD1 一样，被描述为类朊病毒，而且也与外泌体相关（Nonaka 等，2013）。TDP-43 存在于 ALS 患者的原代神经元、神经 2a 细胞和脑脊液（CSF）产生的外泌体中，这也说明了 TDP-43 与外泌体之间存在联系（Feneberg 等，2014）。

在一项实验中，将人脑胶质瘤 U251 细胞分别与 ALS 患者、ALS 和额颞叶痴呆（FTD）患者以及正常对照组的 CSF 共孵育 21 天。结果显示，TDP-43 在 ALS-FTD 的 CSF 内聚集，而其他两组无聚集，表明 ALS-FTD 的 CSF 外泌体中 TDP-43 的 C 端片段水平增加。研究人员还注意到，由于 ALS-FTD CSF 的孵化，外泌体的数量增加，细胞之间形成了隧道纳米管（TNTs），用于 TDP-43 聚体交换（Ding 等，2015）。此外，当神经 2a 细胞与来自 ALS 脑标本的外泌体共培养时，细胞内 TDP-43 会重新分布（Iguchi 等，2016）。这一证据说明了 TDP-43 聚集体被传递到其他细胞的过程中，外泌体有发挥作用。而如果阻止神经 2a 细胞外泌体的释放，会增加细胞中 TDP-43 的沉积，并加重转基因小鼠的疾病（Iguchi 等，2016）。因此，通过降低外泌体水平来治疗 ASL 可能是无效的。

C9orf72 是一种致病性的六核苷酸重复序列（GGGGCC），存在于许多 ALS 患者中（Majounie 等，2012）。二肽重复蛋白（DPRs）是 C9orf72 的 RNA 分子翻译产物，并被证明会在 ALS 患者的中枢神经系统中聚集（van der Zee 等，2013）。DPRs 的细胞间传递十分明显，可能存在有依赖于外泌体转运的机制（Westergard 等，2016）。

8.2.5 外泌体在朊病毒病病理学中的作用

朊病毒病是存在于人类和动物中的一类进行性神经退行性疾病。包括人类的克雅氏病和动物的牛海绵状脑病及羊瘙痒病（Collinge，2001）。朊病毒病是由一种被称为朊病毒蛋白（PrP）的传染性蛋白引起的。通常，全身细胞中的 DNA 都可编码这种蛋白质，它存在于细胞膜表面的糖基磷脂酰肌醇（GPI）锚蛋白上（Stahl 等，1987）。PrP 蛋白存在两种亚型：PrP^C（正常蛋白）和 PrP^{Sc}（致病体）（Prusiner，1989）。PrP^C 的构象只由 α 螺旋组成，没有 β 折叠，而 PrP^{Sc} 包含 β 折叠（Pan 等，1993）。因此，要使 PrP^C 转换为 PrP^{Sc}，必须使其结构中存在 β 折叠（Pan 等，1993）。普通 PrP^C 转换成 PrP^{Sc} 需要以 PrP^{Sc} 作为模板（Telling 等，1996）。两个假设解释了这个过程。复性模型提出 PrP^C 通过去折叠和复性与 PrP^{Sc} 相互作用，在酶和伴侣蛋白的存在下逐渐转变为 PrP^{Sc}（Alvarez-Erviti 等，2011；Chernoff 等，1995；Prusiner，1991）。另一种假说提出了一种称为种子聚集的机制：PrP^{Sc} 聚集并形成一个"种子"，进一步结合更多的 PrP^{Sc}，增加细胞中 PrP^{Sc} 的负荷（Jarrett 和 Lansbury Jr，1993；Orgel，1996）。

PrP^{Sc} 通过不同的途径在细胞之间传播，将疾病传播到其他细胞中。这些途径包括细胞间的直接接触（Kanu 等，2002；Paquet 等，2007），GPI 传递（锚定在一个细胞上的 GPI 的 PrP 蛋白被定向到靶细胞的细胞膜）（Baron 等，2002），TNT（连接细胞的纤细的膜管道）（Gousset 等，2009）和外泌体（Fevrier 等，2004）。人们还观察到，外泌体不仅在血清中传播，还可以通过 TNT 到达其他细胞（Mineo 等，2012）。

PrP^C 和 PrP^{Sc} 在 CSF（Vella 等，2008）、血液（Robertson 等，2006）和神经细胞（Fauré 等，2006）等不同部位的外泌体中均有表达。在克雅病小鼠模型的血浆中检测到了 PrP^{Sc}（Saa 等，2014）。此外，在感染羊瘙痒病的小鼠神经元的 MVB 中也能检测到 PrP^{Sc}，这意味着 PrP^{Sc} 将被整合到外泌体中（Arnold 等，1995）。在一项动物实验中，人们利用来自朊病毒感染细胞的外泌体使动物感染疾病，可以观察到，PrP 被传递到同源细胞和异源细胞，表明 PrP 会在细胞间及向远端不同类型的细胞传播（Fevrier 等，2004）。在另一个实验中，实验人员将 PrP^{Sc} 外泌体导入转基因小鼠并检测血浆中的 PrP^{Sc} 外泌体，最后证明了外泌体参与 PrP^{Sc} 的传播（Cervenakova 等，2016）。免疫胶体金标记和电镜显示 PrP 存在于外泌体膜上，与细胞膜上表达的 PrP 相同（Alais 等，2008）。

朊病毒感染的神经细胞会分泌含有特定 miRNA 的外泌体。这些 miRNA 负责调控某些基因的表达，如 BACE1、SP1、AGO1 和 p53，这些基因与 PrP 相互作用或影响其表达。这一发现表明，外泌体还将某些 miRNA 传递给细胞，使其更易受朊病毒感染（Bellingham 等，2012）。

8.3　外泌体在神经退行性疾病诊断中的作用

神经退行性疾病的诊断主要依赖于临床标准，从而增加了在疾病早期漏诊或因临床表现不典型而误诊的可能性（Blennow 和 Zetterberg，2015）。此外，脑脊液中的蛋白质聚集水平和某些疾病的血液特征都很微小，限制了它们作为生物标志物的潜力（Blennow 和 Zetterberg，2015）。然而，外泌体携带有助于准确诊断的疾病特异性蛋白质，神经退行性疾病和外泌体之间的关系已得到很多认证（Thery 等，2002）。此外，外泌体还具有很多的好处，使其成为可靠和有价值的诊断、预后及疾病监测的生物标志物（Coleman 和 Hill，2015）。

　　首先，外泌体可以在血液、脑脊液和尿液中被检测到（Street 等，2012）。除了蛋白质外，外泌体还包裹着 miRNA 分子（Thery 等，2002），根据这些分子的水平可以进行疾病的诊断并确定发病阶段。与游离的 miRNA 相比，外泌体还能保护 miRNA 免受血浆中 RNA 酶的降解（Coleman 和 Hill，2015）。此外，根据外泌体上的标志蛋白还可以找到这些外泌体的起源细胞，从而更好地解释其发病机制（Keller 等，2006）。例如，神经细胞的外泌体具有细胞黏附分子 L1、GPI 锚定的朊蛋白和谷氨酸受体的亚单位（Fauré 等，2006）。此外，星形胶质细胞的外泌体含有功能完整的谷氨酸受体和线粒体 DNA（Gosselin 等，2013；Guescini 等，2010）。

8.3.1　外泌体在阿尔茨海默病诊断中的作用

　　外泌体水平可以在正常人出现任何症状之前提前很多年检测他们患 AD 的风险。例如，与对照组相比，在 1 ～ 10 年后发展为 AD 的受试者中，神经元来源外泌体（NDE）和星形胶质细胞来源外泌体（ADE）中淀粉样 β1-42 的血浆水平升高。因此，这可以作为 AD 的早期预测生物标志物（Fiandaca 等，2015）。此外，神经元来源外泌体中 1 型胰岛素受体底物功能失调的磷酸化也可以预测 1 ～ 10 年内的 AD 进展（Kapogiannis 等，2015）。此外，自身溶酶体蛋白溶酶体相关膜蛋白1（LAMP1）存在于神经元外泌体中，也可以预测长达 10 年后 AD 的发病（Goetzl 等，2015）。

　　ADE 中补体蛋白水平可用于 AD 分期的诊断。AD 患者的 C1q、C3d、C4b 及促炎因子 IL-1、IL-1β、TNF-α 水平高于对照组。在患者中，与 AD1 的临床前阶段相比，补体蛋白和低调节蛋白与 AD2 期的相关性明显更高（Goetzl 等，2018）。在轻度 AD 患者中，CSF 外泌体中高磷酸化的 tau 蛋白水平升高（Saman 等，2012）。然而，中度和重度 AD 中磷酸化 tau 蛋白的水平与轻度 AD 的水平不相似，这表明该发现仅适用于疾病的某一（轻度）阶段。

　　AD 患者和对照组外泌体 miRNA 水平的变化也不尽相同。例如，在对照组样本中发现 CSF 中存在 miR-598 和 miR-9-5p，而在 AD 患者中则不存在（Riancho 等，2017）。此外，miR-193b 可以作为 AD 早期的生物标志物（Liu 等，2014）。同样，miR-342-3p 是另一个 AD 阶段的生物标志物（Lugli 等，2015）。

8.3.2　外泌体在帕金森病诊断中的作用

PD 患者血浆外泌体中的 α-syn 蛋白水平高于健康对照组（Shi 等，2014）。在尿液和 CSF 中检测到了含有 LRRK2 的外泌体（Fraser 等，2013，2016）。他们的水平在帕金森病中增加，而这似乎也与认知障碍的程度和疾病导致的日常活动困难相对应（Fraser 等，2016）。与对照组相比，PD 患者的 CSF 中 miR-19b-3p 和 miR-1 水平较低，而 let-7g-3p、miR-10a-5p、miR-153 和 miR-409-3p 水平较高（Gui 等，2015）。同样，与对照组相比，PD 患者血清中 miR-195 和 miR-24 水平会升高（Cao 等，2017）。

8.3.3　外泌体在多发性硬化症诊断中的作用

CSF 中的髓样外泌体水平在 RRMS 患者和健康对照组之间有显著差异。在 RRMS 患者中其水平升高，意味着这些外泌体在急性脱髓鞘过程中增加，因此可以根据这一现象指示 MS 的炎症阶段并识别 RRMS 患者（Verderio 等，2012）。髓样外泌体水平也随磁共振成像（MRI）中显示的 MS 斑块的钆增强而变化（Verderio 等，2012）。此外，钆阳性 RRMS 患者血清来源的 MOG 外泌体也显著高于钆阴性 RRMS 患者，这证明 MOG 外泌体可被视为活跃性 MS 的标志物（Galazka 等，2018）。

血浆中 C16 : 0 磺胺肽的水平可能是一种潜在的生物标志物（Moyano 等，2016）。$CD31^+$、$CD54^+$ 和 $CD62E^+$ 小泡也会在复发期增加，在缓解期减少（Jimenez 等，2005；Minagar 等，2001）。RRMS 患者的 $CD61^+$、$CD14^+$ 和 $CD45^+$ 小泡水平较高，而 SPMS 患者的 $CD61^+$、$CD14^+$ 和 $CD45^+$ 小泡水平与对照组水平相似（Sáenz-Cuesta 等，2014）。此外，生物标志物可以在治疗过程中监测，以评估其疗效。干扰素 β-1b 是复发性多发性硬化症的一线疗法（Kieseier，2011），接受干扰素 β-1b 治疗的患者内皮源性微粒减少（Jimenez 等，2005）。使用干扰素 β-1a 治疗后，$CD31^+$ 和 $CD54^+$ 细胞外小泡显著下降（Lowery-Nordberg 等，2011）。与未经治疗的 MS 患者相比，芬戈利莫治疗减少了内皮微粒的数量，增加了 B 细胞微粒的数量（Zinger 等，2016）。

外泌体携带的 miRNA 也可能是 MS 的候选生物标记物。科学家利用下一代测序技术确定了 MS 患者外泌体 RNA 的序列，并在外泌体中发现了 4 个 miRNA 序列，即 hsa-miR-532-5p、hsa-miR-301a-3p、hsa-miR-196b-5p 和 hsa-miR-122-5p。但讽刺的是，这些 miRNA 的水平在复发和 MRI 阳性钆增强病变中较低（Selmaj 等，2017）。miRNA-150 升高与 MS 患者和后来发展为 MS 的临床孤立综合征（CIS）患者相关（Bergman 等，2016）。miRNAs-miRNA-922、miRNA-633 和 miRNA-181c 在不同的神经系统疾病中表达不同，这使得它们可以作为 MS 的生物标记物。miRNA-181c

和 miRNA-633 可被用于诊断 RRM 和 SPM（Junker 等，2009）。

8.3.4　外泌体在肌萎缩性侧索硬化症（ALS）诊断中的作用

肌萎缩侧索硬化症的症状与其他疾病相似，常常导致误诊、多次就诊和确诊延误（Paganoni 等，2014），因此迫切需要可靠的 ALS 生物标志物。Feneberg 等在 ALS 患者脑脊液的外泌体中发现了 TDP-4（Feneberg 等，2014）。

外泌体中的 miRNA 也可成为 ALS 的潜在生物标志物。散发性 ALS 患者的脑脊液、血清和脊髓外泌体中 miR-338p 的水平较高（De Felice 等，2014）。相反，miR-1825 和 miR-1234-3p 的水平较低（Freischmidt 等，2015）。散发性 ALS 患者血清中 let-7b、miR-143-5p、miR-143-3p、miR-132-5p 和 miR-132-3p 减少（Freischmidt 等，2013）。miR143-3p 和 miR-206 在 ALS 患者血清中过度表达，而 miR-374b-5p（Waller 等，2017）和 miR-27a-3p（Xu 等，2018）在 ALS 患者血清中下调。此外，长非编码 RNA（lncRNA）提供了诊断特性。在疾病早期，脊髓运动神经元中 lncRNA 核富集丰富转录物 1_2（NEAT1_2）增加（Nishimoto 等，2013）。

8.3.5　外泌体在朊病毒疾病诊断中的作用

在朊病毒疾病中，外泌体 miRNA 的水平表现出异常，使其成为一种可能的诊断手段。在朊病毒感染的神经元分泌的外泌体中检测到更高水平的 miR-424、miR-342-3p、miR-222、miR-128a、miR-29b、miR-21、let-7i 和 let-7b，而 miR-146a 水平降低（Bellingham 等，2012）。此外，在朊病毒病中发现 miR-146a、miR-128a 和 miR-29b 的水平显著改变（Bellingham 等，2012）。

8.4　治疗神经退行性疾病的外泌体

尽管外泌体进入大脑的确切机制尚未完全明确，但外泌体可以穿过血脑屏障的事实（Chen 等，2016；Record 等，2011；Saeedi 等，2019；Tominaga 等，2015），使它们成为向大脑输送分子的完美载体。外泌体可以转移 microRNA、mRNA 或蛋白质（Simpson 等，2008；Valadi 等，2007），使其成为细胞间可能的通讯和转移机制，特别是 RNA（Simons 和 Raposo，2009；Valadi 等，2007）。因为小干扰核糖核酸（siRNA）可以被胞内、胞外或血清的核酸内切酶分解，并且具有免疫原性，所以基于 RNA 干扰（RNAi）的技术都需要载体（Kalani 等，2014；Whitehead 等，2011）。外泌体可以延长半衰期并且不具有免疫原性（Kalani 等，2014），这使得它们比脂质体等其他递送工具更具优势。Alvarez-Erviti 等通过在溶酶体相关膜蛋白 2b（LAMP-2b）中插入肌肉或大脑特异性肽（LAMP-2b）（外泌体膜中最丰富的蛋白质之一），证明了可以通过工程化的外泌体实现靶向特定组织的递送（Alvarez-Erviti 等，2011）。因此，在基因表达调控中具有重要作用的 microRNA 在外泌体生物学中得到广泛研究，含有 miRNA 的外泌体递送可以作为一种有价值的治疗策略（Ohno 等，2013）。有趣的是，在创伤性脑损伤（TBI）期间，5 种不同的外泌体 miRNA 存在差异表达，其中 miR-21 的表达变化更大（Harrison 等，2016）。研究人员假设，miR-21 的增加是继发于损伤边缘附近外泌体的释放，而损伤边缘是局部反应性微胶质细胞聚集的地方。此外，疏水修饰的小干扰 RNA（hsiRNA）（一种工程核酸）被证明能够被加载到外泌体中（Didiot 等，2016）。外泌体也被尝试运用到药物递送中，结果较为理想（Tian 等，2014）。事实上，含有姜黄素（一种抗炎化合物）的外泌体已通过鼻腔途径成功输送到大脑（Zhuang 等，2011 年）。鉴于上述外泌体在治疗中的潜力，基于外泌体的递送系统，改善神经退行性疾病的研究仍在不断进行。

资助：这项研究还没有获得任何资助。

利益披露：所有作者都声明他们没有利益冲突。

涉及人类研究的伦理批准：本文不包含任何作者对人类参与者进行的任何研究。

涉及动物研究的伦理批准：本文不包含任何关于动物的研究。

第 9 章　外泌体 microRNA 在神经退行性疾病中的差异表达

Nesma Elsayed Abdelaal，Mostafa Fathi Abdelhai

摘要

外泌体是一种大小范围在 $30 \sim 100nm$ 的小细胞外囊泡，存在于血液、尿液和脑脊液等体液中。外泌体在细胞间通讯中起着至关重要的作用，它们携带着多种蛋白质和不同种类的核糖核酸（RNA）。MicroRNA（miRNA）是外泌体中最丰富的 RNA 种类。它们调节多个基因表达水平，其功能紊乱或失调可导致多种疾病。本文综述了外泌体 microRNA 在神经退行性疾病中的差异表达、microRNA 在病理中的作用以及它们作为生物标志物应用于诊断的潜力。

关键词

外泌体、MiRNA、阿尔茨海默病、帕金森病、精神分裂症、躁郁症

缩略词

3′ UTR	3′ -untranslated region	3′ - 非翻译区
AD	Alzheimer's disease	阿尔茨海默病
APP	Amyloid precursor protein	淀粉样前体蛋白
Aβ	Amyloid beta	β 淀粉样蛋白
BACE1	Beta secretase 1	β 分泌酶 1
BD	Bipolar disorder	躁郁症
BDNF	Brain-derived neurotrophic factor	脑源性神经营养因子
CAMP	Cyclic adenosine monophosphate	环化腺核苷一磷酸
CDK5	Cyclin-dependent kinase 5	周期蛋白依赖性激酶 5
CHRM2	Cholinergic receptor muscarinic 2	胆碱能受体毒蕈碱型 2
cimiRNA	Circular microRNA	环状 microRNA
CNS	Central nervous system	中枢神经系统
CREB1	cAMP-responsive element binding protein 1	cAMP 反应元件结合蛋白 1

CSF	Cerebrospinal fluid	脑脊液
GI	Gastrointestinal	胃肠的
INFγ	Interferon gamma	干扰素 γ
lncRNA	Long non-coding RNAs	长非编码 RNAs
MAPK	Mitogen-activated protein kinase	丝裂原活化蛋白激酶
miRNA	MicroRNA	微小 RNA
MSA	Multiple system atrophy	多系统萎缩症
NPAS3	Neuronal PAS domain protein 3	神经元 PAS 结构域蛋白 3
NTRK3	Neurotrophic receptor tyrosine kinase 3	神经营养受体酪氨酸激酶 3
Oki	Quaking gene	颤抖基因
ORF	Open reading frame	开放阅读框
PD	Parkinson's disease	帕金森病
PESN1&2	Presenilin-1 & -2	早老蛋白 -1 和 -2
PSP	Progressive supranuclear palsy	进行性核上性麻痹
PTEN	Phosphate and tensin homolog	磷酸盐和张力蛋白同源物
RNA	Ribonucleic acid	核糖核酸
SNP	Single nucleotide polymorphisms	单核苷酸多态性
SP1	Specific protein 1	特定蛋白质 1
TLR	Toll-like receptors	toll 样受体

9.1 外泌体 microRNA

　　miRNA 是内源性非编码 RNA（Bartel，2004），通过附着在信使 RNA（mRNA）的 3'- 非翻译区（3'UTR）或开放阅读框（ORF）区域，在转录后水平上调节基因表达，导致基因沉默（Faraldi 等，2019）。它们可以被运送到邻近的细胞或一个遥远的位置，装载到外泌体或微囊泡中以防止降解（Goldie 等，2014）。此外，众所周知，miRNA 具有在不同水平调控基因表达的能力；一个单一的 miRNA 可以调节 100 ～ 200 个基因的表达，从而使 miRNA 成为基因表达的有效调节器（Gennarino 等，2011）。外泌体是具有脂质层且封闭的小细胞外囊泡，大小从 30nm 到 100nm 不等，从体细胞中释放出来，在几乎每一种体液，如血液、尿液和脑脊液（CSF）中富集（van der Pol 等，2012；Xia 等，2019）。脑脊液是一种在大脑和脊髓中发现的透明液体。这种液体已被广泛用于蛛网膜下腔出血和一些脑感染，如脑膜炎的诊断。这并不奇怪可以通过脑脊液检测到发生在大脑或脊髓中的病理变化，因为大脑和脊髓在这种液体中产生各种分子标记物（van Dijk 等，2010）。

外泌体可以携带多种蛋白质、信使 RNA、转运 RNA、长链非编码 RNA（lncRNA）和 microRNA（Chen 等，2017）。外泌体 miRNA 在细胞间接触依赖的信号传导和通过可溶性分子转移形成细胞间运输网络的信号传导中具有重要功能（Kuroiwa 等，1999；Harvey 等，2014）。它们调节一些重要的生物学功能，如血管生成、造血、胞吐和肿瘤发生（Waldenstrom 和 Ronquist，2014）。在神经细胞中，它们调节神经可塑性，通过与 toll 样受体（TLR）结合来减缓神经损伤和炎症的发生。其调节失调或功能障碍还与阿尔茨海默病（AD）等多种神经退行性疾病相关（Chen 等，2017）。

9.2　帕金森病

9.2.1　帕金森病的发病率和症状

帕金森病（PD）是一种具有发展性质的退行性神经系统疾病，被认为是仅次于 AD 和中风的第三大常见的神经系统退行性疾病，主要影响 1% ～ 2% 的 60 岁以上人群。在同年龄中男性也比女性更常见，比率接近 2 ：1。帕金森病会使人非常虚弱，表现为步态异常、步履蹒跚、精细运动受损和吞咽困难等运动症状（Kalia 和 Lang，2015）。运动症状通常在多巴胺能神经元大量丢失（多达 50%）后才表现出来，从而出现上述临床表现。因此，经常会混淆 PD 和其他震颤麻痹的疾病，如进行性核上麻痹（PSP）和多系统萎缩症（MSA）（Maass 等，2019）。除了运动症状外，PD 还伴有自主症状如直立性低血压和胃肠道（GI）运动受损。还可能出现认知能力下降和一些基本特征，如静息性震颤、肌肉僵直和运动迟缓。

尽管帕金森病的确切病因和诱因尚不清楚，但帕金森病或震颤麻痹的病理生理学在过去几十年里已经得到了大量的研究。据我们所知，这种现象的主要原因是黑质多巴胺能神经元的损伤。此外，还有路易小体，这是一种存在于大脑黑质多巴胺能神经细胞中的细胞质包涵体。这些路易小体或 α- 突触核蛋白（α-syn）被认为是 PD 的病理特征（Kalia 和 Lang，2015）。与对照组相比，PD 患者的脑脊液和血浆中有不同形式的 α- 突触核蛋白（磷酸化和低聚物形式）严重升高。因此，α- 突触核蛋白被广泛研究，并被证明是一种很有希望的 PD 早期诊断生物标志物（Tokuda 等，2010）。

9.2.2　PD 患者脑脊液中的分子变化

有研究提示 CSF 分子成分的变化可用于 PD 的早期诊断。MicroRNA 已经被证明在 PD 的发病机制中有复杂的贡献。Wang 和同事认为 miRNA-29c 可能直接靶向 SP1，SP1 是 PD 中高表达的一种促进生长调控和凋亡的特异性蛋白因子。通过 miRNA-29c 靶向 SP1 蛋白可以保护 PD 免受神经炎症和凋亡反应的影响，因此可用于 PD 的诊断，并可能在未来作为基因治疗（Wang 等，2020）。

此外，2014 年的一项研究表明，PD 患者 CSF 中发现的有缺陷的外泌体 miRNA 导致了 mRNA 和 lncRNA 的缺陷形式，这可能是导致 PD 发生的原因。该研究证实了 27 个 miRNA 调控模式的变化；与健康对照组相比，PD 患者的脑脊液中 16 个 miRNA 上调，11 个 miRNA 下调（$P < 0.05$）（Gui 等，2015）。PD 或 AD 患者脑脊液中检测到的外泌体 miRNA 的异常调节也与脑组织 miRNA 的异常调节相关（Burgos 等，2014）（彩图 3）。

大量的 miRNA 被发现通过它们在神经系统中的作用来刺激或减轻 PD 的发展。miRNA-410 已在帕金森病细胞模型中证实了其神经保护作用。这些作用可能通过 PTEN/AKT/mTOR 信号通路的调控来表现，为 PD 的病理研究提供了新的、不同的视角（Hanming 等，2019）。另一个证明对多巴胺能细胞死亡具有神经保护作用的候选 miRNA 是 miRNA-124，其中 miRNA-124 的表达水平在几种类型的多巴胺能神经元中被下调。由于 miRNA-124 的下调发生在神经退行性病变的原始阶段，这表明 miRNA-124 参与了 PD 最初的神经退行性病变，而不是后期多巴胺能细胞的死亡（Angelopoulou 等，2019）。此外，我们发现 miRNA-7 通过两种方式对 α-syn 表达有负影响：结合 α-syn mRNA 的 3′ 端和敲除 miRNA-7。他们证实了明显的 α-syn 过表达（Zhao 和 Wang，2019）。miRNA-30c-5p 与 α-synuclein 相互作用不能对 PD 患者的大脑进行调控（van den Berg 等，2019）。

9.3　阿尔茨海默病

9.3.1　阿尔茨海默病的病理生理学和诊断上的挑战

60 岁以上的成年人中约有 1% 患阿尔茨海默病（AD）。在接近 85 岁时，这一比例上升至 8%（Nowrangi 和 Rosenberg，2015）。尽管在过去的十年里，人们对 AD 进行了大量的研究，但确切的病理生理学仍然难以琢磨，这反映在未能发现或发明一种治疗方法来逆转甚至阻止 AD 的发展。AD 患者大脑的组织病理学调查显示神经元之间的信号传导被 β- 淀粉样斑块的沉积破坏。它还可以触发免疫反应和炎症，导致神经元进一步损伤（Hachiya 等，2008；Rajmohan 和 Reddy，2017）。

tau 蛋白的异常磷酸化被认为是造成微管不完整的原因，因为 tau 蛋白对于维持神经元内微管的完整性至关重要。最终，这导致神经元纤维缠结的形成，也阻碍了大脑中的信号传输，并驱动受影响的神经元发生凋亡（Guo 等，2017）。同时，其他蛋白也与 AD 的病理生理相关，如淀粉样前体蛋白 AMP 和 PESN1& 2（Bekris 等，

2013）。AD 的早期诊断比较困难，因为它仅依赖于认知症状和评分系统，有时可能不准确或误导。一种可靠的生化方法的存在有助于 AD 的诊断，对于了解疾病进展的潜在途径是必要的。

尽管对 β 淀粉样蛋白（Aβ）和 tau 蛋白生物标记物的评估已经显示出作为 AD 诊断的可靠工具的潜力（Guo 等，2017），但它缺乏敏感性和特异性（Sørensen 等，2016）。此外，AD 患者血浆中的 Aβ 水平与其脑脊液中的水平呈负相关，而 T-tau 和 P-tau 水平则随脑脊液水平显著升高（Mielke 等，2018）。RNA，特别是非编码 RNA，包括 lncRNA 和 cimiRNA（循环 miRNA），在 AD 的发病机制和发病过程中发挥着越来越重要的作用（Idda 等，2018）。因此，我们可以假设这些特殊类型的 RNA 可以作为 AD 生物标志物的潜在候选者。

9.3.2 miRNA 在阿尔茨海默病进展中的作用

BACE1 是一种负责淀粉样蛋白积累的淀粉样前体蛋白（APP）切割酶，受 miRNA-29a-3p 和 miRNA-29b-3p 的协同调节。283 个 cimiRNA 在阿尔茨海默病患者脑脊液中的表达水平与相应的对照组不同。miRNA-29a-3p 和 miRNA-29b-3p 是靶向 β 分泌酶 1（BACE1），因此，神经元之间形成了淀粉样斑块（Holsinger 等，2002）。研究发现，cimiRNA 的另一个候选基因 miRNA-125b-5p，可以刺激 tau 蛋白的过度磷酸化，并诱导 p35、cdk5 和 p44/42-MAPK 信号通路上调（Galimberti 等，2014；Banzhaf-Strathmann 等，2014）。此外，miRNA-125b-5p 已被证明与用于评估 AD 的认知功能评分 [高灵敏度 / 特异性的简易精神状态检查（MMSE）评分] 呈负相关（Tan 和 Yu，2014）。

与上面提到的 cimiRNA 下调相比，也有一些 cimiRNA 在 AD 患者中枢神经系统组织中上调的例子。miRNA-146a-5p 的上调被证明与大脑神经细胞炎症相关，从而导致神经退行性病变，这是一个此前已被提到促进 AD 发病的潜在因素的机制（van den Berg 等，2019）。与这些发现并行的是，一些外泌体 miRNA 显示了它们对缓解神经退行性病变严重程度的作用。干扰素 γ（IFNγ）释放含有 miRNA-219 的外泌体，具有降低氧化应激和增加再髓鞘过程的能力，从而缓解记忆衰退和认知功能障碍（Chen 等，2017；Konovalova 等，2019）。

有趣的是，其他因素已被证明有助于调节不同的 miRNA。例如，AD 发病过程中产生的活性氧（ROS）（Varadarajan 等，2000）被证明会上调 miRNA-134、miRNA-145 和 miRNA-210 的表达。相反，显著下调 miRNA-107（Li 等，2014）。miRNA 目前正被深入研究其作为一种生物分子工具的特异性，有助于利用血清和血浆中的 cimiRNA 来帮助诊断 AD。Barbagallo 和她的同事选择了 23 种不同的 miRNA，并在包括 AD 在内的神经退行性疾病患者的回顾性队列研究中分析了它们的表达。他们发现 miRNA-22 和 miRNA-29a 在 AD 和 PD 中调控异常，因此可能缺乏特异性。然而，他们提到 miRNA-34b、miRNA-125b 和 miRNA-130b 仅在 AD 中表现出不同的表达水平，从而证明了它们作为 AD 的生物标志物的能力具有很强的特异性（Barbagallo 等，2019）。AD 患者中 27 个 miRNA 的表达谱如彩图 4 所示。

9.4　精神分裂症

精神分裂症是一种有神经发育问题的严重神经退行性疾病。如果不加以控制，它的死亡率很高（Ashe 等，2001）。虽然它表现为一种神经认知障碍，但区分不同类型症状的能力则高度依赖于精神科医师的技能，因为精神分裂症的诊断依赖于患者正面和（或）负面症状的表现（Jablensky，2010）。此外，迄今为止，没有任何生物学参数被验证为精神分裂症诊断的潜在生物标志物；由于缺乏敏感性和特异性，精神科医生不能仅依赖激素水平、脑室容积或海马大小（Keefe，2008）。相反，调节精神分裂症相关基因的 miRNA 的表达水平被证明是早期检测的敏感和特异的生物标志物（Wang 等，2014）。

9.4.1　与精神分裂症相关的分子变化

有趣的是，miRNA 在脑细胞中的表达会不时发生变化，这可能导致一些缺陷，包括易感病例中的精神分裂症（Gibbons 等，2018）。因此，多年来对 miRNA 调节神经发育的研究不断加强，因为 miRNA 的失调可能导致不同的中枢神经系统疾病（Moszynska 等，2017）。对啮齿动物的研究表明，经期前压力增加了患精神分裂症的易感性。这是由于影响神经发育和大脑功能的 miRNA 的基因表达发生了改变（Zucchi 等，2013）。精神分裂症患者死后的脑部检查显示，在编码 RNA 基因表达，以及一些相关蛋白方面存在许多差异（Scarr 等，2018；martin-de-souza 等，2009）。

研究人员利用了几种技术广泛研究了与精神分裂症相关的分子变化，如定量聚合酶链反应（qPCR）和微阵列，以提高对疾病的认识，特别是精神分裂症患者相对于健康对照的 miRNA 表达的改变。2007 年，一项研究调查了精神分裂症患者前额叶皮质组织中 miRNA 表达的变化，并将 miRNA-30B 下调与精神分裂症联系起来（Perkins 等，2007）。在血浆中发现 miRNA-181b、miRNA-195 和 miRNA-301 的上调与耐药性精神分裂症病例相关，而其下调与治疗效果更好的病例相关（Alacam 等，2016）。另一个 miRNA 候选基因 miRNA-497 在精神分裂症患者的前额皮质外泌体中表达上调（Banigan 等，2013）。此外，Beveridge 等还证明了具有精神分裂症的前额叶皮质和颞上回中其他 17 个 miRNA 的表达上调，此外还有 9 个 miRNA 在精神分裂症患者的前额叶皮质中有表达上调：Let7d、miRNA-128、miRNA-16、miRNA-181a、miRNA-20a、miRNA-219、miRNA-27a、miRNA-29c 和 miRNA-7。

同时，精神分裂症患者颞上回有 8 个 miRNA 增加：miRNA-107、miRNA-15a、miRNA-15b、miRNA-195、miRNA-181b、Let7e、miRNA-20a 和 miRNA-26b，这表明 miRNA-181b 和 miRNA-20a 可以作为精神分裂症的潜在生物标志物（Beveridge 等，2008，2010）。当研究一些雌激素敏感小 RNA 的性别特异性降低时，发现 miRNA-30b 仅在女性患者的前额皮质中下调（Mellios 等，2012）。Lai 等（2016）研究了精神分裂症患者与健康对照者组织层中 RNA 表达的改变，发现精神分裂症患者中 miRNA-34a、miRNA-449a、miRNA-564 和 miRNA-548d 显著上调（Lai 等，2016）。

一些研究表明，miRNA 主要参与了早期和晚期精神分裂症的出现。因此，外泌体 miRNA 被认为是精神分裂症不同阶段有希望的生物标志物。这些发现可能会导致治疗策略的发展，以及促进对该疾病适当药物治疗的认识（Raghavan 等，2017）。

9.5 躁郁症

躁郁症（BD）是一种以情绪从躁狂到抑郁的剧烈波动为特征的精神疾病（Belmaker，2004）。躁郁症被认为是一种神经发育障碍。目前，它更符合一种神经退行性模型（Goodwin 等，2008）。BD 的病因尚不清楚。因此，这种疾病的诊断是有争议的。然而，环境和遗传因素也发挥了作用（Anderson 等，2012）。外泌体 miRNA 作为生物标志物或疾病的病因已被用于所有神经退行性和神经发育性疾病，包括躁郁症。最近的研究表明，microRNA 的失调可能通过许多生物学途径成为引发躁郁症的主要原因，并且已经表明外泌体 miRNA 可以作为一种生物标志物用于检测代表性疾病的蛋白质和生物途径（Ceylan 等，2019）（表 9.1）。

表 9.1 从 BD 1 型患者的血液样本中研究 miRNA 表达在 BD 发病机制中作用

MicroRNA	miRNA 影响的信号通路 / 功能	参考文献
miRNA-132	脑源性神经营养因子（BDNF）、炎症、免疫功能	Yuan 等，2018
miRNA-652	1. 与 BD 相关的 Wnt、轴突导向、内吞作用 2. GABA 受体亚基、5-HT1D、DISC1 和 Reelin 信号与精神分裂症和分裂情感障碍相关 通过免疫系统和氧化应激途径的方法	Liguori 等，2018
miRNA-17-5p	CREB1、CHRM2、NTRK3、NPAS3、免疫系统、昼夜节律、海马神经发生	Chen 等，2018
miR-140-3p	突触可塑性 / 通过免疫系统的方法	Cirnigliaro 等，2017
miRNA-106b-5p	神经发生，PTEN，Wnt /β-catenin	Li 等，2017
miRNA-146b-5p	MAPK，Wnt/BDNF	Enatescu 等，2016

9.6 结论

外泌体 miRNA 是一种能在多个水平上调节基因表达的 RNA。它们除了在各种体液中积累外，还具有抵抗降解的能力；因此，他们的样本可以在非侵入性的过程中收集。由于阿尔茨海默病和帕金森病等神经退行性疾病的诊断尚不明确，依赖于症状评估，缺乏特异性的诊断生物学实验，因此，外泌体 miRNA 作为一种新的分子诊断工具用于这些疾病已获得了极大的兴趣。此外，识别神经退行性疾病中 miRNA 表达的差异可能会发现新的潜在的治疗策略。

本章没有资金资助。
遵守道德标准。
利益披露：所有作者声明他们没有利益冲突。
动物研究的伦理批准：本文不包含任何作者对动物的研究。

第 10 章 尿外泌体可作为肾脏疾病生物标志物的可能来源

Ahmed Abdeen，Hiroko Sonoda，Ayae Tanaka，Masahiro Ikeda

摘要

　　尿外泌体包含肾功能和疾病相关的特定分子，属于细胞外囊泡的多种类型之一。因此，在肾脏领域，外泌体研究有望提供新的生理功能线索，并促进新的诊疗方法的发现。在本章中，我们概述了尿外泌体分子作为肾脏疾病生物标志物的应用。

关键词

　　尿外泌体、外泌体生物起源、外泌体分离、外泌体标志物、肾病生物标志物

缩略词

ABC	腺苷结合盒转运蛋白	ADAM10	一种含有分解素和金属蛋白酶结构域的蛋白质 10
ADPKD	常染色体显性多囊肾病	AGS3	G- 蛋白信号激活物 3
AKI	急性肾损伤	ALIX	凋亡相关基因 2 相互作用蛋白 X
AMBP	α-1- 微球蛋白 /bikunin 前体	ANRIL	INK4 位点的反义非编码 RNA
AQP	水通道蛋白	ATF3	活化转录因子 3
ATF3	激活转录因子 3	CAIX	碳酸酐酶 IX
CCL2	趋化因子（C-C 基序）配体	CD2AP	CD2 相关蛋白
CGN	新月体性肾小球肾炎	CKD	慢性肾病
CsA	环孢霉素 A	DGF	移植肾功能延迟恢复
DKK4	Dickkopf- 相关蛋白 4	DN	糖尿病性肾病
DPEP1	二肽酶 1	DTT	二硫代苏糖醇
EDIL-3	表皮生长因子样重复蛋白和盘状 I 型结构域蛋白	EMMPRIN	细胞外基质金属蛋白酶诱导剂

ESCRT	运输所需的内涵体分类复合体	EV	胞外囊泡
FGS	局部性肾丝球硬化症	FSGS	局灶性节段性肾小球硬化症
FSP1	成纤维细胞特异蛋白 1	HOTAIR	HOX 转录反义 RNA
HOX-AS-2	HOXA 簇反义 RNA2	HRS	肝细胞生长因子调节酪氨酸激酶底物
HSP	热休克蛋白	ILV	管腔内的囊泡
linc-ROR	长基因间 RNA 重编程调节因子	lncRNA	长链非编码 RNA
MALAT1	转移相关肺腺癌转录本 1	MEG3	人母系表达基因 3
MGAM	麦芽糖酶葡糖淀粉酶	miRNA	微小核糖核酸
MLL3	组蛋白赖氨酸甲基转移酶 2C	MMP9	基质金属蛋白酶 9
MN	膜性肾病	MPGN	膜增生性肾小球肾炎
MVB	多泡体	NCC	Na-Cl 共转运体
NGAL	中性粒细胞明胶酶相关脂质运载蛋白	NKCC2	Na-K-2Cl 共转运体 2
NS	肾病综合征	OAT	有机阴离子转运蛋白
OCT4	八聚体结合蛋白 4	PBS	磷酸盐缓冲盐水
PC	多囊蛋白	PCAT-1	前列腺癌相关转录因子 1
PHA II	II 型假性醛固酮减少症	PODXL	足细胞标志蛋白
PSA	前列腺特异性抗原	PSMA	前列腺特异性膜抗原
RAB	Rab GTP 酶	SLC	溶质转运蛋白
SOX2	转录因子 SOX-2	SPRY4-IT1	lncRNA SPRY4 内含子转录本 1
SSNS	激素敏感型肾病综合征	TACSTD2	肿瘤相关钙信号转导器 -2
TBMN	薄基底膜肾病	TGF-β1	转化生长因子 β1
THP	TH 蛋白	TSG101	肿瘤易感基因 101 蛋白
Ub	泛素	UMOD	尿调节素
V-ATPase	液泡型 H+ 腺苷三磷酸酶	VDAC1	电压依赖性阴离子选择通道蛋白 1
VPS4	分拣蛋白	WT-1	肾母细胞瘤抑制基因 1

10.1 引言

外泌体是纳米级大小（30～100nm）的胞外囊泡（EV），存在于各种体液中，如血液、尿液、唾液、母乳和脊髓液（Colombo 等，2014）。EV 其他亚群包括微泡/微粒（100～1000nm）和凋亡小体（500～4000nm）（Colombo 等，2014；Merchant 等，2017；Karpman 等，2017）。由于外泌体最近成为研究热点，本章概述了目前已知的研究情况（Shimasaki 等，2018）。

外泌体在多泡体（MVB）中以腔内囊泡（ILV）的形式形成。当 MVB 通过胞外作用与质膜融合时，ILV 作为外泌体释放到细胞外液中。外泌体包含蛋白质、非编码 RNA[微小 RNA（miRNA）和长非编码 RNA（lncRNA）]、信使 RNA（mRNA）和脱氧核糖核酸（DNA）（Morrison 等，2016）。

"液体活检"是一个专业术语，最早于 21 世纪 10 年代早期被肿瘤学家采用（Pachmann 等，2011），指一种非侵入性或低侵入性的方法，即使用体液样本检测和监测疾病生物标志物。最初，循环癌细胞和（或）癌细胞上的分子被认为是生物标志物。然而，由于循环外泌体中发现含有癌细胞表达的蛋白质和核酸，推测外泌体中的分子可能是癌症液体活检的潜在生物标志物（Sharma 等，2016）。外泌体作为生物标志物的来源具有一定的优势：①外泌体内的分子是稳定的；②这些分子是独特的，来自原始细胞；③原始细胞的状况依赖于外泌体的生物发生；④体液中常见的分子（如白蛋白）仅少量存在。

Pisitkun 等（2004）率先对人尿液中的外泌体蛋白进行了全面分析。他们鉴定了 295 种尿外泌体蛋白，不仅包括与外泌体生物发生相关的蛋白，还包括肾元段特异性功能蛋白。其中 21 个蛋白与肾脏疾病（肾源性尿崩症、多囊肾病、基特尔曼综合征等）和全身疾病（高血压）有关。这项研究清楚地表明外泌体是发现肾脏疾病的新型和非侵入性生物标志物的潜在储层。到目前为止，随着蛋白质组学技术的发展，已经在尿外泌体中鉴定出超过 6000 种蛋白质（Huebner 等，2015）。

自 2009 年以来，随着下一代测序技术的引入，关于尿液外泌体衍生的核酸的研究数量一直在增加。Miranda 等（2010）在人类尿外泌体/微囊中检测到了编码肾元所有区域蛋白质的 mRNA。除了 mRNA 外，通过微阵列技术已经在人类尿外泌体中识别出 194 个 miRNA，并且大量的 45 个 miRNA 已被证明与钠摄入量引起的血压变化有关（Gildea 等，2013）。在过去的十年里，尿外泌体中的 40 多个非编码 RNA 被报道为肾脏疾病（包括泌尿生殖系统癌症）的生物标志物（Miranda 等，2010）。

血肌酐、尿素氮和尿蛋白已被用作肾脏疾病的常规生物标志物。然而，这些生物标志物并不能提供任何有关肾脏损伤部位和肾脏疾病类型的信息。如上所述，尿液外泌体有望成为液体活检的生物标志物的新来源，有助于解决这些问题（Morrison 等，2016）。

在本章中，我们将从生物发生和结构组成、分离方法以及肾脏疾病生物标志物的潜在来源等方面描述尿外泌体。

10.2　尿外泌体的生物发生与结构组成

10.2.1　尿外泌体的生物发生

外泌体的生物发生被认为是在不同的生物环境中通过不同的机制发生的（Jadli 等，2020；Juan 和 Fürthauer，2018）。此外，外泌体组装和分类的确切机制尚未完全了解（Pomatto 等，2017）。由于空间限制，我们通过关注最具特点之一的转运（ESCRT）蛋白质依赖机制所需的内体分选复合物来解决外泌体生物发生（Colombo 等，2014；Juan 和 Fürthauer，2018）。

由于外泌体从所有类型的肾小管上皮细胞中释放，广泛的膜结合转运蛋白，包括溶质载体（SLC）组的膜转运蛋白，ATP 结合盒转运蛋白（ABC 转运蛋白），离子通道和水通道蛋白，均与尿外泌体分数相关（Van Balkom 等，2011；Huebner 等，2015；Gonzales 等，2010）。当这些顶端转运体发生更替时，靶标蛋白就会被泛素（Ub）蛋白标记（图 10.1）。随后，被标记的（货物）蛋白被运送到网格蛋白包被的凹坑以及由内吞作用启动的内吞体分选途径（Van Balkom 等，2011；Tanaka 等，2008），形成早期核内体（Juan 和 Fürthauer，2018）。在这里，我们想强调的是，泛素化在多大程度上影响这些分选机制尚不完全清楚（Huebner 等，2015）。

早期的核内体通过一个主要由 ESCRT- 蛋白机制（ESCRT-0，-I，-II 和 -III 复合物）辅助的过程对 MVB 进行变形。首先，ESCRT-0 复合物的肝细胞生长因子调节的酪氨酸激酶底物（HRS）识别泛素化的货物，然后 HRS 与在 ESCRT-I 复合物上的肿瘤易感基因 101 蛋白（TSG101）相互作用，促进核内体膜向内出芽。之后，在 ESCRT- II 复合物和凋亡相关基因 2 相互作用蛋白 X（ALIX）介导下，ESCRT-I 复合物招募 ESCRT- III 复合物。最后，ESRT- III 和空泡分选蛋白（VPS4）催化膜裂变，在核内体腔内形成一个新的囊泡，称为 ILV（Fujii 等，2007）。MVB 这个名称就反映了核内体中存在多个 ILV。而 MVB 一旦附着在顶膜上，ILV 及其内容物便会释放到尿腔，被称为尿外泌体（Juan 和 Fürthauer，2018）。到目前为止，Rab GTPase（RAB）已经被报道参与外泌体的生物发生。迄今为止，已知的 RAB 超过 60 种，

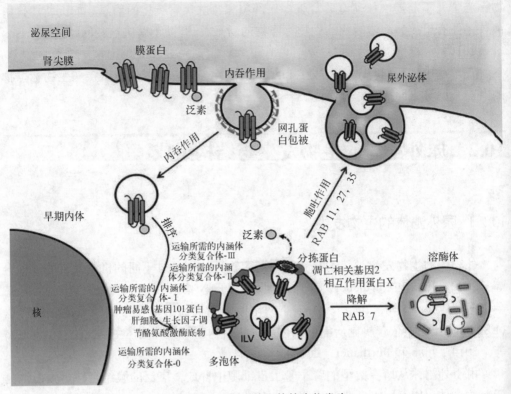

图 10.1　泌尿系外泌体的生物发生

其中少数 RAB（RAB11、RAB27 和 RAB35）已被证明在外泌体的生物发生中发挥了重要作用（Blanc 和 Vidal，2018）。

10.2.2　尿外泌体的结构组成

研究表明，膜结合分子在质膜内陷过程中以选择性的方式（泛素识别过程）并入外泌体（Katzmann 等，2001）。然而，包括蛋白质、糖类、mRNA、miRNA 和 DNA 在内的细胞质分子在受 MVB 限制的膜内陷过程中被纳为外切体，这些分子按一定比例以选择性或非选择性的方式被捕获（图 10.2）（Van Balkom 等，2011；Yang 等，2019）。最近，泌尿系外泌体 miRNA 中的一个 GGAG 基序被确定为可能控制 miRNA 向外泌体分类的一段序列（Sonoda 等，2019a，b，c）。

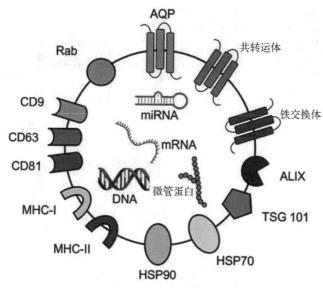

图 10.2　尿外泌体的结构组成

ALIX. 凋亡相关基因 2 相互作用蛋白 X；AQP. 水通道蛋白；CD. 分化簇；HSP. 热休克蛋白；MHC. 主要组织相容性；TSG101. 肿瘤易感基因 101 蛋白

10.3　尿外泌体的分离

10.3.1　外泌体中蛋白质的分离

由于尿液中含有丰富的 Tamm Horsfall 蛋白（THP，一种外泌体捕获蛋白）（Pisitkun 等，2004）、细胞碎片以及肾病白蛋白，因此需要一种从尿液中分离外泌体的优化程序。目前已有几种分离尿液外泌体的方法，包括差速离心、纳米膜过滤和沉淀技术（Huebner 等，2015）。正如 Alvarez 等（2012）所描述的，每种分离方法都有自己的优点和缺点。

综合分析我们自己的经验和其他人的经验表明，尽管差速离心耗时费力，但它仍然是获得高产量的尿外泌体最有效和可重复的方法。在这里，我们描述并讨论了制备大鼠尿液外泌体的差速离心法具体步骤（图 10.3）（Higashijima 等，2013；Abdeen 等，2016；Sonoda 等，2019a，b，c），其他方法请参见 Alvarez 等（2012）的论文。

1. 尿液收集　在室温下收集尿液（固定收集时间，即 6h 或 24h）至含 60μl 的蛋白酶抑制剂溶液 [50μl p- 脒苯甲磺酰氟盐酸盐，80μl 500mmol EDTA（pH 8.0），一片完整的蛋白酶抑制剂] 的 50 ml Falcon 管。添加蛋白酶抑制剂保护外泌体蛋白免于降解。

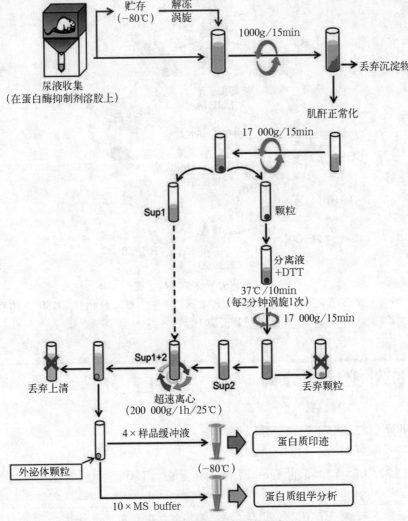

图 10.3 尿外泌体分离程序

用差速离心法从尿液中分离外泌体组分。将尿液以不同速度离心，去除尿液碎片和大的膜碎片，减少THP，最终以最高速度(200 000g)收集外泌体颗粒。该方法适用于免疫印迹和蛋白质组学分析。DTT. DL-二硫苏糖醇；Sup1. 上清液 1；Sup2. 上清液 2；MS. 质谱

2. **储存** 我们通常在尿液收集后从尿液中分离外泌体。如果使用前需要存放，建议存于 - 80℃而不是 - 20℃。使用前需要反复剧烈的涡流解冻，能够收集到90% ~ 100% 的尿外泌体（Huebner 等，2015）。

3. **分离前纯化** 收集的尿液以1000g 离心 15min。丢弃沉淀物，收集上清。这一步骤是从尿液中去除细胞、管型和碎片所必需的。

4. **标准化** 根据肌酐、时间和蛋白质进行标准化已被报道。基于我们的经验，通过肌酐或时间的标准化能够最小化了个体内部和个体间的差异。

- 接着，用比色法测定从步骤（3）中收集的上清液的总容积和尿肌酐浓度 *。

* 注：由于肌酐含量高，尿肌酐测定应使用稀释尿液（即稀释 10 倍或 20 倍）。

5. 减少 THP　THP 在尿液中是一种高丰度的蛋白质，能够形成一个捕获尿外泌体的聚合网络。因此，使用 DL- 二硫苏糖醇（DTT）等药物可减少尿液中的 THP，并有效地分离外泌体（Pisitkun 等，2004）。

- 将步骤（4）中计算出的尿量以 17 000g 离心 15min，收集上清液（Sup1）并保存以供进一步使用。

- 剩余沉淀颗粒与 25μl 含 DTT（50mg/ml 分离液）的分离液（250mmol 蔗糖、10mmol 三乙醇胺、8mmol HEPES，pH7.6）混合，在 37℃ 下孵育 10min，每 2 分钟涡旋 1 次。随后将沉淀颗粒重悬在无 DTT 的分离溶液中（与标准化体积相同，步骤 4），17 000g 离心 15min，收集上清液（Sup2）。

6. 外泌体分离　采用超速离心法从其他尿液成分中分离尿液外泌体。然后混合之前得到的两种上清液（Sup1 和 Sup2），20 000g 室温离心 1h。丢上清，所得到的沉淀颗粒进行进一步分析。

- 蛋白免疫印迹分析（Western blotting）：将得到的沉淀颗粒溶解于稀释 10 倍的 50 μl 蛋白酶抑制剂溶液中，小心收集。随后加入 25μl 4 × 样品缓冲液（8% SDS，50% 甘油，250mM Tris-Cl，0.05% 溴酚蓝，200mM DTT，pH6.8）。

- 蛋白质组学分析：将沉淀颗粒重悬于指定的溶液中，如蛋白酶抑制剂溶液，磷酸盐缓冲盐水（PBS），或稀释的 PBS。

10.3.2　外泌体中 RNA 的分离

目前已有几种从分离外泌体中提取 RNA 的方法，也有许多相关的试剂盒（Merchant 等，2017）。每种方法在成本、设备、处理步骤、时间以及 RNA 纯度和产量方面都各有优缺点（Alvarez 等，2012）（Markowska 等，2017；Momen-Heravi 等，2013）。到目前为止，我们已经使用了超速离心、沉淀、旋转柱层析以及基于亲和力的方法从大鼠尿液中提取 RNA。操作步骤如图 10.4 所示，简要如下。

1. 超速离心法　被认为是分离外泌体方法中的金标准（Huebner 等，2015）。我们先前报道过使用超速离心法从大鼠尿液中分离出外泌体，然后使用 miRNeasy Mini Kit（Qiagen，Hilden，Germany）从外泌体中提取 RNA。蛋白免疫印迹分析能够清楚地检测到外泌体标记蛋白，包括 TSG101 蛋白和 ALIX，其产量可与沉淀法获得的产量相媲美，且高于其他技术获得的产量。使用 Bioanalyzer（Agilent Technologies，Santa Clara，California）分析 RNA 的产率和纯度表明，使用超速离心 + miRNeasy Mini Kit 提取 RNA 的效率低于旋转柱层析。此外，该方法需要一个昂贵的超离心机装置，而且许多样品不能同时处理。

2. 沉淀法　该沉淀方法的建立主要基于外泌体在溶液中的低溶解度（BioProbes

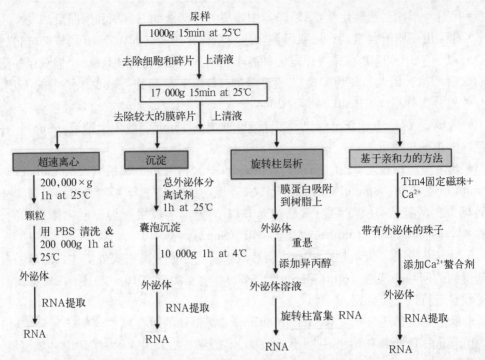

图 10.4　尿外泌体 RNA 分离程序。用于外泌体分离和从收获的外泌体颗粒中进一步提取总 RNA 的不同方法

68，https：//www.thermofisher.com/jp/ja/home/global/forms/ BioProbes-subscriptions. html）。在我们的研究中，我们使用总外泌体（来自尿液）分离试剂盒（Invitrogen，Carlsbad）分离外泌体，然后使用 miRNeasy Mini kit 提取 RNA。该方法比超速离心法更简单、耗时更少，成本也较低（Tang 等，2017），而且 TSG101 和 ALIX 的检出量与超速离心法相当。虽然有报道称，沉淀法获得的 RNA 产率高于超离心法（Tang 等，2017；Andreu 等，2016），但我们的结果表明这两种方法之间没有显著差异。

3. **旋转柱层析法**　自旋柱层析是一种利用树脂作为分离基质分离外泌体 RNA 的方法，它的主要优点是提供了从外泌体中纯化总 RNA 的单一方案。我们使用是尿液外泌体 RNA 分离试剂盒（Norgen Biotech Corp，Thorold，CA）。蛋白免疫印迹分析可以清晰地检测到 TSG101，而 ALIX 检测不到。生物分析仪分析表明，四种提取方法中旋转柱层析法的 RNA 产率最高，而且这种方法使我们能够从少量尿液中获得 RNA（Royo 等，2016b）。

4. **基于亲和力的方法**　近年来，研究人员开发了一种基于亲和力影响的外泌体分离方法（Nakai 等，2016）。该方法利用 T 细胞免疫球蛋白结构域和含黏蛋白结构域蛋白 4（Tim4）的能力，以 Ca^{2+} 依赖的方式与磷脂酰丝氨酸结合，因为有报道称外泌体携带表面磷脂酰丝氨酸（Trajkovic 等，2008）。使用 Mag Capture 试剂盒

（FUJIFILM Wako Pure Chemical，Osaka，Japan）分离外泌体后，使用 miRNeasy Mini kit 从其中提取 RNA。然而，蛋白质和 RNA 含量分析得出了模棱两可的结果。因此，对于任何这种方法的未来研究，优化从大鼠尿液中分离外泌体都是必要的。

10.4　尿外泌体蛋白标志物

Exocarta（http：//www.exocarta.org）是一个提供外泌体蛋白、mRNA、miRNA 和脂质信息的数据库。在该数据库中，排名前 100 的蛋白质按识别频率排序。这些蛋白包括四脂蛋白家族蛋白（CD9，CD63 和 CD81），与外泌体生物发生相关的蛋白如 ALIX 和 TSG101，脂筏相关蛋白（flotillin），以及其他与核内体运输相关的蛋白，如 RAB、热休克蛋白家族（HSP70 和 HSP90）、膜联蛋白、肌动蛋白家族蛋白。在外泌体蛋白中，CD9、CD63、CD81、ALIX 和 TSG101 蛋白常被用作外泌体标志物（Morrison 等，2016）。CD9 和 ALIX 也被证明存在于较大的 EV 中（Colombo 等，2014）。此外，已有研究表明 CD63 和 CD9 不仅存在于小 EV 中（< 150nm），也存在于大 EV 中（> 200nm），而 CD81 则在人类树突状细胞产生的小 EV 中富集（Kowal 等，2016）。重要的是，Koritzinsky 等（2019）报道了 TSG101 蛋白丰度与通过纳米颗粒跟踪分析不同条件下的尿液外泌体数量之间呈正相关关系，这些条件包括昼夜节律模式、性别、食物 / 水摄入量和样本来源（人尿、大鼠尿和细胞培养基）。这些报道表明，TSG101 蛋白、CD81 和 ALIX 可能是较好的外泌体标志物。

10.5　尿液外泌体衍生标志物

在过去的十年里，尿液外泌体作为生物标志物探索的新来源得到了广泛的研究。尿液外泌体用于生物标志物探索有许多重要的优势：①外泌体可非侵入性收集，因此是很容易获取的生物标志物来源；②使用外泌体可减少尿液中污染物的影响；③外泌体包含肾单位所有节段的生理和病理状态信息；④外泌体包含许多疾病相关分子（Gonzales 等，2009；Van Balkom 等，2011；Morrison 等，2016；Oshikawa 等，2016）。表 10.1 和表 10.2 分别总结了尿外泌体携带的泌尿生殖系统疾病的候选蛋白和 RNA 生物标志物。更多细节，请参考原始论文和一些优秀的综述（Merchant 等，2017；Thongboonkerd，2020；Medeiros 等，2020）。

表 10.1　尿液外泌体来源的蛋白质生物标志物

疾病	生物标志物	结果	种属	参考文献
急性肾损伤				
AKI	Fetuin-A	上升	人	Zhou 等，2006
	ATF3	上升		Zhou 等，2008
	OAT1，OAT3	上升		Kunin 等，2012
	OAT4	上升		
AKI 伴随肝硬化	MGAM	阳性	人	Awdishu 等，2019
败血症 AKI	ATF3	上升	人	Panich 等，2017
肾缺血再灌注	Fetuin-A	上升	大鼠	Zhou 等，2006
	ATF3	上升		Zhou 等，2008
	AQP1	下降		Sonoda 等，2009
	AQP1，AQP2	下降		Asvapromtada 等，2018
顺铂肾毒性	Fetuin-A	上升	大鼠	Zhou 等，2006
	ATF3	上升		Zhou 等，2008
	AQP2	下降		Sonoda 等，2019a，b，c
庆大霉素肾毒性	AQP2	下降	大鼠	Abdeen 等，2014
肾小球疾病和慢性肾脏疾病				
嘌呤霉素诱导的 NS	WT-1	上升	大鼠	Zhou 等，2008
SSNS	WT-1	上升	人	Zhou 等，2013
FSGS	WT-1	上升	人	Zhou 等，2008，2013
IgA 肾病	α1- 抗胰蛋白酶，血浆铜蓝蛋白	上升	人	Moon 等，2011
	ADAM10	上升		Gutwein 等，2010
TBMN	α1- 抗胰蛋白酶，血浆铜蓝蛋白，氨肽酶 N，血管蛋白前体	下降		Moon 等，2011
狼疮性肾炎	ADAM10	上升	人	Gutwein 等，2010
CGN	FSP1	上升	人	Morikawa 等，2019
DN（CKD stage Ⅲ～Ⅴ）	AMBP，MLL3	上升	人	Zubiri 等，2014
	VDAC1	下降		
Type I DN	WT-1	上升	人	Kalani 等，2013
Type Ⅱ DN	Elf3	阳性	人	Sakurai 等，2019

续表

疾病	生物标志物	结果	种属	参考文献
肾小管病症				
巴特综合征 1 型	NCC，NKCC2	下降	人	Corbetta 等，2015
吉特曼症候群	NCC	下降	人	Isobe 等，2013；Corbetta 等，2015
PHA Ⅱ	NCC	上升	人	Isobe 等，2013
远端肾小管性酸中毒	V-ATPase B1 subunit	下降	人	Pathare 等，2018
肾移植				
肾移植（接受 CsA 治疗的患者与未接受 CsA 治疗的患者）	NCC，NKCC2	上升	人	Esteva-Font 等，2014
肾移植（接受人对比捐助者）	AQP1	下降	人	Sonoda 等，2009
	AQP2	下降		Oshikawa-Hori 等，2019
肾移植（DGF 对比 non-DGF）	NGAL	上升	人	Alvarez 等，2013
多囊性肾病				
ADPKD	旁血小板溶蛋白，环蛋白，villin-1，补体 C3，补体 C9	上升	人	Salih 等，2016
	PC1，PC2	下降	人	Hogan 等，2015
ARPKD	AGS3	上升	大鼠	Keri 等，2018
肾结核	AQP2	上升	小鼠	Mikoda 等，2019
肾积水				
先天性单侧肾盂积水	AQP1	下降	人	Li 等，2012
系统性疾病				
醛甾酮增多症	磷酸化 NCC，前列腺素	上升	大鼠，人	van der Lubbe 等，2012
癌症				
肾透明细胞癌	血浆铜蓝蛋白，MMP9，PODXL，CAIX，DKK4	上升	人	Raimondo 等，2013
	AQP1，syntenin-1，DPEP1，EMMPRIN，CD10	下降		

续表

疾病	生物标志物	结果	种属	参考文献
膀胱癌	CD63，CD44，CD73，碱性蛋白	上升	人	Welton 等，2010
	TACSTD2	上升		Chen 等，2012
	EDIL-3	上升		Beckham 等，2014
前列腺癌	PSA，PSMA	阳性	人	Mitchell 等，2009
转移性前列腺癌	整合素 A3，整合素 B1	上升	人	Bijnsdorp 等，2013

ADAM10. 一种含有分解素和金属蛋白酶结构域的蛋白质 10；ADPKD. 常染色体显性多囊肾病；AGS3. G-蛋白信号激活因子 3；AKI. 急性肾损伤；AMBP. α-1- 微球蛋白 /bikunin 前体；AQP. 水通道蛋白；ATF3. 活化转录因子 3；CAIX. 钙酸酐酶 IX；CGN. 月牙期肾小球肾炎；CKD. 慢性肾脏病；CsA. 环孢素 A；DGF. 延迟移植功能；DKK4. Dickkopf 相关蛋白；DN. 糖尿病肾病；DPEP1. 二肽酶 1；EDIL-3. EGF 样重复序列及盘状蛋白 I 样结构域蛋白 3；EMMPRIN. 细胞外基质金属蛋白酶诱导剂；FSGS. 局灶节段性肾小球硬化症；FSP1. 成纤维细胞特异蛋白 1；MGAM. 麦芽糖酶葡糖淀粉酶；MLL3. 组蛋白赖氨酸甲基转移酶 2C；MMP9. 基质金属蛋白酶 9；NCC. Na-Cl 共转运体；NGAL. 中性粒细胞明胶酶相关脂质运载蛋白；NKCC2. Na–K–2Cl 共转运体 2；NS. 肾病综合征；OAT. 有机阴离子转运蛋白；PODXL. 足细胞标志蛋白；PSA. 前列腺特异性抗原；PSMA. 前列腺特异性膜抗原；SSNS. 甾体敏感综合征；TACSTD2. 肿瘤相关钙信号转导因子 -2；TBMN. 薄基底膜肾病；V-ATPase. 空泡型 H+ 腺苷三磷酸酶；VDAC1. 电压依赖性阴离子选择性通道蛋白 1；WT-1. 肾母细胞瘤抑制基因 1

表 10.2 尿液外泌体来源的 RNA 生物标志物

疾病	生物标志物	结果	种属	参考文献
急性肾损伤				
AKI	ATF3 mRNA	上升	人	Chen 等，2014
肾缺血再灌注	损伤期：miR-16、miR-24、miR-200c 恢复期：miR-9a、miR-141、miR-200a、miR-200c、miR-429 纤维化期：miR-125a、miR-351	上升	大鼠	Sonoda 等，2019a，b，c
肾小球疾病和慢性肾脏疾病				
CKD（stage I to IV）	miR-181a-5p	下降	人	Khurana 等，2017
肾纤维化	miR-21	上升	人	Xie 等，2017
	miR-29c	下降		Xie 等，2017；Chun-Yan 等，2018
	miR-200b	下降		Yu 等，2018
DN，FSGS，IgA 肾病，MN，MPGN	CD2AP mRNA	下降	人	Lv 等，2014

续表

疾病	生物标志物	结果	种属	参考文献
IgA 肾病	miR-215-5p，miR-378i	上升	人	Min 等，2018
	CCL2 mRNA	上升		Feng 等，2018
	miR-365b-3p，miR-135b-5p	下降		Min 等，2018
儿童原发性节段性 FGS	miR-193a	上升	人	Huang 等，2017
狼疮性肾炎	miR-26a	上升	人	Ichii 等，2014
	miR-146a	上升		Perez-Hernandez 等，2015
Type I DN	miR-145，miR-130a	上升	人	Barutta 等，2013
	miR-155，miR-424	下降		
Type II DN	miR-320c	上升	人	Delic 等，2016
	miR-133b，miR-342，miR-30a	上升		Eissa 等，2016a, b
	miR-15b，miR-34a，miR-636	上升		Eissa 等，2016a, b
	miR-362-3p，miR-877-3p，miR-150-5p	上升		Xie 等，2017
	let-7c-5p	上升		Li 等，2018
	UMOD mRNA	上升		Yamamoto 等，2018
	WT-1 mRNA	上升		Abe 等，2018
	miR-15a-5p	下降		Xie 等，2017
	miR-29c-5p，miR-15b-5p	下降		Li 等，2018
链脲菌素诱发糖尿病	miR-451-5p	上升	大鼠	Pomatto 等，2017
系统性疾病				
原发性高血压的尿白蛋白排泄	miR-146a	下降	人	Perez-Hernandez 等，2018
儿童 1 型糖尿病	miR-424，miR-218	上升	人	Barutta 等，2013
肾功能紊乱				
亨纳型间质性膀胱炎	MEG3[a]	上升	人	Wu 等，2017
	miR-19a-3p	下降		
癌症				
肾透明细胞癌	miR-30c-5p	下降	人	Song 等，2019

续表

疾病	生物标志物	结果	种属	参考文献
膀胱癌	miR-4454，miR-21	阳性	人	Armstrong 等，2015
	miR-940	上升		Long 等，2015
	HOTAIR[a]，HOX-AS-2[a]，ANRIL[a]，linc-ROR[a]，MALAT1[a]，OCT4 mRNA，SOX2 mRNA	上升		Berrondo 等，2016
	MALAT1[a]，PCAT-1[a]，SPRY4-IT1[a]	上升		Zhan 等，2018
前列腺癌	钙黏蛋白 3，1 型转录本	阳性	人	Royo 等，2016a
	miR-574-3p，miR-141-5p，miR-21-5p	上升		Samsonov 等，2016
	miR-21，miR-375	上升		Foj 等，2017
	miR-2909	上升		Wani 等，2017
	miR-21-5p	上升		Pomatto 等，2017
	miR-196a-5p，miR-501-3p	下降		Rodriguez 等，2017
	miR-200c-3p	下降		Pomatto 等，2017

AKI. 急性肾损伤；ANRIL. INK4 位点反义非编码 RNA；ATF3. 活化转录因子 3；CCL2. 趋化因子（C-C 基序）配体 2；CD2AP. CD2 相关蛋白；CKD. 慢性肾病；DN. 糖尿病肾病；FGS. 局灶性肾小球硬化；FSGS. 局灶节段性肾小球硬化；HOTAIR. HOX 转录反义 RNA；HOX-AS-2. HOXA 簇反义 RNA 2；linc-ROR. 长基因间 RNA 重编程调节因子；MALAT1. 转移相关肺腺癌转录因子 1；MEG3. 母源表达基因 3；MN. 膜性肾病；MPGN. 膜性增生性肾小球肾炎；OCT4. 八聚体结合蛋白 4；PCAT-1. 前列腺癌相关转录因子 1；SOX2. 转录因子 SOX-2；SPRY4-IT1. lncRNA SPRY4 内含子转录因子 1；UMOD. 尿调素；WT-1. 母细胞瘤抑制基因 1；a. 长非编码 RNA

10.6 挑战

在这里，我们想概述使用外泌体作为生物标记物的挑战，而不是专注于基于外泌体的治疗和药物传递系统。这些挑战包括：①建立一种外泌体生物标志物的规范化方法；②基于外泌体诊断的耗时特性。

为了将尿液外泌体中的分子用于诊断，有必要将测量值标准化，以纠正个体间和个体内的差异（Huebner 等，2015）。到目前为止，已经有基于时间和肌酐的标准化方法。时间标准化包括收集每个人在给定时间内的尿液，并用它来计算该时间内分子的总排泄量。这种标准化方法被认为是最精确的方法。然而，收集尿液长达 24h 可能使其难以推广应用，除了住院患者。因此，一种适用于尿肌酐浓度的标准化方法被广泛应用于尿样点检。由于健康人的尿肌酐总排泄量约为 1 g/d（Huebner 等，2015），因此可以估算单位时间内生物标志物的排泄量。但由于肾脏疾病患者的尿肌酐排泄率存在差异，且存在个体内差异，因此该方法的准确性低于时间标准化方法。

除了上述的标准化方法外，也可以考虑使用内部调控因素的标准化。用这种标准化方法得到的结果值可能适用于表示单位外泌体中每个分子的数量。如前文所述，适合这一方法的蛋白是外泌体标记蛋白，包括 CD81、TSG101 和 ALIX。此外，尽管需要化学还原操作，但 THP 已被证明可用于估算尿液外泌体的产量（Fernández-Llama 等，2010）。此外，Zhou 等（2006）指出外泌体蛋白的总量与外泌体标记蛋白的水平相关。然而，这些蛋白是否会在肾脏疾病中发生波动仍有待证明。

如果将外泌体蛋白应用于临床诊断，最好能够在较短的时间内完成诊断，例如 30min。但是，如前文所述，所有的方法都需要较长时间（数小时）才能做出诊断。为了解决这个问题，有必要开发一种设备，可以显著缩短从外泌体分离到检测其所含分子的时间。然而，迄今为止还没有开发出这样的方法。另外，不分离外泌体的检测也可能有用。例如，如果一个分子没有被分配到体液中外泌体以外的地方，它可能成为一种外泌体特异性标记物，无须分离过程即可确定。事实上，已知尿液中的大多数水通道蛋白（AQP1 和 AQP2）都包含在尿液外泌体中（Corbetta 等，2015；Miyazawa 等，2018；我们的未公开的数据）。因此，如果在整个尿液中检测到这些分子，它们将主要代表外泌体含量。

因此，标准化和缩短时间的方法将是今后需要解决的重要问题。

10.7 总结

正如本章所概述的，许多泌尿系外泌体候选生物标志物已经被鉴定出来，但大多数泌尿系统外泌体分子的研究仍处于早期阶段。FDA-NIH 生物标志物工作组已将生物标志物定义为正常生物过程、致病过程或对暴露或干预（包括治疗干预）的反应性指标（https：//www.fda.gov/media/99221/）。在未来的研究中，我们预计将有更多的泌尿系外泌体分子根据上述定义通过适当的评估，其中一些也将用于特定领域。

致谢：作者十分感谢埃及本哈大学法医学和毒理学系以及科研支持与发展中心为这项工作提供的帮助。

伦理声明：本文不包含任何作者对人类或动物进行的研究。

第 11 章 胞外囊泡作为肝病的潜在治疗靶点和生物标志物

Faisal Abdulrahman Alzahrani

摘要

越来越多证据表明胞外囊泡（EV）在多细胞生物的器官中起关键作用（Raposo 和 Stahl，Nat Rev Mol Cell Biol 20：509-510，2019）。这包括由各种形式的肝细胞分泌的多种 EV（Royo 和 Falcon-Perez，J Extracell Vesicles1：18825，2012）。肝脏是一个复杂的器官，除了是多种免疫细胞库外，还有多种细胞混合物，如肝细胞、胆管细胞、肝星状细胞、窦状内皮细胞（SEC）和库普弗细胞。与身体其他组织分泌的囊泡相似，肝脏的 EV 根据大小分为三种主要类型，即微泡（MV），外泌体（EXO）和凋亡小体，其中人们对于外泌体和微泡的兴趣增加，这可归因于它们明确的大小，内容物，和充分研究的生物标志物（Van Niel 等，Nat Rev Mol Cell Biol 19：213，2018）。肝细胞分泌外泌体和微泡，它们的产生在细胞刺激和各种病理条件下可能会发生定量和定性的变化（Szabo 和 Momen-Heravi，Nat Rev Gastroenterol Hepatol 14：455，2017）。因此，研究所有类型肝细胞分泌的 EV 的病理生理作用对于急性和慢性肝病的治疗至关重要（Szabo 和 Momen-Heravi，Nat Rev Gastroenterol Hepatol 14：455，2017）。

关键词

细胞外囊泡、外泌体、药物性肝损伤、酒精性肝病、肝癌、肝炎

缩略词

ALRD	Alcohol-related liver diseases	酒精性肝病
APAP	Acetaminophen	对乙酰氨基酚
DCF	Diclofenac	双氯酚酸
DILI	Drug-induced liver injury	药物性肝损伤
EV	Extracellular vesicles	胞外囊泡
EXO	Exosomes	外泌体
GalN	Galactosamine	半乳糖胺
HCC	Hepatocellular cancer	肝癌

| MV | Microvesicles | 微泡 |
| SEC | Sinusoidal endothelial cells | 窦状内皮细胞 |

11.1　引言

　　胞外囊泡（EV）通过转移有利或具有破坏作用的生物分子（例如蛋白质、脂质、核酸和非编码 RNA）的货物来发挥物流作用。这些物质可以在邻近的肝细胞之间传播，被运输到循环系统，并运输到发挥不同旁分泌和内分泌作用的其他远端部位。此外，外泌体的数量和成分的任何变化都可能反映在细胞发育、氧化应激、损伤、炎症、肿瘤生长和转移（Bala 等，2012；Sung 等，2018）。

　　外泌体（EXO）在循环系统中表现出良好的稳定性，低毒性和低免疫排斥的优点。因此，在制药工业中外泌体用于肝病治疗越来越有吸引力。外泌体可用作纳米结构以精确靶向递送细胞亚群靶组织的生物分子或化疗化合物（Chen 等，2019；Zhuang 等，2015）。重要的是，外泌体是一种特殊的介质，可通过非侵入性（例如尿液）或微创血液采样实时和直接监测肝脏中的生理水平，与传统的测量常见酶活性的检测方法不同，在肝脏并发症范围内缺乏准确性（Kim 等，2008）。本章重点介绍了 EV 在几种肝脏疾病中的作用，强调了它们作为预测性生物标志物的潜在价值和当前的治疗机会。

11.2　胞外囊泡作为药物性肝损伤的生物标志物

　　药物性肝损伤(DILI)是一种常见且严重的疾病,可导致急性肝衰竭。一些药物、草药膳食补充剂和抗炎剂被认为可诱导 DILI（Fu 等，2019；Yu 等，2020）。诊断药物性肝损伤并区分其临床症状可能很困难。目前，诊断药物性肝损伤的依据是肝脏酶检测结果异常以及两者比率的差异（Dara 和 Kaplowitz，2020）。因此，迫切需要具有较强意义和特异性评估药物性肝损伤的新技术。近几十年来，胞外囊泡及其内容物的变化是诊断和评估肝损伤的一个潜在的途径，包括药物性肝损伤（Kagawa 等，2018；Vlassov 等，2012）。通过早期检测和非临床预测技术，可以保护肝脏免受损害或减少其损害（Kagawa 等，2018）。

　　对乙酰氨基酚（APAP）诱导小鼠急性肝损伤的实验研究中血浆与肝脏富集的 miR-122 的细胞外囊泡水平显著升高，而肝脏水平保持不变。在较小程度上，炎症调节因子 miR-155 的水平增加（Bala 等，2012）。与血浆 miRNA 相比，囊泡相关的 miR-122 水平表现出更高的稳定性和对核糖核酸酶的抗性（Köberle 等，2013）。

一项对 194 名患者的荟萃分析研究表明 miR-122 对药物性肝损伤具有高度的特异性。然而，一些临床试验评估了循环 microRNA 中 miR-122 的诊断价值 (Liu 等，2018)。一种可提供即时快速服务的创新技术已被开发出来，通过使用毛细管取样技术收集来检测 miR-122 水平。该技术的结果显示出与静脉血和血浆中测量水平相似的准确性 (Vliegenthart 等，2017)。

由于适应性免疫攻击的刺激是导致药物性肝衰竭的主要因素，因此已经检查了来自分离的健康肝脏的 EXO 对肝脏免疫耐受的影响。该研究得出的结论是外泌体 miRNA 通过抑制单核细胞免疫细胞，在保留和提高免疫力方面发挥了潜在的重要作用 (Holman 等，2019)。近年来自噬过程因其在中毒性肝损伤治疗中的重要保护作用而受到关注。研究肝脏的外泌 miRNA，特别是 miR-122 可以提高我们对天然草药中毒性肝损伤机制的认识，即"药草诱导肝损伤"(Yu 等，2020)。

另一项研究使用对乙酰氨基酚诱导后比较肝损伤外泌体和血浆 miRNA 的表达。值得注意的是，对乙酰氨基酚引起的肝损伤与大量肝细胞坏死、miR-122 和 miR-192 的表达增加以及循环外泌体中 miR-155 的适度增加有关。为了进一步证实，该研究检查了 N- 乙酰半胱氨酸 (NAC) 预处理的效果。对乙酰氨基酚治疗后，循环血浆和外泌体中 miR-122，miR-192 和 miR-155 的降低抗氧化剂 N- 乙酰半胱氨酸处理，恢复到正常水平 (Cho 等，2017b)。并在用抗氧化剂 N- 乙酰半胱氨酸预处理后恢复。

除了外泌体的基本蛋白质组分外，在肝细胞中还发现了大量的某些蛋白质。它们的水平可用于评估药物引起的损伤和压力 (Morán 和 Cubero，2018)。这知识对于药代动力学具有重要价值，特别是对于制药工业而言，因为它涉及药物代谢途径和解毒过程。Conde 和他的同事对肝外泌体进行了蛋白质组学分析。他们的工作揭示了一些蛋白质家族，如细胞色素 P450 2d1 (CYP2d1)、UDP - 葡萄糖醛酸基转移酶和谷胱甘肽 s- 转移酶 (Conde-Vancells 等，2008)。随后，他们对不同药物性肝损伤模型中肝细胞分泌的 EV 进行了全面的蛋白质组分析；肝损伤模型由三种药物中的一种引起的，即半乳糖胺 (GalN)、APAP 或双氯芬酸 (DCF)。结果显示了每种模型的细胞外囊泡中 CYP2d1 的酶活性存在差异。例如，CYP2d1 的酶活性表明对乙酰氨基酚处理的肝细胞显著减少，而在来自半乳糖胺处理的胞外囊泡中有所增加。这种对不同药物反应的多样性可以应用于个性化药物的开发和药物剂量的优化 (Palomo 等，2018)。

其他蛋白质组，如 Cd26、Cd81、Slc3A1 和 Cd10 阳性蛋白质，为急性肝损伤的诊断提供了很好的应用。这些蛋白质已经存在于尿液外泌体中，但它们的表达水平显著下降，特别是在半乳糖胺处理半乳糖胺的小鼠中 (Cho 等，2017a，2018)。全面定量的蛋白质组学研究发现肝细胞分泌的外泌体蛋白含量的变化，如白蛋白、结合珠蛋白、羧酸酯酶 -1、载脂蛋白 -a-1、儿茶酚 -o- 甲基转移酶、聚类铁蛋白、纤维蛋白原、热休克蛋白 70 (HSP70)、HSP90、蛋氨酸腺苷合成酶、LIMP Ⅱ、

Slc3a1、溶质载体家族 27 成员磺基转移酶 1A1-1（Balaphas 等，2019；Casal 等，2016；Cho 等，2018）。

对乙酰氨基酚或双氯酚酸引起的急性肝损伤会导致循环外泌体的分泌增加，从而改变参与药物代谢的血液中的代谢成分。最近对大鼠进行的基于超高效液相包谱-质谱的代谢组学分析证实了这一点。这项研究表明，健康大鼠血清样品与药物性肝损伤衍生胞外囊泡的孵育改变了不同代谢物组的水平。尽管进行了分离外泌体的过程，这些结果揭示了外泌体的代谢活性对整体代谢稳态正面或负面的影响，无论是负面的还是正面的。这些结果也可以作为一个参考监测肝脏健康和肝损伤影响的重要的指标（Royo 等，2017）。

11.3　胞外囊泡在酒精相关肝病中的潜在诊断作用

酒精相关肝病（ALRD）是世界范围内的主要死亡原因之一，其患病率在过去几年中似乎有所增加（Younossi 和 Henry，2016）。这些疾病仍然是医疗保健专业人员关注的问题，因为晚期和不准确的诊断在临床实践中提出了重大挑战（Dugum 和 McCullough，2015；Zhou 等，2020）。胞外囊泡在 ALRD 研究领域具有广阔的应用前景。非酒精性脂肪性肝炎中的脂肪堆积由于炎症而发展，最终导致一种称为非酒精性脂肪肝病的晚期病症。这些进展表明肝脏容易受损，并且患者可能由于毒素和有害脂质的积累而死亡。伴随着这种损伤，胞外囊泡分泌显著增加（Hirsova 等，2016）。Kupffer 细胞在酒精性疾病中的侵袭性炎症证明了这一点，因为它们响应脂多糖刺激而改变其 miRNA 表达（Li 等，2019）。

Bala 等首先发现了小鼠暴露于乙醇后胞外囊泡的变化。他们的结果表明 miR-122 和 miR-155 的水平显著增加。与血液中游离的 miRNA 相比，胞外囊泡和 miRNA 的含量似乎也更稳定。这项研究的重要意义之一涉及通过确定 miRNA 的来源对肝损伤类型进行分类的可能。例如，当酒精性肝病（ALD）的增加与 miR-122，miR-192 和 miR-30 相关时，它通常涉及小型胞外囊泡，即外泌体（Bala 等，2012；Saha 等，2018）。随后，进一步解释了酒精性肝病中外泌体，miR-155 和 miR-122 的释放增加的原因。

小鼠中抑制 miR-155 有助于保护肝脏免受自噬并减少了外泌体的产生。换句话说，外泌体产生的增加是由于与自噬基因（例如 LAMP-1 和 LAMP-2）和 mTOR 途径的参与相关的自噬功能障碍有关（Babuta 等，2019）。急性酒精性肝损伤可引起多种病理应激反应，包括内质网（ER）应激反应。已经研究了 4- 苯基丁酸对内质网应激的抑制作用与乙醇喂养小鼠的肝损伤的关系。该研究表明，此抑制可能通过诱导 pri-miR-122 合成导致血清外泌体 miR-122 减轻（Babuta 等，2019）。

另一组用于诊断酒精性损伤的 miRNA 已在不同的肝损伤模型中通过成对喂养

对照进行区别。在灌胃乙醇喂养小鼠模型的酒精性脂肪性肝炎的早期阶段，从血液 EV 分离的 3 种 miRNA（let7f，miR-29a 和 miR-340）的水平升高。这种增加与体外暴露于乙醇的肝细胞的观察结果一致。这些变化也类似于从中度 ALD 病例收集的试验样品的 miRNA 水平（Eguchi 等，2017）。

在 EV 内容物中检测到在暴露于酒精实验大鼠或与重度酒精摄入相关的肝炎患者的血清样品中后在肝脏中发生的蛋白质和代谢变化。测量特殊的肝脏蛋白质的数量，如白蛋白，触珠蛋白和纤维蛋白原 β 链。与依赖葡萄糖营养的小鼠相比，发现它们在喂食酒精时血糖水平更高。当使用酶联免疫吸附测定（ELISA）技术检查 EV 中的相同蛋白质时，也观察到类似的增加（Cho 等，2017a）。

在肝脏中具有毒理学重要性的细胞色素 P450 2E1 蛋白在 EV 中也会因酒精暴露而增强。即使在戒酒后，EV 的 P450 2E1 蛋白的这种增加仍然存在（Cho 等，2017c）。P450 2E1 的过表达导致 HepG2 肝细胞系中胞外囊泡的分泌增加 3 倍。这种增加伴随着细胞凋亡，caspase-3，炎症激活和分化簇 40 配体的增加而发生。在患者血清样品中观察到相同的变量（Eguchi 和 Takei，2019；Hirsova 等，2016）。

外泌体货物还含有线粒体 DNA，其促进 ALD 中的中性粒细胞浸润和炎症（Sato 等，2019）。线粒体双链 RNA（mtdsRNA）也在酒精性肝病的小鼠的 EXO 中鉴定。MtdsRNA 首先促进 toll 样受体 3 激活，然后促进白细胞介素 -17 的产生（Lee 等，2019）。

一项分析研究确定了 ALD 小鼠 EV 中存在的蛋白质的独特性质。通过质谱分析，作者发现与对照小鼠相比，肝脏中不同生理过程中涉及的蛋白质水平存在差异。有趣的是，在某些参与调节酒精和毒素代谢的蛋白质中观察到这种增加。当研究人员将 ALD 相关的 EV 注射到健康小鼠体内时，胞外囊泡通过 HSP90 刺激炎性单核细胞和巨噬细胞（Saha 等，2018）。HSP90 在 ALD 炎症反应作用，但其与 EV 的关联表明开发治疗应用的重要性，包括生物标记（Ambade 等，2014）。

11.4 胞外囊泡在病毒性肝炎中的潜在功能

病毒性肝炎是肝硬化和肝癌的主要病因之一。肝炎病毒，包括甲型肝炎（HAV）、乙型肝炎病毒（HBV）、丙型肝炎病毒（HCV）、乙型肝炎病毒（HDV）和戊型肝炎病毒（HEV），均以肝脏为靶点，破坏其功能并诱发炎症，损害体内稳态（Inoue 等，2018；Park 和 Rehermann，2014）。EV 在肝炎中的重要性源于几个因素，第一个因素是从受感染细胞传递负信号并将这些信号整合到健康细胞的能力。其次，外泌体胞外囊泡有助于抗病毒耐药分子的传输，通过干扰素 -α（IFN-α）刺激其从肝非实质细胞（LNPC）到肝细胞。第三，EV 的内容物中的变量可以用作诊断和预后工具

（Li 等，2013a）。

11.5　胞外囊泡在乙型肝炎中的免疫作用

HBx 是 HBV 中的一种重要蛋白质，在进入肝细胞时调节病毒遗传物质的复制；至少在体外，它具有致癌作用，并参与肝硬化的进展。在一项质谱研究中（Zhao 等，2014），将质粒插入肝癌细胞株中，提高了 HBx 和 HBV 的基因表达，分析其对外泌体蛋白含量的影响。这一结果不仅表明了大量蛋白质的表达发生了变化，而且也证明了 HBx 和 HBV 在 EXO 数量分泌增多及其对邻近肝细胞的致病作用方面的重要性。

在其他地方，已经证实外泌体货物可以有效传播 HBV 感染到健康的肝细胞（Yang 等，2017b）。有趣的是，从患者的血液中分离出外泌体，发现它们含有 HBV 的蛋白质和核酸，这些也在自然杀伤细胞中检测到并有助于免疫抑制。另一组的分析表明，HBV 的 DNA 保留在外泌体中，尽管其含量无法被检测到，仍将其用作储库，虽然数量很少但可传播感染（Sukriti 等，2019）。

最近，其他的研究揭示了极其复杂的 HBV 不同发展阶段的 miRNA 分析。分析的巨大复杂性（Chen 等，2020）。例如，已经在 HBV 感染的外泌体中检测到 miRNA 并且显示其在调节病毒复制中起关键作用（Yang 等，2017a）。在这里，HBV 编码的 HBV-miR-3，发现其可通过减少前基因组 RNA 和 HBV 核心蛋白抑制病毒复制；序列分析用于确定 HBV 3.5-kb 转录物上的 HBV-miR-3 结合位点。HBV-miR-3 通过 HBV-EXO 或核心颗粒分泌到血液中，而不是通过 HBV 亚病毒颗粒。

11.6　胞外囊泡在丙型肝炎和丙型肝炎中的重要性

HCV 是卫生工作者负担最重的疾病之一。它会导致严重的并发症，包括肝纤维化和肝硬化，以及随后的肝细胞癌和肝内胆管癌（Thrift 等，2017）。有证据表明，HCV 感染通过独立于细胞受体的机制从感染的细胞传播，包括由外泌体传播（Bukong 等，2014）。先前的研究表明，在体内和体外即使存在抗病毒药物，HCV 遗传物质也可以传播给未受感染的细胞（Bukong 等，2014；Lindenbach 等，2005）。然而，来自具有 HCV 基因组完全复制的细胞培养系统的外泌体证明了将感染传播给人类肝细胞的能力。然后从患者血清中分离出循环外泌体发现其表现出类似的能力。该研究本身还表明，抑制肝细胞外泌体中的关键成分，如 miRNA-122 和热休克蛋白，是减轻这种感染机制的有效手段（Bukong 等，2014；Lindenbach 等，2005）。

然而，由于外泌体与感染性 HCV 颗粒具有相似的大小和沉降特征，它们的分离可能不可避免地包括感染性病毒粒子（Calvente 等，2019；Pumeechockchai 等，2002）。这一挑战使得难以区分病毒感染和感染 HCV 外泌体的 RNA。后来，另一项研究使用具有复制能力的亚基因组 HCV RNA 在可以消除病毒粒子影响的条件下，测试外泌体 HCV RNA 的作用。这表明 EXO 以病毒依赖性方式介导 HCV RNA 转移（Longatti 等，2015）。

肝星状细胞（HSC）活化是肝纤维化的主要特征，尽管 HCV 复制不能在这些细胞内发生（Higashi 等，2017）。HCV-EXO 通过传递激活信号在这一过程中发挥重要作用，其中最重要的是 miRN-19a；在源自 HCV 感染的肝细胞的 EXO 以及从慢性肝纤维化患者血清中分离的 EXO 中观察到 miR-19a 表达的增加。已被证明能吸收 HCV 外泌体，从而导致通过 SOCS-STAT3 轴纤维化途径增加（Devhare 等，2017）。

HCV 产生复制中间体，包括代表病毒 IFN 诱导剂的双链 RNA（dsRNA）（Du 等，2016）。人们利用基于肝细胞的培养系统来触发先天免疫研究对 HCV 感染的免疫应答失败的理解，并且已经发现一部分 dsRNA 被包封在外泌体中。这通过减少 toll 样受体 3（TLR3）的活化来抑制免疫（Grünvogel 等，2018）。相反，当外泌体的释放被阻断时，观察到细胞内 dsRNA 分泌增加，其激活 TLR3 并减弱 HCV 增殖。

与 HCV 相似，HAV 是一种嗜肝阳性双单链 RNA 病毒，采用类似策略，通过蛋白酶介导的自然免疫适配器切割来抑制自然免疫应答（Longatti，2015）。然而，甲型肝炎引起的炎症不同于 HAC，因为它不会导致急性、慢性炎症（Martin 和 Lemon，2006）。尽管甲型肝炎病毒是一种小核糖核酸病毒，曾经被认为是一种非包膜 RNA 病毒，但最近的研究表明，甲型肝炎病毒颗粒可以被类似外泌体的宿主膜吞噬，并因此从感染细胞中释放出来（Feng 等，2013），帮助病毒逃避中和抗体，并促进其向邻近细胞扩散。

这也解释了先前观察到的关于甲型肝炎疫苗和灭活病毒给药提供保护的概念模糊性，即使在病毒复制已经确定之后给药（Victor 等，2007）。然而，与 HCV 一样，甲型肝炎病毒细胞外囊泡或包膜颗粒被 I 型干扰素产生者浆细胞样树突状细胞吸收，其中发生类似的激活和反应（Feng 等，2015）。

这些适应证表明，EV 在肝细胞外的感染传播和宿主内的免疫系统抵抗中起着至关重要的作用。更多细节无疑将有助于更好地了解肝炎及其诊断和治疗的发展。

11.7 胞外囊泡在肝脏疾病氧化应激和炎症中的潜在作用

由氧化应激产生的反应性分子在肝病中发挥病理作用，并且已观察到在纤维化进展具有不同的速率（Li 等，2015）。一些研究揭示了氧化应激与许多疾病（包括影响肝脏的疾病）中外泌体内容物变化（特别是 miRNA）之间的相关性（Matsuzaki 和 Ochiya，2018）。如前所述在健康个体中 miR-122 是肝细胞中表达最高的 miRNA，携带 miR-122 的外泌体增加与饮酒量增加有关（Momen-Heravi 等，2015）。外源性 miR-122-5p 的早期释放被认为是特异性药物诱导的肝损伤期间线粒体凋亡和氧化应激增加所致（Mosedale 等，2018）。

　　肝中性粒细胞浸润是促进酒精性肝病（ALD）的进展的重要因素，并且与活性氧的产生有关（ROS）（Jaeschke，2011）。miR-223-3p 在这些中性粒细胞中含量丰富，但在肝细胞中表达有限（Schueller 等，2017）。一项研究表明，在给予酒精的小鼠中，miR-223-3p 增加，也可能直接抑制中性粒细胞中白细胞介素 6（IL-6）和吞噬氧化酶（phox）p47^{phox} 的表达，从而对酒精性肝病有保护作用（Li 等，2017）。更具体地说，miR-223-3p 基因敲除导致给予酒精小鼠中 IL-6 表达升高，p47^{phox} 随后上调，导致 ROS 产生、中性粒细胞浸润和肝损伤。此外，p47^{phox} 缺陷的小鼠中性粒细胞 ROS 生成和酒精诱导的肝损伤下降。

　　另一项研究表明 miR-223 通过抑制相关基因控制肝纤维化的发展，如 CXCL10 和 TAZ，在非酒精性脂肪肝炎中发挥抗炎作用。有趣的是，尽管 miR-223 对中性粒细胞具有特异性，但原位杂交与肝细胞中 miR-223 的明显升高有关（He 等，2019）。此外，最近的研究表明，中性粒细胞可能通过中性粒细胞衍生的外泌体将 miR-233 传递到巨噬细胞，在肝脏炎症解决中发挥重要作用（Calvente 等，2019；Corey 和 Malhi，2020）。随后的一项临床研究显示，患者血清中 miR-223-3p 和 miR-25-3p 的表达之间存在关联，并可能与急性或慢性肝衰竭的预后相关（Cisilotto 等，2020）。这些数据表明外泌体在转运这些内容物中起着运输作用，并解释了其在肝脏疾病进展中可能的作用。

11.8　肝细胞癌中 EV 的癌变、诊断和治疗潜力

　　在过去的几年中，大量证据表明胞外囊泡中生物活性物质可以在肝细胞癌（HCC）微环境的细胞群中转移。与健康细胞相比，HCC 细胞中胞外囊泡的释放也增加了，当接触到抗癌药物时更是如此。许多研究已经证明这些内容物会影响肝癌的许多关键事件如肿瘤进展，主要通过诱导转移和血管生成，由 Han 等（2019）Sazbo 和 Momen-Heravi（2017）综述。

　　EXO 携带的最显著的生物标记物，可用于监测 HCC 治疗是影响细胞迁移和侵袭的大分子，如 miR-21、miR-29b-3p、miR-30d-5p、miR-140-3p（Wang 等，2014；Yu 等，2019）和 miR-519d（Fornari 等，2015）。它们还可能涉及潜在的转移因素，如 CAP1、SMAD3（Sasaki 等，2019），或淋巴结转移，如 LINC00635（Xu 等，2018）。此外，它们可以包含增强血管生成的元素，例如 S100A11（Sasaki

等, 2019) 和 miR-155 (Sasaki 等, 2019)。此外, 化疗耐药受外泌体内容物如 LINC00161 的调控 (Sun 等, 2018; Xu 等, 2017) 和 miR-32-5p 诱导多药耐药 (Sun 等, 2018)。

外泌体对肝癌的影响因其来源而异。如果他们是它们由癌细胞分泌, 则可以促进肿瘤的生长和发展, 而健康细胞的外泌体, 如干细胞, 就具有治疗作用, 可促进肿瘤消退和减少其对抗。干细胞有很好的治疗应用前景, 可以用于再生医学 (Blau 和 Daley, 2019)。然而, 它们在干细胞移植中产生肿瘤和细胞排斥的能力限制了它们的应用 (Urbanelli 等, 2015)。另外, 干细胞来源的外泌体已经被认为干细胞对肝脏疾病 (包括肝癌) 治疗功能的重要调节物 (Bruno 等, 2013; Elahi 等, 2019)。使用干细胞衍生的外泌体来治疗癌症比使用细胞本身更可取, 因为外泌体更小, 可以通过血液组织屏障。它们也没有细胞复杂, 因此很容易被细胞吸收 (Katsuda 等, 2013)。此外, 与某些类型外泌体相关的免疫抑制特性可能为肝组织再生提供优势 (Chaput 和 Théry, 2011)。

骨髓间充质干细胞 (Bone marrow mesenchymal stem cell, BM-MSC) 衍生的外泌体可以抑制 HepG2 肝癌细胞的进展并抑制肿瘤生长 (Bruno 等, 2013)。从人脐带间充质干细胞 (MSC) 中提取的外泌体也可以在体外和体内缓解急性肝损伤和肝纤维化的不良影响 (Li 等, 2013b)。通过来自脂肪组织的间充质来源于外泌体传递 miR-122, 可以改善肝癌的化疗敏感性 (Lou 等, 2015)。肝损伤动物模型间充质来源的外泌体也可以刺激的肝脏保护特性, 主要通过诱导增殖和再生反应, 并抑制肝癌的生长 (Tan 等, 2014)。

肝癌干细胞 (LCSC) 是癌细胞的一个小子集, 具有很强的自我更新、分化和肿瘤发生能力。来自肝癌干细胞的外泌体是化疗耐药性和肿瘤转移的重要介质 (Salnikov 等, 2009)。来自 CD90$^+$LCSC 的外泌体中的 lncRNA H19 诱导血管生成, 从而限制了肝癌抗血管生成治疗的疗效(Conigliaro 等, 2015)。我们最近的研究表明, 给药二乙基亚硝胺 (DEN) 诱导的肝癌大鼠使用癌症干细胞 (CSC) 外泌体可导致细胞凋亡减少、血管生成活性增加、转移增强、上皮间充质转化加快。值得注意的是, 在我们的研究中, 癌症干细胞 - 外泌体还提高了肝癌外泌体中 miR-21、Tuc339 和 lncHEIH, 并降低了肝 miR122 和肝癌 miRs (miR148a、miR16 和 miR125b)。相比之下, 使用骨髓间充质干细胞外泌体后, 功能和分子变化得到逆转 (Alzahrani 等, 2018)。

我们进一步研究的证据表明, 骨髓间充质干细胞外泌体通过诱导肝细胞再生、抑制氧化应激、凋亡和上皮 - 间充质转化 (EMT) 活性对肝癌有改善作用 (Alzahrani 等, 2018)。

11.9　结论

　　胞外囊泡中含有多种生物活性大分子，包括蛋白质、核酸（DNA、mRNA、miRNA、LncRNA）和脂质，在肝脏不同细胞类型间传递信息方面发挥关键作用。在本章中，我们阐明了胞外囊泡在受体细胞中改变功能和激活不同信号通路的能力，从而促进不同肝脏疾病的发生、发展和发病机制。胞外囊泡亚群和某些分子正在成为潜在的生物标志物，并为肝脏疾病提供了预后价值。在不同的病理条件下，一些 miRNA 的增加只发生在血液中循环的囊泡内，其水平不同于在外部观察到的 miRNA，这表明囊泡提供了更敏感和更重要的指标。再生医学中囊泡的能力，特别是在靶向特定组织的肝脏组织再生方面，是肝脏治疗方法的创新来源。尽管取得了这些进展，但一些胞外囊泡方向的问题仍然存在很大争议，需要在未来进行广泛研究。

　　基金：不适用。
　　利益披露：作者声明与本作品不存在利益冲突。本文不包含作者进行的任何人类参与者的研究。本文不包含作者进行的任何动物研究。

第12章　胞外囊泡在血液原生动物寄生虫病中的意义

Nagham Gamal Masoud，Nagwa Mostafa El-Sayed，Manar Ezz Elarab Ramadan

摘要

　　血液原生动物寄生虫是单细胞生物，在受感染个体的血液中被发现，也可以通过接触受感染的血液（如输血）传播给他人。医学上重要的血液原生动物寄生虫有疟原虫、利什曼原虫和锥虫。这些寄生虫的感染是由昆虫（媒介）自然传播的。它们引起的疾病会危及生命，在全世界范围内是最普遍和致命的疾病之一，在发展中国家的发病率很高。研究表明，这些血液原生动物或受感染宿主细胞释放的胞外囊泡（EV）在寄生虫病的发病机制中起重要作用，并对宿主免疫反应具有有效作用。

　　血液原生动物释放的 EV 在寄生虫和宿主内不同细胞间传递遗传物质，导致寄生虫感染传播。更为重要的是，EV 在血原虫寄生虫病的治疗方面提供了新的方向，将会成为这些寄生虫病的免疫预防候选药物。本章总结了胞外囊泡在血液原虫寄生虫病（主要是锥虫病、利什曼病和疟疾）中的意义。

关键词

　　疟原虫、利什曼原虫、锥虫、胞外囊泡、发病机制

缩略词

CpG-ODN	CpG 寡脱氧核苷酸	DNA	脱氧核糖体核酸
EF-1α	延伸因子 1α	EV	胞外囊泡
gp63	糖蛋白 63	gp85	糖蛋白 85
HSP	热休克蛋白	IFN-γ	γ 干扰素
IgG	免疫球蛋白 G	IL-10	白细胞介素 -10
IL-12	白细胞介素 -12	IL-1β	白细胞介素 1β
IL-4	白细胞介素 -4	IL-6	白细胞介素 -6
iRBC	感染的红细胞	KDa	千道尔顿
L. Amazonensis	亚马逊利什曼原虫	L.Braziliensis	巴西利什曼原虫

L. chagasi	恰氏利什曼原虫	L.Donovani	杜氏利什曼原虫
L. infantum	婴儿利什曼原虫	L.major	硕大利什曼原原虫
L. mexicana	墨西哥利什曼原虫	L.tropica	热带利什曼原虫
miRNA	微小核糖核酸	MP	微粒
mRNA	信使核糖核酸	MV	微泡
P. berghei	伯氏鼠疟原虫	P.falciparum	镰状疟原虫（恶性疟原虫）
P. knowlesi	诺 [耳斯] 氏疟原虫	P.malariae	三日疟原虫
P. ovale	卵形疟原虫	P.vivax	间日疟原虫
P. yoelii	约氏疟原虫	RBC	红（血）细胞
RNA	核糖核酸	snRNA	小非编码 RNA
Spp.	属	T.brucei	布氏锥虫
T. cruzi	克氏锥虫	Th1	辅助性 T1 细胞
Th2	辅助性 T2 细胞	TNF-α	肿瘤坏死因子 α
TS/gp85	跨唾液化酶糖蛋白 85	tsRNA	tRNA 来源的小 RNA
WHO	世界卫生组织		

12.1　引言

　　目前已发现许多血液原生动物寄生虫会释放胞外囊泡（EV），例如布氏锥虫、克氏锥虫、疟原虫和利什曼原虫。这些寄生虫分别引起非洲锥虫病（昏睡病）、美洲锥虫病（恰加斯病）、疟疾和利什曼原虫病。它们释放的 EV 能够激活宿主的免疫反应，并影响寄生虫的感染性和免疫逃逸（Combes 等，2004；Nantakomol 等，2011；Cestari 等，2012；Bayer-Santos 等，2013；Ghosh 等，2013；El-Assaad 等，2014；Szempruch 等，2016）。

　　胞外囊泡是由双层脂质膜组成的微小膜结构，包含多种来源于细胞的成分，如酶、蛋白质、脂质、微小核糖核酸（miRNA）和信使核糖核酸（mRNA）。根据它们的大小、生物合成和细胞来源分为几种类型。其中，外泌体是从多囊泡体中释放；微泡（MV）/ 微粒（MP）由质膜出芽和凋亡小体产生（Raposo 和 Stoorvoge，2013）。EV 在宿主感染过程中发挥着至关重要的作用，因为它们可以将微生物中的分子传递到宿主，并协助传播抗原和传染因子（Montaner 等，2014；Schorey 等，2015）。

　　在寄生虫感染中，EV 在细胞通讯、能量获取、发病机制以及激活或抑制宿主免疫反应等方面发挥着重要作用。寄生虫释放的 EV，可以传递毒力和药物抗性标志物基因，改变受感染宿主细胞的基因表达，此外还有助于寄生虫的细胞黏附和宿主细胞的增殖，而来源于宿主细胞的 EV 激活宿主防御机制，在改善炎症相关疾病具有重要意义（McSorley 等，2013）。这种囊泡在寄生虫与寄生虫、寄生虫和宿主，以及宿主和环境之间传递信息（Wu 等，2019）。开发抑制这种囊泡在寄生虫与寄生虫、寄生虫 EV 释放以限制寄生虫感染或炎症反应的方法将是控制感染的重大研究方向。

虽然已经开发了几种药物来控制由血液中的原生动物寄生虫导致的锥虫病、利什曼病和疟疾，但是感染者的数量每年仍在增长。导致这样的原因一方面是微生物在其生命周期中的多个阶段的存在，另一方面因为寄生虫和它们的昆虫载体已经对治疗药物和杀虫剂产生了抗药性。此外，尚未开发出针对这些具有医学重要性的血液原生动物寄生虫的有效疫苗（Olivier 和 Fernandez-Prada，2019）。大量的研究结果表明这些血液原生动物和（或）受感染细胞能释放 EV，并且，EV 已被证明通过调节寄生虫和宿主细胞之间的信号连接来影响寄生虫对宿主细胞的感染。EV 在未来将是治疗血源性寄生虫病的重要工具，也将是生产针对这些疾病的疫苗的候选者（Lakhal 和 Wood，2011；Buck 等，2014）。

12.2　胞外囊泡对锥虫病的影响

人类锥虫病是由锥虫属原生动物引起的一种常被忽视的热带疾病。布氏锥虫是非洲锥虫病的寄生虫，由东非舌蝇传播。非洲锥虫病在撒哈拉以南非洲国家具有较高的发病率（WHO，2013）。美洲锥虫病或南美锥虫病是由克氏锥虫引起的，它在中美洲和南美洲流行。它主要通过不完整的人类皮肤与存在于受感染的三角瘤（接吻虫）的排泄物中的循环后期锥鞭毛体（感染形式）接触而传播。其他的感染形式还包括输血、器官移植、通过胎盘或母乳喂养新生儿、实验室接触或食用受污染的食物（Coura，2013；El-Sayed，2015）。

锥虫在其生命周期中具有不同的形式，为了耐受它们从传播载体传递到宿主并掺入细胞质或相反过程中的生物变化（Smith 等，2017）。布氏锥虫形态包括脊椎动物宿主中的锥鞭毛体和采采蝇中的上鞭毛体。单细胞寄生虫锥虫属原虫具有三种形态：无鞭毛体存在于脊椎动物宿主组织中，上鞭毛体形式存在于锥虫的肠道中，循环后期锥鞭毛体存在于昆虫载体和受感染宿主中（Tyler 和 Engman，2001）。

许多研究人员在昆虫载体或脊椎动物宿主中发现了锥虫的 EV，并阐明了它们在建立感染和改变宿主免疫反应方面的机制。da Silveira 等（1979）在用交联试剂或酸性 pH 缓冲液孵育寄生虫后，从 T. cruzi 的上鞭毛体分离微泡（MV），然后使用超速离心机进行纯化。作者用透射电镜观察了克氏锥虫从鞭毛囊和质膜囊中释放的 EV。并用十二烷基硫酸钠 - 聚丙烯酰胺凝胶电泳和高碘酸 - 希夫染色发现克氏锥虫囊泡含有丰富的糖缀合物。这些糖缀合物主要为糖蛋白（黏蛋白）(AcostaSerrano 等，2001；Mendonca-Previato 等，2013)、糖脂（de Lederkremer 和 Colli，1995）和糖肽（Macrae 等，2005）。富含 α-gal 糖缀合物的克氏锥虫 EV 产生高滴度的免疫球蛋白 G 抗体，以降低感染慢性期的寄生虫病水平（Almeida 等，1994）。

克氏锥虫具有唾液酸糖基转移酶，可帮助唾液酸从宿主糖缀合物转移到寄生虫表面黏蛋白和 gp85。唾液酸糖基转移酶有助于寄生虫存活、感染、宿主细胞识别、黏附和入侵（Goncalves 等，1991；Marroquin-Quelopana 等，2004；Alves 和 Colli，2008）。结果表明，在感染克氏锥虫的哺乳动物细胞中，含有大量唾液酸糖基转移酶（TS/gp85）的膜源性囊泡脱落（Goncalves 等，1991）。

从感染性锥虫的质膜和鞭毛囊释放的 EV 中发现含有克氏锥虫鞭毛的 24kda 抗原，表明克氏锥虫寄生虫通过释放囊泡将主要抗原呈递给宿主细胞。随后，Bayer-Santos 等（2013）鉴定了从克氏锥虫的后鞭毛体（感染性）和上鞭毛体（非感染性）形式的质膜释放的微泡和外泌体。推测这些囊泡来源于内吞途径，并具有与克氏锥虫的毒力和宿主细胞的免疫修饰有关的蛋白质组。此外，Neves 等（2014）表明微泡含有酸性磷酸酶，这与不同锥虫菌株的感染性和黏附性有关。

在感染克氏锥虫之前，将微囊泡实验性接种到小鼠体内，促进巨噬细胞活化，导致心脏组织中寄生虫血症水平和无鞭毛体巢穴数量的升高，并增加对脾细胞和心肌细胞的炎症浸润，同时伴有高水平的炎症细胞因子：IL-10 和 IL-4。此类细胞因子导致 T-helper 2 反应的极化并降低组织中可诱导的一氧化氮合酶水平，表明微泡增加了克氏锥虫的存活和传播（Trocoli Torrecilhas 等，2009）。

T. cruzi 还促使 MV 从受感染宿主的细胞（如单核细胞、淋巴细胞和红细胞）中释放。这种囊泡通过表面转化生长因子 -β 的表达帮助寄生虫侵入宿主细胞，这涉及寄生虫的成熟和生命周期的连续性。MV 能够保护 T. cruzi 细胞外生物（来自破碎细胞的锥体鞭毛体和来自载体的上鞭毛体）免受补体攻击，并协助寄生虫入侵宿主细胞。具体而言，受感染宿主单核细胞释放的 MV 与 T.cruzi 寄生虫表面上的补体 C3 转化酶 C4b2a 形成复合物，抑制与底物 C3 的相互作用。这种抑制阻止补体裂解、蛋白激酶化和过敏原毒素释放的过程，最终增加寄生虫存活和感染（Cestari 和 Ramirez，2010；Cestari 等，2012）。

布氏锥虫分泌组分研究发现从寄生虫质膜释放的微小 MV，其中包含金属肽酶家族的各种成员，以及外泌体中的许多蛋白质，例如烯醇化酶、热休克蛋白（HSP）70 和网格蛋白重链。这些囊泡将是针对昏睡病重要的诊断标志物或药物靶标（Vartak 和 Gemeinhart，2007；Geiger 等，2010；Atyame Nten 等，2010）。

同样，Szempruch 等（2016）鉴定了从布氏锥虫鞭毛囊释放的 EV，这是蛋白质分泌的主要位点。EV 介导布氏锥虫种群之间的细胞通讯，并且可以传播血清抗性相关蛋白，这是一种主要的毒力特征，有助于逃避宿主免疫。此外，布氏锥虫衍生的 EV 与红细胞（RBC）膜结合并导致实验的小鼠贫血，表明它们在动物和人类锥虫病的发病机制中具有重要意义。

为了适应不同的环境，锥虫可能会在转录后水平上调控 mRNA 稳定性、翻译的修饰过程中起作用（Garcia-Silva 等，2014a，b）。Bayer-Santos 等（2014）通过感染的锥鞭毛体和未感染的上鞭毛体检测到差异表达的小 RNA，其对宿主细胞的基因具有影响。应激后的上鞭毛体释放出细胞外高水平的 EV（直径 20 ～ 200nm），将携带的小 tsRNA 和 TcPIWItryp 蛋白从寄生虫转移到易感宿主细胞。该研究表明，克氏锥虫衍生的 EV 介导了种群之间的交流，促进代谢，增强传染性，并增加了宿主细胞对传染源的易感性（Garcia-Silva 等，2014a，b）。总之，表明小 RNA 在克氏锥虫感染中具有调节作用。

12.3　胞外囊泡对利什曼病的影响

利什曼病是由利什曼原虫属的细胞内原生动物引起的热带疾病。利什曼原虫感染通常通过受感染的雌性沙蝇叮咬传播。在特殊情况下，寄生虫通过先天性、性传播、实验室接触或输血传播（El-Sayed，2015）。来自世界 98 个国家的约 1200 万人患有利什曼病，每年新发病例 2 万～ 250 万（McGwire 和 Satoskar，2014）。利什曼病的发病由于利什曼原虫属的类型和宿主的遗传状态（Bañuls 等，2011），以及刺激不同种类的宿主免疫反应，而导致不同的临床结果（Scorza 等，2017）。研究表明，沙蝇中肠内婴儿利什曼原虫（L. infantum）产生的 EV 会激活脊椎动物宿主的免疫反应，并导致疾病加剧（Atayde 等，2015）。

利什曼原虫感染有多种临床形式。黑热病或内脏利什曼病是一种由杜氏利什曼原虫、恰加斯利什曼原虫和婴儿利什曼原虫引起的严重疾病。由于寄生虫在网状内皮系统中复制，临床表现为消瘦、贫血、长期发热、肝大、脾大，如不及时治疗，死亡率高达 100%。皮肤利什曼病由热带利什曼原虫和巴西利什曼原虫引起；它以裸露的皮肤溃疡为代表，导致永久性瘢痕和严重残疾。另一种形式是皮肤利什曼病或美洲莱什曼病，导致鼻黏膜、口腔、咽喉腔内的黏膜大面积的损伤，还会影响软骨健康（WHO，2007）。

利什曼原虫有两种形态形式；在宿主组织中发现无鞭毛体组织阶段，在传播载体中发现前鞭毛体（感染阶段）。多项研究检测到外泌体从不同种类的利什曼原虫的无鞭毛体和前鞭毛体释放。寄生虫来源的外泌体促进利什曼原虫蛋白的分泌并被靶宿主细胞摄取，并诱导对巨噬细胞强烈的抑制（Silverman 等，2010a；Silverman 和 Reiner，2011）。在培养中，上鞭毛体传递携带寄生虫抗原的 EV，如糖蛋白 63（gp63）（Silverman 等，2010b；Silverman 和 Reiner，2011）。糖蛋白 63 是一种金属蛋白酶，存在于无鞭毛体和上鞭毛体表面。它在利什曼原虫感染期间的基因调节具有重要作用，它可以刺激巨噬细胞蛋白酪氨酸信号传导以改变炎症，对蛋白质分选到外泌体中有影响，并且通过攻击内切核糖核酸酶来防止 miRNA 在宿主细胞中的转化 DICER（Gomez，2009；Ghosh 等，2013；Hassani 等，2014）。发现携带 gp63 的外泌体从利什曼原虫感染的细胞释放并传递到肝细胞；通过调节宿主免疫反应来增强肝脏感染和寄生虫寿命（Ghosh 等，2013）。

Silverman 等（2010b）检测到利什曼原虫外泌体在 γ 干扰素（IFN-γ）作用下释放 IL-10（免疫抑制性细胞因子），抑制树突状细胞来源的人单核细胞肿瘤坏死因子 -α（TNF-α，炎性细胞因子），促进寄生虫传播。用杜氏利什曼原虫和硕大利什曼原虫（L. Major）释放的外泌体治疗小鼠，在感染导致疾病加重之前，由于 IL-10 的表达增强和 T-helper2（Th2）反应的错误识别，导致寄生虫被消灭，因为驱逐寄生虫通常需要 Th1 反应。相比之下，Schnitzer 等（2010）观察到 L. main 来源外泌体经树突状细胞抗原脉冲免疫小鼠，导致小鼠对 L. Major 感染产生免疫。基于这些结果，利什曼原虫外泌体在预防治疗方面可能具有十分重要的应用价值，用于防止狗感染（Wylie 等，2014），或防止人类感染。

利什曼原虫外泌体的蛋白质组学分析鉴定出 HSP100，这对于外泌体中寄生虫蛋白的正确包装至关重要。缺乏来自外泌体的 HSP100 会对免疫细胞产生多种产物和促炎作用（Silverman 等，2010b）。此外，对感染 L. mexicana 来源的外泌体的巨噬细胞进行蛋白质组学分析，发现了宿主蛋白和寄生虫蛋白，以及感染、未感染细胞来源的外泌体之间存在差异（Hassani 和 Olivier，2013）。

研究表明，免疫逃逸机制与来源于杜氏利什曼原虫的 EV 有关。EV 有助于寄生虫在宿主体内存活（Silverman 等，2010b；Lambertz 等，2012）。相反，亚马逊利什曼原虫释放的 EV 激活巨噬细胞促炎细胞因子的产生，如 IL-1β、IL-12 和 TNF-α（Cronemberger-Andrade 等，2014）。从宿主分离出来的囊泡发现含有寄生虫和宿主成分（Silverman 等，2010b；Silverman 和 Reiner，2011），这表明了通过细胞感染发生了信息交换。

来自感染树突状细胞的外泌体似乎具有免疫刺激作用，有助于它们成为利什曼尼亚疫苗的高效疫苗（Schnitzer 等，2010）。与此相反，感染巨噬细胞释放的外泌体似乎具有免疫抑制作用，从而增加寄生虫在宿主体内的存活（Hassani 和 Olivier，2013）。这些不同的作用是由于外泌体的结构不同，如表面标记物和蛋白质和 RNA。外泌体结构的变化可能导致受体细胞的各种反应。

利什曼原虫来源的外泌体携带延伸因子 1 α（EF-1α）和膜结合金属蛋白酶 GP63 等特异性成分，通过影响单核细胞的 IFN - γ 促炎反应和 - helper 1 极化（Silverman 和 Reiner，2011；Hassani 和 Olivier，2013），发挥免疫调节作用（Gomez，2009）。

12.4   胞外囊泡在疟疾中的意义

疟疾是世界上传播最广泛的疾病，影响人类和动物健康。疟原虫（红细胞内原虫）是疟疾的致病原。疟原虫种类繁多，但在人类中仅有 5 种类型引起疟疾，分别是间日疟原虫、卵形疟原虫、疟原虫、恶性疟原虫和知氏疟原虫（El-Sayed，2015）。其中，恶性疟原虫是最常见和最严重的疟疾传染源，大多数疟疾的死亡由它引起。如世界卫生组织（WHO）2018 年报告所述，全球有 2.28 亿例感染疟疾，约有 40.5 万人死于疟疾（WHO，2018）。

人类通过被感染的雌性按蚊叮咬而感染。生命周期经历两个阶段，红细胞外期涉及肝脏，红细胞期涉及红细胞。一些寄生虫经历配子细胞发生并转变为有性阶段，即配子体，将感染传播给蚊媒。疟疾最特征性的症状是发热，其模式因疟原虫不同而异。临床表现可能因无症状疟疾、轻度和不复杂到导致死亡的严重并发症而异（Bartoloni 和 Zammarchi，2012）。严重疟疾临床表现为：高热、高寄生虫血症、昏迷（由脑性疟疾引起）、抽搐、贫血、血红蛋白尿、低血糖、黄疸、与呼吸窘迫有关的代谢性酸中毒、急性肺水肿、急性肾衰竭、循环崩溃、电解质紊乱和自发性出血（WHO，2000）。

疟原虫感染可刺激感染宿主如动物和人的不同细胞释放 EV，包括红细胞、血小板和内皮细胞（Combes 等，2004；Faille 等，2009；Campos 等，2010；Nanta-komol 等，2011；El-Assaad 等，2014）。

Martin-Jaular 等（2011）通过实验感染。对疟原虫外泌体进行了鉴定，并检测到了红细胞释放的外泌体中的寄生虫蛋白如热休克蛋白、丝氨酸重复抗原等，以及糖醛 -3 - 磷酸脱氢酶、乳酸脱氢酶、醛缩酶、烯醇化酶和半胱氨酸蛋白酶等代谢酶。

内皮细胞在恶性疟原虫细胞黏附、疾病严重程度和脑型疟疾中的血小板共享中表现出重要功能。从血小板释放的微泡能够与感染的红细胞（iRBC）与恶性疟原虫结合，并将血小板抗原传递给 iRBC，从而产生与内皮细胞的细胞黏附（Faille 等，2009）。这提醒了研究人员微泡在脑型疟疾中的影响，并表明 EV 有能力通过刺激 iRBC 在大脑中的细胞黏附来诱导大脑病变。

间日疟原虫对感染患者的调查显示，随着活动性感染，MV 从红细胞、白细胞和血小板中的释放增加。发现血小板释放的 MV 与高热以及对间日疟原虫感染的炎症反应之间存在相关性（Campos 等，2010）。

在疟原虫感染过程中，寄生虫感染能力的增强与 P. falciparum 感染细胞产生高水平的 EV 以及 P. falciparum 蛋白（EBA-175 和 EBA-181）的释放有关，这些蛋白有助于寄生虫侵入红细胞（Mantel 等，2013）。这类 EV 在吞噬作用后激活单核细胞释放 IL-1 β、IL-6 和 IL-12 等促炎性细胞因子，并参与血管的激活和功能障碍，从而增加寄生虫和相关病变的隔离作用（Mantel 等，2013；Couper 等，2010）。此外，鼠疟原虫 P. berghei 感染的内皮细胞来源的 EV 接种小鼠后可引起脑部病变，提示宿主细胞来源的 EV 在疟疾发病中的作用（El-Assaad 等，2014）。

在疟原虫感染期间，寄生虫传染性的增强与源自恶性疟原虫感染细胞的高水平 EV 相关，并含有恶性疟原虫蛋白（EBA-175 和 EBA-181）的释放，这有助于寄生虫侵入红细胞（Mantel 等，2013）。这类 EV 在吞噬作用后激活单核细胞释放 IL-1β、IL-6 和 IL-12 等促炎性细胞因子，并参与血管的激活和功能障碍，从而增加寄生虫和相关病变的隔离作用（Mantel 等，2013；Couper 等，2010）。此外，由伯氏疟原虫（一种啮齿动物疟疾寄生虫）感染的内皮细胞产生的 EV 在接种到小鼠中时会引起脑损伤，这表明来自宿主细胞的 EV 在疟疾发病机制中的作用（El-Assaad 等，2014）。

在人类疟疾的研究中（Campos 等，2010；Combes 等，2004）。检测到间日疟原虫和恶性疟原虫感染期间的 EV 水平升高。检测到 EV 水平升高与脑功能障碍等临床表现的严重程度相关，表明 EV 在疟疾发病机制中的作用。

在鼠疟疾中，感染约氏疟原虫（一种啮齿动物疟疾）的红细胞释放的 EV 可保护小鼠免受后续感染，因为 EV 激活 IgG 抗体产生，识别约氏疟原虫感染的红细胞，降低寄生虫血症水平，延长受感染动物的寿命，并在红细胞的其他发育阶段诱导特定的网织红细胞感染（Martin-Jaular 等，2011）。其他啮齿动物疟疾，伯氏疟原虫释放受感染小鼠血浆中的微粒，产生强烈的巨噬细胞激活，伴随炎症反应（Regev-Rudzki 等，2013）。Couper 等（2010）解释说，从受感染的小鼠血浆中释放的 MV 通过强效刺激巨噬细胞的 Toll 样受体引起炎症反应，这通过 TNF-α 的产生和 CD-40 的上调来测量。因此，EV 被认为是寄生虫与其宿主之间交流的关键组成部分，也是宿主免疫反应的修饰（Mantel 等，2013）。

Mantel 等和 Regev-Rudzki 等（2013）发现 EV 在疟原虫感染的红细胞之间发生了转移，表明寄生虫之间存在的细胞通讯。发现感染 RBC 衍生出含有恶性疟原虫蛋白的囊泡，称为 PPTP2。这样的外泌体样囊泡增加了寄生虫从无性期向有性期（配子细胞）的分化，促进感染。与此类似，转基因恶性疟感染红细胞释放的 EV 也能将编码耐药性的生物靶标传递给其他疟原虫，从而提高疟原虫的存活和生长（RegevRudzki 等，2013）。

Nantakomol 等研究了微粒（MP）与疟疾发病机制之间的关系（Nantakomol 等，2011）。他在间日疟原虫、疟疾疟原虫和恶性疟原虫患者的血浆样本中检测到 MP，在疟疾患者中的浓度更高。在动物模型中，Combes 等（2005）确定了每只小鼠的微粒浓度，并发现与非脑型疟疾小鼠相比，患脑型疟疾的小鼠的微粒水平升高。微粒子的产生与脑疟疾的发病、与微泡结合的血管细胞、细胞因子和趋化因子的产生同步，从而上调黏附。他们观察到，切除释放 MP 的转运体可诱导小鼠免受脑感染的保护。而体外转移内皮细胞来源的 MP 产生的肿瘤坏死因子导致健康小鼠出现类似于脑疟疾诱导的病理损害（El-Assaad 等，2014）。

Gulati 等（2015）通过脂质组学分析检测恶性疟原虫 EV 中的特定脂质含量。EV 独特的特性，随着恶性疟原虫抗原的存在和特异性脂质含量的富集，可在 EV 疫苗中激发保护性免疫（Martin-Jaular 等，2011）。

12.5　胞外囊泡在血硼寄生虫病中的潜在用途

近年来，EV 的研究引起了科学家们的兴趣，因为它们在宿主感染中起着至关重要的作用，并可能作为诊断生物标志物和治疗靶点（Yim 等，2016；Colao 等，2018）。

此前的研究证明，EV 可以介导免疫激活、免疫逃逸、免疫抑制，可能激活宿主体内血源性寄生虫的感染机制，无论是人还是动物（Cestari 等，2012；Montaner 等，2014）。EV 研究可以确定治疗药物开发或疫苗的新靶点和血源性寄生虫病的新诊断工具（Schnitzer 等，2010；Martin-Jaular 等，2011；Atayde 等，2015）。

有研究表明，脑性疟疾患者血清 EV 水平显著升高（Nantakomol 等，2011），以及在恶性疟原虫感染的小鼠中，与对照相比，脑性疟疾的发生发展（Combes 等，2005；Chen 等，2015）检测了感染疟疾患者血清中的循环微泡。微泡检测作为诊断生物标志物可用于疟疾预后。EV 中存在的核酸，如 DNA、miRNA、mRNA、snRNA 和 tsRNA，也可能具有一些诊断应用（Eirin 等，2014；Melo 等，2015）。在寄生虫病中，与显微镜检查相比，分子诊断通过减少缺点提供了高灵敏度和特异性，并且可以标准化（Stensvold 等，2011）。

Bautista-López 等（2017）确定了 EV 相关蛋白；90% 来自 T. cruzi 感染的 Vero 细胞，其余 10% 来自无鞭毛体和锥鞭毛体。这些蛋白质可用作诊断标志物和（或）候选疫苗，以改进诊断测试和控制血源性原生动物疾病。

为验证外泌体用于治疗的安全性和有效性，进行了多项研究。外泌体具有体积小、无细胞毒性、靶向性强、耐受性好等特点，其作为下一代药物递送系统的作用比目前的药物递送系统更为有利（Galal 等，2016）。在血源性寄生虫病方面，P. yoelii X（非致死株）感染小鼠红细胞后释放的 EVs 已被证实具有治疗潜力，但其能够改善感染小鼠的病理状态（Martin-Jaular 等，2011）。

尽管评估了许多候选抗原作为抗疟疾的潜在疫苗，但成功的例子还远远不够。这可能归因于疟原虫寄生虫的复杂生命周期及其表面蛋白的冗余（Gosling 和 von Seidlein，2016）。人们对通过使用 EV 来增强疫苗的递送非常感兴趣（Jain 等，2011）。使用纳米技术作为外泌体模拟纳米囊泡来增加 EV 生产可能有助于开发抗疟疫苗（Lakhal 和 Wood，2011）。使用外泌体作为针对病原体生物的候选疫苗，因为它们对蛋白质具有高稳定性，能够在体液和器官中均匀分布，能够在细胞之间运输抗原，并且能够通过它们的抗原呈递细胞与抗原呈递细胞结合（Schorey 等，2015）。

利什曼病最重要的问题之一是缺乏有效的疫苗。重要的是，利什曼原虫来源的外泌体可能有助于疫苗的研制。Schnitzer 等（2010）的疫苗试验中，由 L. major 抗原免疫树突状细胞，并通过 CpG-ODN（含未甲基化胞嘧啶鸟嘌呤的寡核苷酸）激活，释放外泌体。本疫苗经 T-helper 细胞 1 型刺激 1 周后证明能促进 L. major 感染小鼠皮肤利什曼病的保护性免疫。

12.6　结论

疟疾、利什曼病和锥虫病的发病受到寄生虫和宿主释放的 EV 的影响。疟原虫（Plasmodium spp.）、利什曼原虫（Leishmania spp.）和锥虫（Trypanosome spp.）能释放寄生虫源的 EV，刺激 EV 从感染宿主不同细胞中解离，影响感染结果。释放寄生虫的 EV 通过传递毒力基因和药物抗性标记物，改变感染宿主细胞的基因表达，调节宿主的免疫应答，增加寄生虫的感染性和存活性，促进宿主细胞的侵袭，促进病理性病变。另一方面，宿主来源的 EV 促进宿主的防御机制，有可能成为抗寄生虫感染疫苗的候选者。

对于血液原虫寄生虫 EV 的更深入了解还需要前瞻性的研究。抑制寄生虫 EV 释放的方法将是控制寄生虫感染及由此引起的疾病的重大课题，将在全球范围内具有重要影响。

第13章 癌症细胞来源的外泌体和癌症转移

Wahaj Alnefaie

摘要

癌症是一种有共同生物学特性的疾病。癌症是致死率最高的疾病之一，也是一个主要的健康问题。本章主要讨论一种运送生物废料和介导细胞外通讯的胞外囊泡即外泌体和癌症转移之间的关系，阐明外泌体在肿瘤微环境、血管生成、肿瘤转移前微环境的形成、细胞运动和侵袭，以及在免疫系统调节中的作用。

关键词

肿瘤转移、外泌体、侵袭、肿瘤转移前微环境、肿瘤微环境

缩略词

TGFβ	Transforming growth factor beta	转化生长因子 β
TLR	Toll-like receptor	toll 样受体
AKT	Protein kinase B	蛋白激酶 B
ANXA1	Annexin A1	膜联蛋白 A1
Bax	Bcl-associated X	B 细胞淋巴瘤 -2 相关蛋白 X
Bcl	B-cell lymphoma	B 细胞淋巴瘤
bFGF	basic fibroblast growth factor	碱性成纤维细胞生长因子
BRG1	Brahma-related gene 1	染色质重构复合物核心催化亚基
CAF	Cancer-associated fibroblast	癌症相关成纤维细胞
CAV-1	Calveolin-1	微囊蛋白 1
CD	Cluster of differentiation	分化抗原簇
CRISPR/Cas9	Clustered regularly interspaced short palindromic repeats/CRISPR-associated protein 9	集群规则间隔短回文重复 /crispr 相关蛋白 9
CSCC	Cervical squamous cell carcinoma	宫颈鳞状细胞癌

CXCL	Chemokine ligand	趋化因子配体
DEN	Diethylnitrosamine	二乙基亚硝胺
DNA	Deoxyribonucleic acid	脱氧核糖核酸
ECM	Extracellular matrix	细胞外基质
EGF	Epidermal growth factor	表皮生长因子
EGFR	Epidermal growth factor receptor	表皮生长因子受体
EMMPRIN	Extracellular matrix metallopro-teinase inducer	细胞外基质金属蛋白酶诱导因子
EMT	Epithelial-mesenchymal transition	上皮间质转化
EOC	Epithelial ovarian cancer	上皮性卵巢癌
ERK	Extracellular signal-regulated ki-nase	细胞外信号调节激酶
GPCR	G-protein-coupled receptor	G 蛋白偶联受体
GSK-3ß	Glycogen synthase kinase-3	糖原合成酶激酶
HB	Heparin binding	肝素结合
HIFA	Hypoxia-inducible factor alpha	低氧诱导因子
HLEC	Human lymphatic endothelial cell	人淋巴内皮细胞裂解液
HUVEC	Human umbilical vein endothelial cell	人脐静脉内皮细胞
IL	Interleukin	白介素
JAK	Janus kinase	JAK 激酶
kDa	Kilodalton	千道尔顿
KLF	Krüppel -like factor	Krüppel 样因子
LAC	Lung adenocarcinoma cell	肺腺癌细胞
LLC	Lewis lung carcinoma Lewis	肺癌
Lnc	Long noncoding	长非编码
MALTA	Metastasis-associated lung adeno-carcinoma transcript	转移相关肺腺癌转录本
MET	Mesenchymal-epithelial transition	上皮细胞转化
MHC	Major histocompatibility complex	主要组织相容性抗原
MIA	PaCA A human pancreatic cancer cell line	人胰腺癌细胞系
MIF	Macrophage inhibitory factor	巨噬细胞抑制因子
miR	MicroRNA	微小核糖核酸

MMP	Matrix metalloproteinase	基质金属蛋白酶
mRNA	Messenger RNA	信使 RNA
MSC	Mesenchymal stem cell	间充质干细胞
NK-kB	Nuclear factor kappa-light-chain-enhancer of activated B cells	活化 B 细胞的核因子 kappa- 轻链增强子
nSMase	Neutral shingomyelinase	中性的鞘髓磷脂酶
OSCC	Oral squamous cell carcinoma	口腔鳞状细胞癌
PCP	Planar cell polarity	平面细胞极化
PDAC	Pancreatic ductal adenocarcinoma cancer	胰腺导管腺癌
PDGF	Platelet-derived growth factor	血小板源性生长因子
PI3K	Phosphoinositide 3-kinase	磷脂酰肌醇三激酶
PlGF	Placental growth factor	胎盘生长因子
PMN	Premetastatic niche	转移前微环境
PP2R2A	Protein phosphatase 2A 55kDa regulatory subunit alpha isoform	蛋白磷酸酶 2A 55kDa 调节亚基 α 亚型
Rab	A superfamily proteins	蛋白质超家族
RNA	Ribonucleic acid	核糖核酸
S100A S100	calcium-binding protein A S100	钙结合蛋白 A
SNAIL	Zinc finger protein SNAI1	锌指蛋白 SNAI1
snRNA	Small nuclear RNA	小核核糖核酸
STAT	Signal transducer and activator of transcription	信号转导子和转录激活子
TGFR	Transforming growth factor receptor	转化生长因子受体
Th17	T helper cell	辅助 T 细胞
TIMP	Tissue inhibitor metalloproteinase	金属蛋白酶组织抑制剂
TNF-alpha	Tumour necrosis factor-alpha	肿瘤坏死因子 α
Treg	Regulatory T cell	调节性 T 细胞
TSG	Tumour suppressor gene	肿瘤抑制基因
VASH1-Vaso-hilin-1-VEGF	Vascular endothelial growth factor	血管内皮生长因子
Wnt	Wingless-related integration site	无翼相关整合位点

13.1　引言

　　癌症转移又被称为转移级联，是一种复杂的多种干系的发展过程（Zhao 等，2018）。这种转移级联涉及多种生物学过程如远处组织微环境的改变（转移前微环境），上皮 - 间充质转化（EMT），间充质 - 上皮转化（MET），和免疫系统调节应答（Zhao 等，2018）。

　　得益于癌症研究的突破性进展，目前癌症的治疗取得了突破性进展。现有的癌症治疗策略如手术、放疗和化疗，都对原发性肿瘤治疗更加有效。但是，一旦这些原发性的肿瘤转移到其他器官后，这些治疗方法的效果较差（Zhao 等，2018）。癌症转移造成了近 95% 的癌症复发率和死亡，给医疗保健系统，以及社会和经济带来了沉重负担（Zhao 等，2018）。

　　细胞间的通信是响应各种胞内和胞外改变的关键，如损伤，胚胎发生，稳态和其他功能（Zhao 等，2018）。

　　外泌体，凋亡小体和微囊泡是生物运输系统的一部分，它们的囊泡对于传递生物信号和维持体内平衡至关重要（Zhao 等，2018）。

　　在过去的几十年里，外泌体因为参与了几个细胞过程而获得了巨大的关注，刚开始外泌体仅仅被认为是将废物运出细胞外的处理小泡，而随后广泛的研究揭示了它们远不止于此（Zhao 等，2018）。

　　几乎所有类型的细胞都分泌外泌体，尽管分泌的外泌体的内容物因细胞来源的不同而不同，但是也有一些在外泌体中共同表达的分子。外泌体作为一种运送多种生物材料的生物载体，包括脂质、脱氧核糖核酸（DNA）、核糖核酸（RNA）、蛋白质和代谢产物，现已被报道与信号通路显著相关（Zhao 等，2018）。

　　与从健康人群中收集的正常细胞相比，癌细胞已被证明能够分泌更多的外泌体。过去几十年的研究表明，外泌体可以包装维持癌症生长和增殖的重要生物分子，也可以建立转移前微环境（PMN），为转移细胞的迁徙提供有利的环境（Zhao 等，2018）。

13.2　肿瘤微环境中外泌体的调节作用

　　胰腺癌细胞来源的外泌体膜联蛋白 A1（ANXA1）与外泌体产生的增长率有关。它们也被证明能够参与促进胰腺癌细胞的恶性特征，如迁移、侵袭、EMT，以及在人脐静脉内皮细胞（HUVEC）中发挥促血管生成作用。这些现象都是使用 CRISPR/Cas9（聚集的规律间隔短回文重复序列 - 相关蛋白 9）敲除技术在人类胰腺细胞系（MIA PaCa-2）模型上研究后发现的（Pessolano 等，2018）。

宫颈鳞状细胞癌（CSCC）来源的外泌体参与了淋巴结的转移以及淋巴结血管生成（淋巴管生成），特别是外泌体中的 miR-221-3p。miR-221-3p 通过传递人淋巴内皮细胞（HLEC）激活 miR-221-3p-vashibin-1-（VASH1-）胞外信号调节激酶（ERK）/丝氨酸/苏氨酸蛋白激酶 Akt（AKT）信号轴（Zhou 等，2018a，b，c）。

间充质干细胞（MSC）和肿瘤微环境细胞来源的外泌体能够促进肿瘤进展也能抑制肿瘤生长；这些外泌体的相互作用影响各种生物过程，包括肿瘤细胞的迁移、侵袭、血管生成和免疫系统的调节（Shojaei 等，2018；Zhou 等，2018a，b，c）。

在结直肠癌（CRC）中，低氧状态下的结直肠癌细胞分泌的外泌体能够诱导 Wnt4-β catenin 信号通路，其中低氧诱导因子 -α 的（HIFA）与此功能相关。Wnt4-β catenin 通路在常氧 CRC 细胞中激活了这些细胞的迁移和侵袭特性。HIFA 的过表达对 CRC 细胞及其衍生的外泌体中 Wnt4 的表达具有正反馈作用（Huang 等，2018）。

在胰腺导管腺癌（PDAC）中外泌体通过将 miR-222 传递给癌症细胞来诱导肿瘤的增殖、迁移和侵袭等恶性特征。这些致癌特性可以通过两种方式触发：①增加细胞质 p27 的表达和 p27 的磷酸化，这种增加是通过抑制丝氨酸/苏氨酸蛋白磷酸酶 2A 55 kDa 调节亚基 B α 亚型（PPP2R2A），进而活化 AKT 产生的；②通过降低周期蛋白依赖性激酶抑制剂 1B 的表达直接下调 p27 的表达（p27^{Kip1}）（Li 等，2018a，b）。

携带微囊蛋白 -1（CAV-1）的外泌体能够促进乳腺癌细胞的转移特性，体外实验表明 CAV-1 敲除的乳腺癌细胞的细胞培养基中回补了携带 CAV-1 的外泌体后出现了如细胞迁移和侵袭等的恶性特征。这些发现都说明 CAV-1 伴随携带 CAV-1 的外泌体可能在体内受体细胞的转移中发挥作用（Campos 等，2018）。

在结直肠癌中，M2 巨噬细胞分泌含有 miR-21-5p 和 miR-155-5p 的外泌体；这些外泌体激活的动员和入侵特征 CRC 受体细胞通过下调转录激活因子 brahma 相关基因 1（BRG1）的表达来激活结直肠癌受体细胞迁移和侵袭的特性（Lan 等，2018）。

肿瘤相关微环境细胞来源的外泌体，如癌症相关成纤维细胞（CAF）来源的外泌体有助于增强口腔鳞状细胞癌（OSCC）的转移特性；携带 miR-34a-5p 的外泌体能够抑制 OSCC 受体细胞中酪氨酸蛋白激酶受体 AXL（AXL）的活性，这种抑制导致 AKT/ 糖原合成酶激酶 -3β（GSK-3β）/β catenin 信号通路的上调（Li 等，2018a，b）。

抑制 AXL 会过度激活锌指转录因子 SNAIL 的表达，上调蛋白水解酶 MMP-2 和 MMP-9 的活性。所有这些变化都有助于促进关键的恶性肿瘤特征，包括上皮间充质转化，增殖和转移（Li 等，2018a，b）。

在二乙基亚硝胺（DEN）诱导的小鼠肝癌干细胞的外泌体中观察到含有参与增

强肿瘤细胞的因子；在同样的 DEN 处理小鼠模型中发现间充质干细胞分泌的外泌体中含有能有抑制肿瘤进展的分子。以上说明这些外泌体参与调节细胞过程，包括上皮 - 间充质转化、转移、侵袭、血管生成和凋亡（Alzahrani 等，2018）。

外泌体能够通过改变关键分子的表达来影响这些过程，如细胞外信号调节激酶（ERK）、MMP9、磷酸肌醇 3- 激酶（PI3K）、血管上皮生长因子（VEGF）、肿瘤抗原 p53、凋亡调节因子 BAX、凋亡调节因子 Bcl-1、TGFβ1 和金属蛋白酶组织抑制剂 1（TIMP1）（Alzahrani 等，2018）。

多种癌细胞分泌的外泌体通过外泌体 TGFβ 和随后的 smad 依赖信号，参与促进间质成纤维细胞分化为肌成纤维细胞（Webber 等，2010；Chowdhury 等，2015）。乳腺癌和卵巢癌细胞来源的外泌体参与诱导脂肪来源的间充质干细胞分化为支持肿瘤的肌成纤维细胞（Lee，2011）。胃癌细胞来源的外泌体可以诱导脐带来源的间充质干细胞转化为支持肿瘤的肌成纤维细胞（Gu 等，2012）。

肺癌细胞来源的外泌体通过将 MMP 的诱导因子 MMPRIN 传递给纤维细胞从而刺激纤维细胞中 MMP 的生成，这种表达的激活导致了肿瘤细胞外基质（ECM）的重塑、侵袭和转移（Koga 等，2006）。

原位乳腺癌细胞分泌的外泌体移动到转移部位的基质细胞和其他癌细胞，类似地，CAF 相关的外泌体与肿瘤细胞相互作用，并促进受体细胞的转移特性（Suetsugu 等，2013）。

L 细胞和人类 CAF 来源的外泌体参与激活 Wnt- 平面细胞极性（PCP）信号通路，有助于增强乳腺癌细胞的运动性和转移（Luga 和 Wrana，2013）。

CAF 来源的外泌体，高表达 CD81 并通过与 Wnt11 相互作用靶向肿瘤细胞，这种相互作用通过肿瘤细胞的自分泌信号导致 PCP 的激活（Luga 和 Wrana，2013）。

脂肪细胞衍生的外泌体已被证明能够参与转运与黑色素瘤细胞中脂肪酸氧化相关的蛋白质，从而增加细胞迁移特性。这些结果为黑色素瘤肥胖患者比非肥胖患者预后较差这一现象提供了可能的解释（Lazar 等，2016）。

转移涉及与内皮细胞的通讯，癌细胞来源的外泌体参与了肿瘤和内皮细胞之间的相互作用，促进 mRNA、miRNA 和蛋白质向内皮细胞的转移，并通过外泌体中与 miRNA 相关的因子促进内皮紧密连接蛋白的降解（Tominaga 等，2015）。

对黑色素瘤和乳腺癌细胞来源的外泌体的体内外研究发现，这些外泌体参与调节和促进血管通透性。各种外泌体 miRNA 分子已被证明能够促进血管生成和肿瘤转移（Tominaga 等，2015）。

在黑色素瘤中，癌细胞来源的外泌体通过 miR-9 和内皮细胞之间的相互作用激活内皮细胞中的 JAK-STAT 信号通路（Tucci 等，2018）。

表达高水平 miR-210 的癌细胞来源的外泌体被证明促进肿瘤血管生成和癌症转移（Kucharzewska 等，2013）。富含 miR-210 的外泌体通过外泌体的形成过程促进中性鞘磷脂酶 2（nsmas2）转运给内皮细胞。此外，在缺氧条件下外泌体中的 miR-

210 表达水平升高（Kosaka 等，2013）。

外泌体来源的蛋白已被报道能够刺激肿瘤血管生成和转移。在几种癌细胞来源的外泌体中，已经观察到这些蛋白通过内皮细胞将 EGFR 传递给内皮细胞，从而激活内皮细胞中的 VEGF/EGFR2 信号，从而诱导血管生成（Al-Nedawi 等，2009）。

胶质母细胞瘤细胞已被观察到分泌含有肿瘤诱导分子的外泌体，如传递给内皮细胞的用来应对缺氧环境的血小板衍生生长因子（PDGF）和白细胞介素 IL-8。另外的一些研究表明肿瘤相关的外泌体能够将组织因子传递给内皮细胞，活化了GPCR 蛋白酶活化受体 2 进而上调了 HB-EGF 的活性，促进了内皮细胞的血管新生（Yang 等，2013）。

13.3　肿瘤细胞来源的外泌体在血管生成中的作用

血管生成是一个关键的过程，有助于给肿瘤细胞提供足够的氧气和营养来维持癌细胞的生存和增殖。癌细胞来源的外泌体已被证明能够通过几种机制增加肿瘤的脉管系统（Yang 等，2013）。

癌细胞和上皮细胞之间的通讯可以促进完善血管生成的过程。HUVEC 可能通过刺激促血管生成分子的形成获得促血管生成表型，这些分子包括血管内皮生长因子 A（VEGF-A）、碱性成纤维细胞生长因子（bFGF）、血管生成素、胎盘生长因子（PlGF）、瘦素和 IL-8。外泌体在这些生物分子的表达上发挥着关键作用，而上皮性卵巢癌（EOC）细胞来源的外泌体能够参与刺激 HUVECs 中的血管生成。更确切地说，这些外泌体相关因子也被称为转移相关肺腺癌转录本 1（MALTA1）（Qiu 等，2018）。

抑制 HUVEC 中血管生成可通过减少 Krüppel-like 因子 2（KLF2）的基因表达来实现，而这一抑制过程可由 HUVEC 中 CRC 细胞分泌的外泌体 miR-25-3p 的内化来介导，KLF-2 表达的降低与内皮细胞完整性的维持有关（Zeng 等，2018）。

在肺腺癌细胞（LAC）中，外泌体 miR-142-3p 有助于血管生成，该外泌体中的 miR-142-3p 可以和肺上皮细胞及成纤维细胞相互作用。它能够抑制内皮细胞中 TGFβR1 的表达，从而促进上皮细胞的血管生成特性。它还有助于刺激成纤维细胞产生肿瘤相关表型，但是这可能与 TGF-β 信号通路的抑制无关（Lawson 等，2018）。

外泌体还通过提高微环境的神经分布增加肿瘤细胞的恶性程度。在 PC12 神经模型的体外实验和在小鼠模型的体内实验中，颈部和头部鳞状细胞癌分泌的外泌体 EphrinB1 已被证明增加癌症的神经分布，肿瘤神经分布的水平与癌症患者癌症转移的可能性呈正相关，水平越高，转移的可能性越大（Madeo 等，2018）。

13.4　外泌体在转移前微环境形成中的作用

英国科学家 Dr.paget 曾经提出"种子和土壤"的假说，而包括外泌体在内的胞外囊泡（EV）已经取代了"种子和土壤"假说，证明了恶性细胞向特定器官迁移的倾向性（Zhao 等，2018）。

为了在继发转移部位定植，转移部位必须准备好接受转移的恶性细胞。因此，转移部位需要通过调节血管外基质、趋化因子和生长因子发生相应的变化（Zhao 等，2018）。

转移前微环境（PMN）的生物发生需要肿瘤源性因子和骨髓源性细胞等生物分子，这些成分都是 PMN 发展的重要分子（Kaplan 等，2005）。

特异的外泌体携带的分子如 PlGF 和 VEGF 参与诱导远处器官转移前微环境的形成。

细胞外基质和基质细胞的调节，以及骨髓源性细胞的动员和招募都与肿瘤细胞的分泌物有关（Kaplan 等，2005）。

MHC Ⅰ、MHC Ⅱ分子、热休克蛋白、信号转换蛋白、细胞骨架蛋白、免疫球蛋白蛋白、BTG-1、TSG-14、色素上皮衍生因子（PEDF）、补体成分等都是一些细胞识别分子。采用定性或者定量的措施都证明含有高水平 miRNA 的癌细胞来源外泌体能够调节转移前微环境（Caruso Bavisotto 等，2017；Gross 等，2012；Mathivanan 等，2010）。

据报道，在黑色素瘤中，外泌体通过重新排列骨髓祖细胞诱导血管生成的细胞表型，从而增加组织转移前部位的血管通透性（Peinado 等，2012）。

间充质干细胞通过释放生长因子和稳定肿瘤细胞来促进肿瘤间质。肿瘤来源的外泌体有助于肿瘤相关的 MSC 转化为多种细胞类型，如 M2 型微噬细胞，M2 型巨噬细胞和骨髓源性抑制细胞（Whiteside，2018；Allavena 等，2008；Waterman 等，2012）。

有证据表明，一些化学分子的释放控制着 MSC 和邻近细胞之间的相互作用，而这些化学分子介导了关键的细胞过程，包括分化、成熟、存活和凋亡（Boyiadzis 和 Whiteside，2018；Lazennec 和 Lam，2016）。

肿瘤微环境中营养补给的变化可导致能量代谢的显著改变；这种变化与转移克隆的选择有关。正常细胞和癌症细胞衍生的外泌体与这种选择有关（Zhao 等，2018）。

从前列腺癌和胰腺癌患者中分离得到的外泌体相关物质影响了肿瘤细胞代谢的重排，这一过程涉及新的营养物质的补给并阻碍了线粒体的氧化代谢（Zhao 等，2018）。

葡萄糖的呼吸利用被抑制增强了厌氧糖酵解过程（Zhao 等，2016，2018）。此外，肿瘤细胞来源的外泌体与肿瘤细胞的高含量必需代谢物的运输和交换息息相关，包括氨基酸、三羧酸循环中间体、醋酸、乳酸、脂质以及诱导脂肪生成（Zhao 等，2016，2018）。

细胞代谢机制的失调后分泌的外泌体会诱导一些癌症如胶质母细胞瘤、肾细胞癌、胰腺癌和前列腺癌等的发生（Zhao 等，2016，2018）。

通过外渗的荧光标记的葡聚糖可以看出注射了荧光标记的 B16-F10 外泌体后增强了小鼠内皮细胞的通透性，有利于转移前微环境的形成（Peinado 等，2012）。在外泌体引入前后可以观察到肺组织中炎症和 ECM 重构相关基因表达谱，蛋白和其他生物分子的上调，比如肿瘤坏死因子 -α（TNF-α）（Lucas 等，2009），介导血管通透性（Hiratsuka 等，2008）的 S100A8 和 S100A9（Hiratsuka 等，2008）。

为了评估外泌体在癌症转移中的作用，将高转移性 B16-F10 和低转移性 B16-F1 黑色素瘤细胞的外泌体静脉接种到小鼠模型中，注射方式为尾静脉注射，植入表达荧光素酶的 B16-F10 细胞。与注射 B16-F1 黑色素瘤细胞衍生外泌体的小鼠相比，注射 B16-F10 黑色素瘤细胞衍生外泌体的小鼠肺部的荧光素酶活性增加了 240 倍（Psaila and Lyden，2009；Joyce 和 Pollard，2008）。

研究发现在 Lewis 肺癌中 B16-F10 黑色素瘤细胞来源的外泌体可重建骨髓，导致转移灶增加了 10 倍（Peinado 等，2012）。

在基于黑色素瘤外泌体的系统中治疗 28d 后，黑色素瘤细胞分泌的外泌体使血管生成促进细胞（cKIT TIE2 阳性细胞）增加了 2 倍，ckittie2 阳性细胞不仅可以迁移到原发肿瘤，也可以迁移到转移灶（Garajova 等，2015）。

蛋白质组学分析结果表明，B16-F10 外泌体增强了 MET 的表达，使外周血和骨髓中促血管生成的 cKITTIE2 阳性骨髓前体细胞减少 6 倍。用 shRNA 将外泌体中的 MET 和磷酸化 -MET 水平敲除后，这种减少会被影响。这些观察结果都说明骨髓前体细胞能够横向接受外泌体的 MET（Stella 等，2010）。

Rab27a 的抑制导致外泌体产量显著减少这一事实证明了外泌体可以介导这种现象的发生，这种减少与骨髓衍生细胞的募集减少有关，这些细胞对于形成肺转移前微环境至关重要（Wang 等，2008；Hendrix 等，2010）。

肺中转移前微环境的形成涉及 TLR 的激活，其中小鼠模型中的 TLR3 敲除实验说明了 TLR3 在形成肺 PMN 中的作用。癌细胞来源的外泌体 RNA 激活了肺上皮细胞中 TLR3，且这种激活促进了 PMN 关键标志物的表达，包括纤连蛋白、MMP9、Bv8、S100A8 和 S100A9；它还增加了一些重要的趋化因子的分泌，包括 CXCL 组，如 CXCL1、CXCL2、CXCL5 和 CXCL12。所有这些标志物和细胞因子的激活都诱导了中性粒细胞在转移前微环境部位的聚集（Liu 等，2016）。

胰腺导管腺癌（PDAC）是一种表现出高转移活性的癌症，它令人头痛的一点在于常在晚期才被发现，预后极差。PDAC 通常侵入和定植包括肝脏、肺和腹膜在内的多种器官（Singh 等，2015）。

　　使用模型模拟 PDAC 可能有助于更多更好地了解 PDAC 发病机制和病理特征，以及开发更准确的诊断工具以及更有效的治疗方案（Singh 等，2015）。

　　PDAC 细胞衍生的外泌体已被证明会影响幼稚小鼠肝脏中转移前微环境的形成。此外，给小鼠注射 PDAC 肿瘤细胞与注射不携带外泌体的肿瘤细胞相比转移灶更大（Costa-Silva 等，2015）。

　　关于 PDAC 细胞衍生的外泌体机制的进一步研究表明，PDAC 细胞衍生的外泌体被肝脏中的库普弗细胞内化。外泌体的摄取导致肝纤维化相关因子（如 TGFβ）的产生增加。其中，TGFβ 会引起纤连蛋白的降解从而影响肝脏的星状细胞产生纤连蛋白。TGFβ 还可以通过募集骨髓来源的巨噬细胞促进纤连蛋白的降解（Costa-Silva 等，2015）。

　　有结果表明，在外泌体作用期间，用 TGFβ I 型受体抑制剂（A83-01）治疗小鼠 PDAC 模型可以减少纤连蛋白的降解，也可以减少巨噬细胞向肝脏迁移（Costa-Silva 等，2015）。

　　分析发现 PDAC 细胞衍生的外泌体高表达巨噬细胞抑制因子（MIF）。PDAC 细胞来源的外泌体中 MIF 的敲除伴随着很多促转移过程的显著减少，即骨髓来源的巨噬细胞的募集、纤连蛋白的处置、TGFβ 的表达和转移灶大小。然而，所有这些因素的减少并不影响外泌体与肝脏库普弗细胞结合的能力（Costa-Silva 等，2015）。

　　在 PDAC 遗传模型的早期肿瘤前阶段，观察到 TGFβ 和外泌体 MIF 在肝脏库普弗细胞上的表达增强。这些肿瘤前因子的增强表达与 PDAC 的快速进展有关（Costa-Silva 等，2015）。

　　MIF 与其受体 CD74[+] 的结合与多种细胞功能有关，包括炎症、免疫调节和免疫（Richard 等，2015）据报道，MIF 抑制了高侵袭性 4T1 乳腺癌模型中单核细胞的募集。尽管 MIF 抑制单核细胞和单核细胞衍生干细胞的募集，抑制了肿瘤转移，但它对肿瘤生长没有影响（Simpson 等，2012；Simpson 和 Cross，2013）。

13.5　外泌体在诱导细胞运动和侵袭中的作用

　　胰腺癌细胞来源的外泌体膜联蛋白 A1（ANXA1）与除了能够增加外泌体的产率外，也被观察到能参与促进胰腺细胞的恶性肿瘤特征，如迁移、侵袭、EMT，并在 HUVEC 中发挥促血管生成作用，这些现象是在采用 CRISPR/Cas9 敲除技术在 MIA PaCa-2 模型上进行的（Pessolano 等，2018）。

　　黑色素瘤细胞与正常皮肤和痣细胞相比高表达 ras 相关蛋白 rab27a（Rab27A），它与黑色素瘤患者的癌症进展有关。体外实验表明被敲除 Rab27A 的细胞在引入含有高水平 Rab27A 的外泌体时又重新表达了 Rab27A，这一现象揭示了外泌体参与增强了周围黑色素瘤细胞的运动和侵袭，造成了黑色素瘤的转移（Guo 等，2018）。

外泌体的 lnc-matrix metalloproteinase 2-2 蛋白水解酶的活性受到 TGF-β 的调控，该蛋白水解酶已被证明在肺癌细胞中可通过其增强子活性的过度激活而上调，增强血管通透性从而导致癌细胞侵袭和迁移（Wu 等，2018）。

13.6 外泌体在调节免疫系统中的作用

肿瘤微环境的炎症表型与外泌体中 RNA 和 toll 样受体巨噬细胞和上皮细胞 toll 样受体之间的相互作用有关（Liu 等，2016）。在 Lewis 肺癌中，肺泡上皮细胞 toll 样受体 3（TLR3）被激活释放特定的趋化因子，导致中性粒细胞运动和迁移至肺的微环境中，而有报道称黑色素瘤细胞 LLC 和 B16-F10 分泌的外泌体中的小核 RNA（snRNA）与 TLR3 的激活有关（Löffler 等，2007；Shao 等，2018）。

外泌体 RNA 还参与促进 B 细胞的核因子 kappa- 光链增强子（NK-KB）以及与细胞存活和增殖相关的丝裂原活化蛋白激酶（MAPK）通路的激活（Löffler 等，2007）。

巨噬细胞的转化即高表达表 S100 钙结合蛋白 A（S100A）和趋化因子白细胞介素 6（IL-6），以及金属蛋白酶（MMP）构成了结直肠癌（CRC）的炎症表型。其中信号转换器和激活因子转录因子 3（又称 STAT3）是随着 IL-6 的上调而正反馈上调的，而 STAT3 的表达又可以介导外泌体中的 miR-21 表达。而外泌体中的 miR-21 与肝脏巨噬细胞上的 TLR7 相互作用，并导致了这些巨噬细胞的转化，进而参与促进了 CRC 的炎症表型（Shao 等，2018）。

上皮性卵巢癌相关巨噬细胞可通过外泌体在肿瘤微环境中诱导免疫系统抑制，外泌体作为一种生物载体通过将 miR-21-5p 和 miR-29a-3p 传递给 CD+T 细胞来下调活化 STAT3 的表达，并干扰和破坏调节性 T 细胞（Treg）/ 辅助性 Th17 细胞的比例（Zhou 等，2018a，b，c）。

13.7 结论

癌症细胞来源的外泌体可以改变不同癌症细胞表型中的很多传导通路，在癌症转移过程中扮演了重要的角色。然而外泌体在转移过程中的确切作用尚未完全阐明，因此还需要进行大量的实验和更多的研究。未来的研究将进一步深化我们对癌症转移过程复杂性的理解，有望为癌症患者寻找到更好的治疗方案。

第 14 章　胞外囊泡和整合素：癌症进展的伙伴

Wanessa Fernanda Altei，Bianca Cruz Pachane，Patty Karina dos Santos，
Heloisa Sobreiro Selistre de Araújo

摘要

　　肿瘤的发展和转移取决于肿瘤细胞与其周围环境之间的串扰。微环境改变不仅通过细胞间接触或可溶性配体，而且还通过被非转化细胞吸收的分泌胞外囊泡（EV）。EV 携带调节蛋白、DNA、RNA 和 miRNA，并且还富含整合素及在肿瘤发展过程中介导关键事件的黏附受体。整合素在被内化并分选到细胞中后，整合到多泡体（MVB）内的 EV 膜上，并在 MVB 质膜融合后分泌并与 EV 表面结合。EV 携带的整合素在肿瘤进展中的作用已经在多个层面上进行了描述，尽管它们驱动肿瘤进展的完整机制仍未完全了解。从原发性肿瘤形成到继发性肿瘤形成的主要细胞事件中，EV 被认为是上皮间充质转化（EMT）、血管生成、侵袭和迁移，以及转移前生态位（PMN）形成的活跃参与者。考虑到细胞整合素在上述事件中的作用，我们在这里重新研究了 EV 在肿瘤进展中的作用，重点关注 EV 携带的整合素。

关键词

胞外囊泡、整合素、肿瘤进展、转移

缩略词

BMDC	骨髓来源的细胞	CAF	癌症相关成纤维细胞
DLL-4	Delta-like 4	EC	内皮细胞
ECFC	内皮集落形成细胞	ECM	细胞外基质
EGFR	表皮生长因子受体	EMT	上皮间质转化
eNOS	内皮一氧化氮合酶	EPC	内皮祖细胞
ERK	细胞外信号调节激酶	EV	胞外囊泡
FAK	黏附斑激酶	FGF	成纤维细胞生长因子
HCC	肝细胞癌	HGF	肝细胞生长因子
HMEC	人脑微血管内皮细胞	HUVEC	人脐静脉内皮细胞
IGF	胰岛素样生长因子	IL-6	白细胞介素 -6

IL-8	白细胞介素 -8	lEV	大细胞外囊泡
MAPK	丝裂原活化蛋白激酶	MCP-1	单核细胞趋化蛋白 -1
MMP	基质金属蛋白酶	MSC	间充质干 / 基质细胞
MVB	多泡体	PDAC	胰腺导管腺癌
PI3K	磷脂酰肌醇 -3- 激酶	PMN	转移前微环境
sEV	小细胞外囊泡	TF	组织因子
TGF-β	转化生长因子 -β	UPAR	尿激酶型纤溶酶原激活因子
VEGF	血管内皮生长因子	VEGFR	血管内皮生长因子受体

14.1 引言

肿瘤细胞在不断变化，对传统治疗产生耐药性。大多数肿瘤起源于单个细胞中的突变，这启动了不受控制的增殖程序。此外，这种不断增长的肿块也开始直接干扰其微环境，影响并有时转化邻近的基质细胞，如成纤维细胞、内皮细胞、免疫细胞和脂肪细胞。此外，肿瘤细胞还会影响肿瘤微环境的非细胞成分，包括细胞外基质（ECM）及其周围细胞因子和生长因子的水平。所有这些因素都有助于创造一个反应性环境，不断吸引来自免疫系统的细胞，如巨噬细胞。这种反应性基质能够将这些细胞转化为行为改变的肿瘤相关巨噬细胞（Takeya 和 Komohara，2016）。

微环境改变不仅通过细胞间接触或可溶性配体，而且还通过被非转化细胞吸收的分泌胞外囊泡（EV）。EV 携带调节蛋白、DNA、RNA 和 miRNA，可以修饰受体细胞中的基因反应（Maia 等，2018）。通过 EV 通信，肿瘤细胞能够重新编程邻近生态位中的受体细胞，并且还可以在远处的位点发挥作用，支持转移前生态位的创建（图 14.1）（Hoshino 等，2015 ；Becker 等，2016 ；Maia 等，2018 ；Zhang 等，2019）。

EV 亚型根据其大小 [小型 EV（sEV）和中 / 大型 EV（m/lEV）] 进行分类，直径范围分别小于 100 ～ 200nm（小）或大于 200nm[大和（或）中]。外泌体一词以前用于指所有大小为 30 ～ 150nm 的 EV，目前被描述为在细胞内多泡体（MVB）中形成并通过胞吐作用释放的囊泡（Théry 等，2018）。然而，该术语在许多研究中用于通过各种方式回收的小 EV，这些方式不区分内体来源和质膜来源的 EV。在本章中，我们使用 Becker 使用的术语，不一定指内体来源和质膜来源的 EV（Becker 等，2016）。

EV 可以诱导受体细胞发生变化，增加它们的增殖、迁移和侵袭潜力（Aga 等，2014 ；Milane 等，2015 ；Ramteke 等，2015）。它们还能使恶性细胞产生化学耐药性（Corcoran 等，2012 ；Maia 等，2018 ；Santos 等，2018）。携带转化生长因子 -β（TGF-β）

的 sEV 被证明可诱导成纤维细胞分化为癌症相关成纤维细胞（CAF）（Webber 等，2015）。此外，携带血管内皮生长因子（VEGF）的肿瘤来源的 sEV 诱导内皮细胞增殖，产生新的但不完善的血管，促进转移扩散（Peinado 等，2012；Thompson 等，2013；Shelke 等，2019）。

在 EV 中发现的受体中，整合素被越来越多地讨论并积极参与 EV 介导的肿瘤进展。考虑到 EV 和整合素参与肿瘤发展的不同阶段，例如上皮间质转化（EMT）、血管生成、细胞迁移/侵袭诱导和细胞外基质降解（Galindo-Hernandez 等，2014），我们在这里专注于描述在肿瘤进展中整合素作为 EV 介质参与的 EV 的主要方面的最新进展。图 14.1 给出了本章重点内容的示意图。

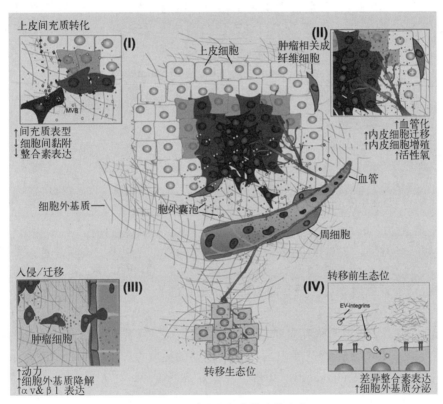

图 14.1　肿瘤进展中的胞外囊泡

肿瘤细胞分泌的与微环境和邻近细胞通信的 EV，促进：I. 通过失去细胞 - 细胞接触和增加间充质表型来促进上皮细胞中的上皮间质转化；Ⅱ. 通过内皮细胞迁移和增殖诱导增加血管形成；Ⅲ. 通过 ECM 增加肿瘤细胞的侵袭和迁移；Ⅳ. 通过改变整合素和 ECM 表达谱来形成转移前生态位

14.2　整合素和胞外囊泡整合素在肿瘤发展中的作用

细胞黏附到细胞外基质是多细胞生物中许多类型细胞的基本过程。除非细胞能

找到新的黏附位点，否则黏附的丧失通常会导致细胞死亡（失巢凋亡）。这也是细胞迁移过程中的关键步骤，细胞必须多次黏附和分离才能向前移动。整合素是最重要的细胞黏附和运动受体家族之一。为了给细胞黏附提供支持，整合素激活及其随后的细胞内信号传导可能会将细胞状态改变为迁移或增殖特征。整合素能够改变ECM刚度并将压力信号传输到细胞核，从而充当机械传感器（Millard 等，2011；Montenegro 等，2017）。

整合素是由至少 24 种不同的 α 和 β 亚基组合形成的异二聚体，在人类基因组中发现的 18 种可能的 α 链和 8 种 β 链中。例如，α1β1 和 α2β1 整合素是主要的胶原受体，而纤连蛋白优先结合 α5β1 整合素。ECM 蛋白中的三肽 Arg-Gly-Asp（RGD）基序通常被 α5β1 和 αvβ3 整合素识别；然而，这两种整合素在细胞黏附和迁移中发挥着不同的作用。α5β1 整合素对纤连蛋白的黏附导致多个方向的高动态薄细胞突起，而与 αvβ3 整合素的黏附导致一个单一的大片层，在前缘具有更多静态黏附（Rosa-Cusachs 等，2009；Bachmann 等，2017；Montenegro 等，2017）。

配体结合后，激活的整合素簇通过募集一组辅助蛋白和激酶，包括黏附斑激酶（FAK）、丝裂原活化蛋白激酶（MAPK）和细胞外信号调节激酶（ERK）来触发细胞内信号通路，从而导致细胞反应的变化。整合素还与生长因子受体合作提供存活和增殖信号。此外，内皮细胞中 αvβ3 整合素的阻断完全抑制了 VEGF 在这些细胞中的增殖作用，表明血管内皮生长因子受体（VEGFR）受体信号受到整合素的严格控制（Danilucci 等，2019）。α1β1 和 α2β1 整合素也有类似作用（Senger 等，2002）。

在癌症发展过程中，ECM 的变化和单个整合素的表达水平会导致整合素 -ECM 相互作用的失调，这与肿瘤进展和对化疗耐药有关（DeRita 等，2019）。整合素能够逃避抗整合素靶向疗法的机制尚不清楚，尽管已经开发了一些抗整合素疗法，但它们在临床试验中失败了（Gerstner 等，2015；Raab-Westphal 等，2017；Hamidi 和 Ivaska，2018）。最近的研究表明，整合素在干性、上皮可塑性和转移中有新的功能，并且整合素 -ECM 在肿瘤进展中的功能比预期的更复杂（Altei 和 Selistre-de-arau-jo，2018；Cooper 和 Giancotti，2019）。

整合素通过小窝蛋白或网格蛋白内化在细胞上，被定向到核内体进行分类、降解或回收（Caswell 等，2009；De Franceschi 等，2015；Kechagia 等，2019；Hur-witz 等，2019）。整合素的内体循环与其对 EV 的分选有关，这种机制特定于每种细胞类型（Colombo 等，2014；Soung 等，2019）。部分内化整合素被分类为早期核内体，这些核内体成熟为晚期核内体或多泡体（MVB），然后整合到外泌体中。当 MVB 与质膜融合时，EV 携带的整合素就会分泌（Shimaoka 等，2019）。具有整合素的肿瘤 EV 可以作用于旁分泌信号，与 ECM 相互作用，甚至将受体转移到非肿瘤细胞。重要的是，总 EV 整合素水平与各种上皮癌细胞的肿瘤分期相关（Hurwitz 等，2019）。因此，整合素谱的变化预示着肿瘤转化（Cooper 和 Giancotti，2019）。

EV 整合素在肿瘤进展中的真正功能尚未完全阐明，但相当大的进展揭示了它们在 EV 摄取和黏附过程中的关键作用（Wortzel 等，2019；Clayton 等，2004）。此外，一些研究揭示了它们对非恶性细胞向恶性细胞转化的贡献。来自 PC-3（PC3）前列腺癌细胞来源的 EV 的 αvβ3 整合素促进了良性前列腺增生 -1（BPH-1）受体细胞的迁移表型，而肿瘤来源的 EV 的 β1 整合素亚基促进了纯红细胞再生障碍（PrCa）细胞的锚定非依赖性生长（Singh 等，2016；DeRita 等，2019）。

14.3　上皮 – 间质转化中的胞外囊泡和整合素

上皮 - 间质转化（EMT）是上皮细胞分化为间充质状态的过程。在肿瘤进展中，EMT 使癌细胞在被剥夺基质黏附时避免细胞凋亡，并保护它们免受免疫识别（Lee 等，2006；Galindo-Hernandez 等，2014；Longmate 和 DiPersio，2017）。EMT 转化的肿瘤细胞具有迁移和侵袭能力，从极化和集体行为转变为孤立和非极化的表型，这使它们能够通过 ECM 迁移并侵入基底膜，到达血管（Parvani 等，2013）。这种侵袭性表型主要是由于 E- 钙黏蛋白功能的丧失，该功能负责 Ca^{2+} 依赖的细胞 - 细胞黏附。在上皮癌中，E- 钙黏蛋白表达的减少与细胞侵袭和转移的增加有关（Christofori 和 Semb，1999；Sousa 等，2019）。E- 钙黏蛋白的表达被 Snail1（Snail）、Snail2（Slug）、Twist、EF1/ZEB1、SIP1/ZEB2 和（或）E47 等转录因子下调，而 N-钙黏蛋白和波形蛋白（通常被认为是定义 EMT 的分子标志物）的表达增加（Lee 等，2006）。

在肿瘤发展过程中，EV 在 EMT 转化中的作用是显著的。在用外泌体治疗后，在尿上皮细胞中观察到 E- 钙黏蛋白表达降低，细胞迁移和侵袭增强。类似地，用转移性肺细胞来源的外泌体处理的肺上皮细胞具有与 EMT 状态相关的表型（Conigliaro 和 Cicchini，2018）。来自高转移性 MHCC97H 肝细胞癌（HCC）的外泌体通过 MAPK/ERK 途径促进低转移性 HCC 受体细胞的 EMT（Chen 等，2018；Qu 等，2019）。从肿瘤乳腺癌 MDA-MB-231 细胞中分离的 EV 诱导 E- 钙黏蛋白的瞬时下调，增加了 MCF10-A 健康乳腺细胞中 Snail 1 和 2、Twist1 和 2、Sip1，以及波形蛋白和 N- 钙黏蛋白表达（Galindo-Hernandez 等，2014）。在肺癌中，癌症相关成纤维细胞（CAF）通过外泌体释放 SNAI1 mRNA，通过直接抑制 E- 钙黏蛋白表达触发肿瘤细胞中的 EMT（You 等，2019）。在 A431 和 DLD-1 细胞中，E- 钙粘蛋白的阻断和表皮生长因子受体（EGFR）的激活改变了 EV 的生物发生，这可能是由于 EGFR 在囊泡形成中的调节作用，导致小尺寸的 EV 富含组织因子（TF）（Garnier 等，2012；Sousa 等，2019）。

细胞向侵袭 / 迁移表型的转变包括一系列黏附修饰，在 EMT 过程中需要整合素的参与。αv 整合素激活 TGF-β，后者诱导间充质基质蛋白及其整合素受体的表达，产生持续的 TGF-β/ 整合素信号传导并调节基因表达以支持 EMT（Cooper 和 Giancotti，2019）。αvβ6 整合素是 TGF-β 的重要激活因子，因此被认为是 EMT 过程中的一个重要受体（Lee 等，2006；Nieberler 等，2017）。值得注意的是，EV 携带的 αvβ6 整合素从前列腺癌细胞转移到 αvβ6 阴性癌细胞促进了它们的迁移能力（Fedele 等，2015）。

　　尽管没有数据表明 EV 介导的 EMT 与 EV 整合素有关，但研究表明，用致癌细胞来源的 EV 处理非致瘤细胞后获得的迁移表型是由于 EV 携带的 αvβ3 整合素的转移而发生的。此外，在 EMT 过程中，癌症来源的的外泌体蛋白质组的变化会影响参与连接形成、细胞黏附、通讯和增殖的蛋白质。在这些改变的蛋白质中，整合素信号占总数的 22%，表明 EV 整合素积极参与了肿瘤进展过程中的 EMT（Singh 等，2016；Blackwell 等，2017）。

14.4　血管生成中的胞外囊泡和整合素

　　血管生成是由促血管生成刺激启动的，该刺激导致原有血管和相邻周细胞之间的不稳定，随后内皮细胞（EC）的增殖和迁移、内皮发芽和新血管的形成（Chung 等，2010；Carmeliet 和 Jain，2011）。血管生成开关受环境中不同细胞分泌的促血管生成因子和抗血管生成因子之间的微妙平衡调节（Muñoz-Chápuli 等，2004；Zakraoui 等，2017；Dewangan 等，2018）。然而，异常血管形成可能发生在病理条件下，例如慢性炎症、糖尿病视网膜病变、动脉粥样硬化、肿瘤生长和转移（Nagy 等，2007；Chung 和 Ferrara，2011）。

　　在肿瘤来源的 EV 中发现了促血管生成生长因子，如 VEGF、成纤维细胞生长因子（FGF）、表皮生长因子（EGF）、白细胞介素 -6（IL-6）和白介素 -8（IL-8），以及促血管生成因子 microRNA，例如 miR-210 和金属蛋白酶，增强血管生成过程并促进炎症和肿瘤进展（Skog 等，2008；Cocucci 等，2009；King 等，2012）。

　　研究表明，EC、间充质干 / 基质细胞（MSC）、血小板、淋巴细胞和肿瘤细胞释放的胞外囊泡作为血管生成介质也参与了肿瘤血管生成。EC 来源的 EV 的血管生成潜力的首项研究可以追溯到 2002 年。在这项研究中，Taraboletti 等证明了内皮细胞释放的 EV 富含 β1 整合素，促进体外血管形成（Taraboletti 等，2002）。这项研究还表明，肿瘤来源的 EV 是基质金属蛋白酶的丰富来源，在基底膜降解中起关键作用，这是血管生成级联反应的关键过程（Taraboletti 等，2002）。有趣的是，内皮外泌体可以将 delta-like 4（DLL4）蛋白结合并转移到目标 EC，刺激尖端和茎细胞的选择。这个过程依赖于 DLL4/Notch 信号，并在体外和体内促进丝状伪足的形成和小管形成（Sheldon 等，2010）。内皮祖细胞（EPC）释放的 EV 包含参与血管生成刺激的 mRNA 和 microRNA。这些囊泡被内皮细胞内化，激活信号通路，如磷酸肌醇 3- 激酶（PI3K）和内皮一氧化氮合酶（eNOS），诱导增殖、抗凋亡和小管形成（Deregibus 等，2007）。

关于 MSC 和血小板衍生的 EV，过去 10 年的研究表明，这些囊泡在细胞间通讯和血管生成中发挥相关作用（Todorova 等，2017）。MSC 释放的外泌体在体外刺激 EC 增殖、迁移和管形成，并通过血小板衍生生长因子 -D（PDGF-D）信号上调血管生成（Ma 等，2017）。此外，在缺氧环境下，MSC 释放的微囊泡富含 VEGF、血管生成素、单核细胞趋化蛋白 -1(MCP-1)、受体尿激酶型纤溶酶原激活剂(UPAR)、胰岛素样生长因子（IGF）和 IL-6，负责缺氧诱导的 MSC 促血管生成作用相关因子（Chen 等，2014）。Pakravan 等已经证明，MSC 来源的外泌体含有 miR-100，它通过调节 mTOR 信号通路抑制乳腺癌细胞中 VEGF 的表达，从而抑制肿瘤生长和相关的血管生成（Pakravan 等，2017）。

血小板来源的 EV 通过 VEGF 和成纤维细胞生长因子 -2（FGF-2）触发人脐静脉内皮细胞（HUVEC）管形成，增加 PI3K 激酶信号传导（Kim 等，2004）。它们还与肺癌中的肿瘤血管生成有关，释放 IL-8、VEGF 和肝细胞生长因子（HGF），促进肿瘤血管形成（Janowska-Wieczorek 等，2005）。此外，Cocucci 等报道，血小板来源的 EV 含有整合素和 P- 选择素，它们参与凝血级联的各个步骤（Cocucci 等，2009）。

淋巴细胞来源的 EV 是白细胞释放的胞外囊泡亚群之一，具有促进促血管生成或抗血管生成作用。Soleti 等提供的证据表明，淋巴细胞被激活后释放微囊泡，通过上调促血管生成因子和黏蛋白促进血管生成（Janowska-Wieczorek 等，2005）。不同的是，Yang 等证明，凋亡的淋巴细胞释放的 EV，通过刺激氧化应激损害血管生成、负调节 VEGF/VEGFR2 受体信号通路（Yang 等，2008）。

除了促血管生成刺激外，血管生成程序的激活还依赖于跨膜受体如整合素的参与（Chen 等，2016；Heitzig 等，2017）。ECM 蛋白和 EC 整合素被描述为参与肿瘤血管生成，表征重要的治疗靶点（Hamidi 和 Ivaska，2018；Seguin 等，2015；Jang 和 Beningo，2019）。

有趣的是，研究表明整合素在 EV 摄取中的关键作用，并将其内化与促进 EC 血管生成相关联。例如，促血管生成干细胞来源的 EV 膜含有与内皮细胞相互作用的 α4 和 β1 整合素，因此对 EV 内化至关重要，因为抗体和蛋白酶阻断整合素会阻止 EV 摄取（Deregibus 等，2007；Kholia 等，2016）。EV 内化后，EV 会改变静止 EC 的表型，然后作为祖细胞迁移和增殖，形成毛细血管样结构并获得对细胞凋亡的抵抗力（Kholia 等，2016）。内皮集落形成细胞（ECFC）来源的 EV 也通过与 α4 和 β1 整合素的相互作用被 EC 内化，通过激活 PI3K 信号促进血管生成（Todorova 等，2017）。凋亡细胞释放的亚微米大小的膜囊泡通过识别其表面的 αvβ3 整合素被 EC 内化。这种内化会产生活性氧，这对于肿瘤血管生成和炎症过程中的血小板 / 内皮细胞相互作用至关重要（Terrisse 等，2010）。EC 的外泌体摄取可以通过结

合囊泡 α1 整合素亚基（CD49a）和四跨膜蛋白 8 来增强血管生成过程，从而激活 VEGF/VEGFR2 轴（Rajagopal 和 Harikumar，2018）。

胞外囊泡还可以增加或减少受体细胞中整合素的表达。用人微血管内皮细胞（HMECs）经 10μg/ml 内皮祖细胞（EPC）来源的 EV 处理后，αvβ3 和 α5 整合素表达增加，血管生成增强。用阻断 αvβ3 和 α5 整合素的抗体处理这些受刺激的细胞会降低血管生成（Deregibus 等，2007）。不同的是，白血病 K562 细胞释放含有 miR-92a 的外泌体，在被 HUVEC 摄取后，该内皮细胞系中 α5 整合素亚基的表达降低，导致 EC 迁移和管形成增加（Ohyashiki 等，2016）。此外，巨噬细胞来源的外泌体触发原发性 HUVECs 中 β1 整合素亚基的内化，随后将该受体转运至溶酶体进行蛋白降解。据报道，该事件可抑制胶原诱导的 ERK 通路激活和 EC 迁移，从而减少血管生成（Lee 等，2014）。

最后，血小板来源的微囊泡与整合素转移到肿瘤细胞有关。血小板来源的微囊泡将 αⅡb 整合素（CD41）转移到肺癌细胞，促进细胞外信号调节激酶 1/2（ERK 1/2）磷酸化和膜 1 型基质金属蛋白酶（MT1-MMP）表达（Janowska-Wieczorek 等，2005）。

尽管有这些有希望的结果，但我们需要考虑的是起源细胞会影响 EV 的整合素含量，从而对血管生成产生不同的影响。因此，考虑 EV 对血管生成治疗是否有有利或不利影响至关重要（Todorova 等，2017），因为 EV 是从多种细胞类型中释放出来的，包括内皮细胞、祖细胞和干细胞、间充质基质细胞、血小板、淋巴细胞和肿瘤细胞，所有这些细胞都具有不同的特性并分泌多种抗血管生成因子或促血管生成诱导剂。需要进一步的研究来阐明每个 EV 亚群在与肿瘤生长相关的血管生成过程中的具体作用及其在微环境中被不同受体细胞摄取后的影响。

14.5　胞外囊泡和整合素在细胞侵袭和迁移中的作用

在原发肿瘤发展后，细胞增殖增加导致营养和氧气的缺乏为转移的发生提供了完美的环境。一旦血管生成信号被触发并建立，肿瘤细胞开始从主要病变处脱离并侵入邻近组织，同时分泌蛋白酶来切割细胞外基质蛋白（Fidler 和 Kripke，2015）。最终，所有癌症类型都会侵入邻近组织，寻找新的发展点，以逃避主要肿瘤中营养和空间的缺乏（Hanahan 和 Weinberg，2000）。

组织侵袭被假定为癌症的标志，并受肿瘤进展过程中其他细胞事件的影响，例如细胞凋亡逃避、持续增殖、对生长调节的不敏感、血管生成和复制永生性（Hanahan 和 Weinberg，2000，2011）。入侵通常始于由整合素和钙黏蛋白等黏附分子的表达变化引起的细胞 - 细胞和细胞 -ECM 接触的丧失（Hamidi 和 Ivaska，2018；Christofori 和 Semb，1999）。如前所述，细胞间黏附的丧失导致典型的间充质表型，其中由于细胞骨架的前后极化，细胞运动被优先考虑。在钙黏蛋白的帮助下，整合素在肿瘤侵袭和迁移中发挥核心作用。这些受体对于丝状伪足和侵袭性伪足的稳定至关重要，它们是由 2D 培养物中肌动蛋白和肌球蛋白的重塑促进的细胞骨架的侵入性突起（Hamidi 和 Ivaska，2018；Hoshino 等，2013）。某些整合素亚基更有可能在细胞侵袭期间出现，例如 αv 和 β1 整合素（Haeger 等，2020）。

肿瘤来源的 EV 携带参与侵袭、运动和存活的分子，包括 ECM 成分、金属蛋白酶（MMP）和生长因子（Becker 等，2016；Sato 和 Weaver，2018）。它们在细胞侵袭中的重要性由 Hoshino 等在 2013 年定义了，描述了侵袭体形成和外泌体分泌之间的协同相互作用（Hoshino 等，2013）。

ECM 重塑是肿瘤侵袭的最重要因素之一（Hanahan 和 Weinberg，2000）。细胞通常会分泌 MMP，这是一组高度调节的酶，它们共同切割大部分 ECM 蛋白（Bonnans 等，2014；Jabłońska-trypuć 等，2016）。截至 2018 年，已在来自各种细胞来源的 EV 中鉴定出 11 种 MMP（Shimoda 和 Khokha，2017；Shimoda，2018）。众所周知，MMP2、MMP7、MMP9、MMP13 和 MMP14（也称为 MT1-MMP）与癌症有关，通常作为胶原蛋白降解途径的一部分（Shimoda，2018）。明胶酶由 MMP2 和 MMP9 组成，由于它们在肿瘤侵袭中的作用，通常与预后不良有关（Jabłońska-trypuć 等，2016）。它们的蛋白水解活性主要集中在 I 型胶原蛋白和 IV 型胶原蛋白的裂解上，为 αvβ3 整合素创建了一个结合域，从而触发细胞侵袭的第一步（Egeblad 和 Werb，2002）。

这些酶是作为酶原合成的，在发挥作用之前需要激活（Yosef 等，2018）。MMP2 可以通过 TIMP2 依赖性（通过 MMP14）和 TIMP2 非依赖性（通过 MT2-MMP、MT3-MMP、MT5-MMP 或 MT6-MMP）途径激活；同时，MMP9 可以通过经典途径中的 MMP3 或 MMP2、MMP7、MMP10、MMP13、组织蛋白酶 G 或尿激酶激活（Morrison 等，2001；Christensen 和 Shastri，2015；Shimoda，2018；Yosef 等，2018）。

有趣的是，所有能够激活明胶酶的关键参与者都被描述为 EV 组件（Shimoda 和 Khokha，2017）。MMP2 已在神经母细胞瘤和结直肠癌的膜脱落 sEV（外胞体）、前列腺癌细胞的核小体以及卵巢癌和内皮细胞的囊泡中得到鉴定（Dolo 等，1999a；Taraboletti 等，2002；Di Vizio 等，2012；Keerthikumar 等，2015）。MMP-9 在乳腺癌来源的囊泡、前列腺癌细胞的核小体和内皮细胞的囊泡中富集。MMP14 是 MMP2 的 TIMP2 依赖性激活所必需的，存在于黑色素瘤来源的外泌体和内皮细胞的囊泡中（Dolo 等，1999b；Taraboletti 等，2002；Hakulinen 等，2008；Di Vizio 等，2012）。

αvβ3 整合素是肿瘤侵袭中研究最多的受体之一，其在癌症中的上调是众所周知的（Desgrosellier 和 Cheresh，2010；Stojanovic 等，2018）。这种将肌动蛋白细胞骨架连接到 ECM 蛋白（主要是玻连蛋白）的细胞黏附素蛋白已经在 EV 中进行了描述（Hoshino 等，2015；Singh 等，2016；Principe 等，2017）。研究发现外泌

体 αvβ3 整合素可增加白细胞对玻连蛋白的黏附（McKelvey 等，2015）并促进前列腺癌细胞的迁移。在乳腺癌和肺癌中，αvβ3 整合素表达与 SRC 激活相结合与转移增强相关（Hamidi 和 Ivaska，2018）。αvβ3 整合素依赖性机制通过 CAF 诱导纤连蛋白沉积，从而引发结肠癌中的细胞侵袭（Singh 等，2016；Attieh 等，2017）。此外，在一些癌细胞中，αvβ6 整合素与 HS1 相关蛋白 X1（HAX-1）结合，该蛋白通过网格蛋白依赖性途径内化并通过内体运输以控制体外侵袭（Ramsay 等，2007；Caswell 等，2009；Ganguly 等，2020）。在源自前列腺癌的外泌体中，αvβ6 整合素负责增加其他 PrCa 细胞的迁移和黏附（Fedele 等，2015）。α5β1 整合素与 αvβ3 整合素非常相似，也在癌症进展中得到广泛研究（Nieberler 等，2017）。它的表达受到缺氧的强烈影响，缺氧是扩张性肿瘤中常见的低氧状态，这与乳腺癌的侵袭性增加有关（Nieberler 等，2017）。在 EV 中，α5β1 整合素参与迁移行为的自分泌信号，特别是由于其对纤连蛋白的高亲和力（Sung 等，2015；Shimaoka 等，2019）。

在侵袭的同时，肿瘤细胞也通过激活一个复杂的循环过程通过 ECM 和邻近组织迁移，包括细胞骨架重排形成前缘，以及通过整合素的 ECM 黏附、ECM 被表面蛋白酶切割、肌动蛋白和肌球蛋白收缩以及用于细胞重定位的滞后边缘回缩（Wolf 等，2013）。在迁移过程中，整合素经常出现在前缘，在那里它们与 ECM 形成焦点黏附点（Ridley，2003）。如上所述，整联蛋白在内体途径内被运输并分配到 MVB 中的外泌体上（De Franceschi 等，2015）。纤连蛋白在与整合素结合后被内吞，特别是 FN- 整合素复合物在外泌体中重新分泌，稳定定向迁移的前沿（Lobert 等，2010；Sung 等，2015；Sato 和 Weaver，2018）。

14.6　胞外囊泡来源的整合素和转移性定植

转移是近 90% 癌症患者的死亡原因，因此是癌症发展的关键阶段，必须加以解决。收集的证据表明，在为播散性肿瘤细胞在继发性肿瘤部位（被定义为转移前生态位（PMN））创造支持性微环境后，这一过程是可能的（Descot 和 Oskarsson，2013；Wortzel 等，2019）。2012 年，Peinado 等首次将肿瘤来源的外泌体描述为通过将骨髓衍生细胞（BMDC）培养为促血管生成和促转移表型来促进 PMN 形成的新因子（Peinado 等，2012）。后来，Costa-Silva 等提出了由胰腺导管腺癌（PDAC）来源的外泌体诱导的肝脏 PMN 形成，这增加了库普弗细胞的 TGF-b 分泌，并导致肝星状细胞产生的纤连蛋白上调（Costa-Silva 等，2015）。

Hoshino 等在 2015 年描述了 EV 整合素谱对 PMN 形成的贡献。在这篇影响深远的论文中，作者研究了外泌体上存在的分子是否可以将它们定位到特定器官。令人惊讶的是，在分析来自几种肿瘤模型的外泌体的蛋白质组学特征后，他们发现外泌体整合素通过与靶细胞融合来指导器官特异性定植。这以组织特异性方式发生，开始形成 PMN（Hoshino 等，2015）。

来自不同癌症类型的外泌体中不同的外泌体整合素谱决定了特定的器官转移。例如，富含 α6β4 和 α6β1 整合素的乳腺癌来源的外泌体针对肺转移，而 αvβ5 整合素在转移性肝癌来源的外泌体中占主导地位。另一个重要的观察结果是，EV 整合素含量不一定会重现细胞整合素表达水平，这表明 EV 中这些受体根据其发挥的功能进行了特定分类（Feng 等，2019；Wortzel 等，2019）。除了它们在靶向器官转移方面的作用外，EV 上存在的整合素还介导了来自转移性生态位的细胞对 EV 的摄取（Lobb 等，2017）。

自然地，整合素库并不是参与转移性生态位形成的唯一因素，正如无法重新定向肺细胞转移的嗜骨外泌体所证明的那样，也显示出有限的整合素谱（Lobb 等，2017）。然而，鉴于上述数据，应考虑 EV 携带的整合素作为转移靶点的临床潜力。

14.7　总结和展望

在过去的几十年里，EV 已成为支持肿瘤发展过程中细胞通讯的重要信使。EV 的研究揭示了癌细胞与肿瘤微环境和邻近细胞相互作用的关键分子机制，也揭示了这些小囊泡参与转移前生态位形成。因此，如今，它们被认为是药物发现的潜在目标，因为它们带有原始细胞的分子特征。在 EV 研究中对答案的不断探索也揭示了癌症中描述良好的靶标（如整合素）的新视角。整合素以前被认为是肿瘤进展过程中的重要细胞受体，现在被认为是 EV 传递的重要载体。需要进一步的研究来了解整合素作为 EV 介质的参与，但了解这些受体在细胞通讯中的真正作用可能是新现代疗法迈出的一大步。

致谢　São Paulo Research Foundation（FAPESP），Conselho Nacional deDesenvolvimento Científico e Tecnológico（CNPq），CAPES（Coordenação de Aperfeiçoamento de Pessoal de Nível Superior for the financial support.

符合伦理标准：本文不包含任何作者进行的涉及人类参与者的研究。

基金：This work was supported by Fundação de Amparo à Pesquisa do Estado de São Paulo[FAPESP，2013/00798–2，2019/05149–9]，Coordenação de Aperfeiçoamento de Pessoal de Nível Superior [CAPES- 00.889.834/0001–08]—Brazil. The authors declare no competing financial interests.

利益披露：所有作者声明他们没有利益冲突。

涉及人类的研究的伦理批准：本文不包含任何作者进行的任何涉及人类参与者的研究。

涉及动物的研究的伦理批准：本文不包含任何作者进行的任何动物研究。

第 15 章 外泌体：前列腺癌的关键因素

Mohammed Moulay，Saleh Al-Kareem

摘要

外泌体是普遍存在的纳米囊泡，被认为是生物的身体语言。它们密切参与了前列腺癌（prostate cancer，PC）从启动到血管生成并发生转移的过程。最近的研究发现了外泌体的重要价值，并猜想这些纳米颗粒之间有重要联系，从而提高了对 PC 的诊断和治疗水平。尽管迄今为止只取得了经验性的研究水平，但已经收集到 PC 中有关外泌体机制的研究资料。因此，通过本文的综述，我们将阐述有关外泌体在 PC 中作用的最新知识以及外泌体在提高前列腺癌诊断和治疗效果方面的最新应用。

关键词

外泌体、前列腺癌、转移、诊断、治疗

缩略词

AS	Androgen signaling	雄激素信号
CSC	Cancer stem cells	肿瘤干细胞
PC	Prostate cancer	前列腺癌
PCSCS	Prostate cancer stem cells	前列腺癌干细胞
SC	Stem cells	干细胞

15.1 引言

前列腺癌（PC）被认为是与死亡相关的最有害的癌症，可能影响全球男性（Siegel 等，2020）。这种疾病的发病点尚不清楚（Xin，2019）。但科学家可以从环境、生活方式、遗传学和表观遗传倾向效应等多个因素进行叙述，这些因素可以促进前列腺癌的启动和发展（Chen 等，2019；Li 等，2020）。一般来说，PC 被描述为一种复杂多样的疾病，伴随着一些不规律的临床表现（Li 等，2020）。为了检测患者前列腺癌的存在，应定期检查患者血清前列腺特异性抗原（PSA）水平并进行 Gleason 评分（即肿瘤组织病理分级）。然而，由于不同患者的 PC 表型不同，需要借助 PSA 水平结果来识别 PC 是否具有侵袭性形式（Lin 等，2019）。

目前正在进行系统性的研究，致力于更进一步地探索生物标志物，以预测 PC 进展并提供更准确的信息（Eggener 等，2019）。在这些靶向生物标志物中，微囊泡又被称为外泌体，是不同体积的细胞分泌物。这些微囊泡引起了科学家们的注意。它们可能被视为一种细胞语言，因为叶细胞通过生物液体（血液、尿液和精液）向确定的目标提供多种信息（蛋白质、小 RNA 和脂质）（Drake 和 Kislinger，2014；Eggener 等，2019；Huang 等，2015；Martins 等，2013；Minciacchi 等，2017；Simpson 等，2009）。在 PC 中，外泌体被认为是信息传递网络的基本组成部分，是肿瘤发生进化的重要参与者。外泌体属于 EV 家族，通常被认为是研究及治疗癌症的准确生物标记物（Jalalian 等，2019；Rodriguez 等，2017）。Overbye 等提出了以外泌体作为主要生物标志物的建议。在对前列腺癌患者尿液进行多次检测后，与对照组相比发现前列腺癌患者尿液样本中存在近 246 种蛋白质（Overbye 等，2015）。这些外泌体的功能性质使它们与 PC 的发展密切相关。从外泌体所含物质中提取的信息可能被认为是建立早期诊断和寻找理想治疗方法的有用工具。

15.2　前列腺癌干细胞的来源

在过去的十年中，研究结果已经证实，癌源性细胞，也称为癌症干细胞（CSC），显然是前列腺癌的起源，可在疾病进化和耐药性中保持干细胞特性（Skvortsov 等，2018）。然而，表达 p63 和 Ck8 的前列腺细胞通常被归类为多能干细胞。而且，它们具有分化为基底细胞和管腔细胞的能力（Wang 等，2001）。

根据 Karthaus 等的研究，干细胞（SC）分散在基底层和管腔层之间（Karthaus 和 Sawyers，2019）。基底层的 SC 与雄激素信号有强烈的相互作用（He 等，2019），这与被视为雄激素非依赖性的管腔层 SC 不同。去势后近 90% 的管腔层细胞将对凋亡信号作出反应（Karthaus 和 Sawyers，2019）。然而，最近的研究证实基底层和管腔层都能够启动致癌性转化（Horton 等，2019）。He 等证实，在器官形成过程中，基底细胞向管腔细胞的转变是通过雄激素信号（AS）强烈诱导的。同时，PC 启动和进化过程中所激活的 AS 会加速管腔细胞分化为腺癌(He 等,2019)。此外，PTEN、TP53 和 RB1 功能的丧失增强了肿瘤源性的转化，进而导致 PC 的扩散转移（Mei 等，2019）。尽管如此，PC 的启动机制仍远未完全了解（Mei 等，2019）。此外，有必要通过外泌体追踪并参与内稳态和免疫系统调控基因扩大分子间的相互作用，以获得全面的了解（Horton 等，2019；Takahashi 等，2017）。

15.3　前列腺癌干细胞表达外泌体

主要证据表明，干细胞依赖于外泌体进行相互作用并且与肿瘤细胞交换生物信息（Wu 等，2017）。近十年来，人们逐渐认识到 CSC 具有自我更新和细胞分裂等胚胎干细胞特性。但 CSC 将这些特性推向了最大化，甚至超过了正常细胞的正常生命周期，从而与正常细胞相反地在很短时间内启动、转移并大量侵入重要机体的源头（Takebe 等，2015）。

目前的认知是，干细胞来源于间充质干细胞（MSC），这些细胞之间的相互作用被认为是一把双刃剑（Lin 等，2019）。迄今为止，MSC 的作用机制尚不清楚，但它们对 CSC 的发展具有抑制作用。同时，CSC 可以募集 MSC 来支持肿瘤的转移，并绑定肌成纤维细胞来合成细胞因子和生长因子（Tsai 等，2011；Zhang 等，2013）。同样，MSC 也参与了 CSC 微环境的形成。此外，它们会刺激血管生成，并且分泌促进癌症增殖的所有激素和因子（Lin 等，2019）。

尽管如此，PC 被认为是由一组局部细胞（来源于基底细胞和腔内细胞的 CSC）组成的异源性细胞，周围有可迁移的细胞，如脂肪细胞、吞噬细胞和成纤维细胞，以此形成 PC 的微环境（Wu 等，2017）。这种微环境有助于大量的外泌体进入血液，促进 PC 侵害身体（Wu 等，2017）。

外泌体是纳米级(直径 30 ～ 150nm)脂质体和异质囊泡,通过各种细胞源的扩散,来执行独特的细胞运转或相互作用,并通过体液将信息传递给靶细胞。在各种正常的生理活动和细胞转移活动中,外泌体大量而多样地被分泌出来(Ill-Min Chunga 等,2020)。它们可规避免疫系统的识别（Jalalian 等，2019）。

然而，最近的研究估计，正常血液中存在的外泌体可能达到 2000 万亿之多。另外，该值在病理条件下可能会加倍（Caradec 等，2014；Melo 等，2015）。甚至，异常的细胞或癌症等疾病也可能产生更多的外泌体（Staicu 等，2020）。同时，PC 的微环境也建立了自身的标准，这与一般 SC 的微环境有很大的不同。例如，PC 通过碳酸酐酶 IX（CAIX，一种金属酶）的过度表达使 pH 变酸。这种酶对 PC 的生长和发展有巨大的影响。也就是说，它可以黏附在外泌体的表面，并与之一起溢出全身。CAIX 的上调与外泌体分泌增加密切相关（Logozzi 等，2019）。然而，外泌体所具有的异质性允许它们很可以容易地适应新的病理环境（Kalluri，2016）。此外，有明确的证据表明，外泌体能够促进 PC 的发展，并参与产生耐药性（Zhang 等，2015）。此外，最近的迹象提出，外泌体只是通过与表面受体融合而来调节引入细胞的表型修饰。这一过程表明了外泌体在胞内信息交流中的意义（Zomer 等，

2015）。

尽管如此，外泌体向靶细胞的传递机制仍不清楚。但有学者认为，这些外泌体被某些蛋白质编码，以帮助它们绕过吞噬细胞系统并到达目的地（Dong-Soo Lee 等，2019）。那些纳米直径的载体仅仅只是脂质胶囊。这种结构让人想到，它们需要一个启动机制和一个保护机制来承受体液（如 pH、酶和免疫系统工具）所施加的压力和障碍（Cheng 等，2019；Foote 等，2019）。除了磷脂结构外，它们由频繁暴露在表面的标志物组成，如 CD10、CD63、CD81、Cd53 和 26 及四旋蛋白（Wu 等，2017）。这意味着每个外泌体载有细胞制造商的标签，并通过一个特定的信号直接追踪到其细胞的目的地。此外，根据 CSC 的来源，外泌体包含各种蛋白质，如 Rab-GTPase 家族：膜联蛋白。它们与生物个体协同发挥免疫功能的作用（Kumar 等，2015）。与之前的观点相反，外泌体通过间充质干细胞分泌，虽然没有免疫原性，但可能诱导癌症的发生。它们是生殖和治疗功能的基本元素，如减少炎症和损伤（Erdal Karaoz 和 Demir，2019）。前列腺癌细胞来源的外泌体促进白细胞介素 -6 的分泌，从而激活 Stat3 的自分泌，进而抑制免疫系统和恶化前列腺癌（Chalmin 等，2010）。此外，它们还影响基质细胞，使其产生具有促增殖和促血管生成的表型性状（Heiden 等，2009；Webber 等，2015）。此外，它们参与癌症微环境的发展，促进骨转移级联反应过程（Li 等，2019）。

15.4 外泌体在前列腺癌诊断和治疗中的应用

尽管前列腺活检是检测前列腺癌的一种经典和必要的方法，但结果并不准确，而且大多数情况下，存在将大多数病例归类为低风险的阴性结果。然而，这种疾病可能在晚期出现，或者筛选出的治疗方案可能已经不适用了（Ye 等，2020）。更准确地说，科学家倾向于通过外泌体进行诊断，外泌体在功能上表现为一种传递信息的载体，能够实时地传递和反映 PC 所诱导的信息和变化。因此，它们被认为是预测诊断 PC 的理想工具，通过循环使用并将其作为抵抗 PC 的生物转运工具，进一步用于个体化治疗途径（Tai 等，2019）。但是，在概念层面上，靶向外泌体的识别和分离过程直到今天仍然是个谜（Sahebi 等，2020）。

然而，PC 会改变胞浆的酸度、造成低氧、释放比正常情况更多的外泌体，并且表现为酸性性质，这说明 PC 的性质和表型与正常细胞大不相同（Mariantonia Logozzia 等，2020）。Logozzi 等坚信，这一发现可以作为一种诊断工具，用于评估 PC 的肿瘤形成情况（Mariantonia Logozzia 等，2020）。

Kawakami 等证实，PC-3R 细胞系属于去势抵抗型前列腺癌。这种细胞株对现在的发生和发展具有强烈的抵抗力。该细胞系在体液中产生大量携带整合素 β4 和长春花素的外泌体，它们参与癌症转移和耐药性产生，尤其是对紫杉烷的耐药性

（Kawakami 等，2015）。当使用紫杉烷和多西紫杉醇等相关药物时，若能去除和下调这些标志物的产生，有助于抑制这些细胞的转移并提高疗效（Kato 等，2015；Kawakami 等，2015）。

目前的证据表明，外泌体是最有力的候选者，可以为更好地了解健康和疾病病例以及进一步快速准确诊断开辟新的视野（Vlaemick Guillem，2018）。这些纳米囊泡的惊人特性，如通透性、稳定性、生物相容性、免疫调节以及更多其他特性，驱使科学家们将这些非凡的细胞器运用在不同的治疗和诊断模式中，通过外泌体来发明治疗癌症的最新科技论述是基于个人和公共的研究资料概况。最符合逻辑和最实用的技术总结如下：

a. 利用外泌体进行药物递送：外泌体的最佳容量是将具有高亲和力的不同类型的药物直接递送到靶器官，并且很少引起免疫系统的刺激反应（Lin 等，2020）。它们可以被修饰并注入治疗剂，或者与特定的 RNA 和蛋白质结合以抑制肿瘤生长或诱导凋亡（Tian 等，2014）。

Tian 等表明，静脉注射含多柔比星的外泌体可降低肿瘤增殖，毒性较小（Tian 等，2014）。类似地，Johnson 等在许多体外和体内试验中使用了一种被修饰了的外泌体，实验观察到这些外泌体对乳腺癌、前列腺癌和肺癌等多种癌症有显著作用（Johnsen 等，2014）。类似的研究表明，携带自杀性 mRNA 的工程化外泌体可抑制乳腺癌、结肠癌和神经鞘瘤的发展（Liang 等，2020；Mizrak 等，2013）。

b. 阻断外泌体的分泌：减少或阻断外泌体的分泌是抑制转移的最适选择。使用特异性抗体抵抗转移相关的外泌体可能是个体治疗的一种潜在方法（Wu 等，2019）。Sento 等已经证实，肝素可以减轻外泌体源性鳞癌的分泌（Sento 等，2016）。此外，大量临床研究表明，减少肿瘤来源的外泌体可通过阻断硫酸乙酰肝素蛋白聚糖的区段而获得阳性结果，这与外泌体的形成和细胞的增殖有关（Baietti 等，2012）。

15.5 结论

如上所述，从化疗、放疗到免疫治疗的所有当前疗法，它们在完成后都是非常有效的，如果这些治疗可以结合外泌体的积极性质，则更加有效。这些纳米囊泡被认为是细胞间信息传递的重要工具，在 PC 的致瘤机制中起着重要作用，因此评价和理解它们在药物传递中的介导作用以及它们在增强免疫系统抗肿瘤能力中的作用具有重要意义。

近年来的研究方向是使用外泌体并了解它们是如何提高免疫系统的性能，纠正治疗错误，消除癌症的侵袭性，从而获得受益。对于研究人员来说，如何找到并绘制外泌体从产生到功能化的最终机制图仍然是一个挑战，这将有助于理解战胜癌症的生物肢体语言。

资助资金：本项目工作没有收到任何财政支持。

利益冲突：作者声明与本作品没有利益冲突。本文不包含作者对人类参与者进行的任何研究。本文不包含作者对动物进行的任何研究。

第 16 章　外泌体 microRNA：肿瘤诊断、治疗反应和预后的潜在生物标志物

Faizah Alotaibi

摘要

外泌体是携带不同生物分子成分的脂质双层胞外囊泡（EV），包括蛋白质、脂质、脱氧核糖核酸（DNA）和非编码核糖核酸（RNA），非编码核糖核酸又包括 microRNA（miRNA；或具有 RNA 沉默和转录后基因表达调控功能的小分子非编码 RNA 分子）。外泌体既可以从转化的癌细胞释放，也可以从正常的非癌细胞释放，并有助于细胞间的通讯。在癌症中，许多 miRNA 显示出不同类型的失调。它们可以具有肿瘤抑制或肿瘤促进的特性，而 miRNA 的异常表达可能导致肿瘤的进展和转移。由于其在肿瘤进展中的作用，以及存在于包括血清和血浆在内的生物体液中，外泌体中的 miRNA 作为潜在的液体生物标志物在癌症诊断、预测治疗反应和预后方面受到了人们的关注。越来越多的证据表明，外泌体 miRNA 在侵袭性较小和敏感性较高的癌症诊断中有价值。本章综述了外泌体 miRNA 作为一种潜在的癌症诊断、复发、药物反应的生物标志物，以及区分癌症亚型的生物标志物的应用。最后，本章讨论了外泌体 miRNA 在临床应用中的优点和局限性。

关键词

外泌体、miRNA、癌症、生物标志物、液体活检

缩略词

BC	乳腺癌	CRC	结直肠癌
DCIS	导管原位癌	ER	雌激素受体
EV	胞外囊泡	GEM	吉西他滨
HER2	人上皮生长因子受体 2	miRNA	微小 RNA
NSCLC	非小细胞肺癌	PR	孕激素受体
TMZ	替莫唑胺		

16.1　引言

细胞间的通讯对于肿瘤的发生是至关重要的，其不仅允许癌细胞在肿瘤微环境中发生和进展，还允许癌细胞在远端发生和进展。肿瘤微环境中癌细胞与免疫细胞、基质细胞等周围细胞之间的相互作用可导致血管生成、侵袭、耐药和免疫逃逸。此外，和远端部位的远距离通讯可导致转移前微环境的形成，并可促进转移。癌细胞的交流方式有几种。包括通过细胞表面受体激活靶细胞的细胞间直接相互作用，然后释放可溶性分子，如细胞因子、趋化因子和含有蛋白质的外泌体，以及能够在近端或远端或通过电信号启动靶细胞内信号通路的核酸［包括脱氧核糖核酸（DNA）和 microRNA（miRNA）］（Gerdes 和 Pepperkok，2013）。在过去的 30 年里，在对细胞用来交流的语言的理解上取得了重大进展。理解和破译这些通迅信号是全关重要的，也是具有挑战性的。它将提供对癌症病理的更好的洞悉，包括血管生成、增殖、侵袭和治疗耐药性。它可以产生新的和潜在的癌症生物标志物。

Harding 于 1983 年首次报道外泌体是 EV 的一个子集（Harding 等，1983），然后被 Pan 于 1985 年证实（Pan 等，1985）。它们最初被描述为处理细胞"垃圾"的工具，这些垃圾是由细胞损伤引起的，对周围的细胞没有影响：这一概念在 2007 年发现外泌体中包括 miRNA 在内的其他生物分子存在后发生了变化（Valadi 等，2007）。所有细胞类型都会自然分泌外泌体（Théry 等，2002），并可在各种生物液体中发现，如血液，这表明液体活检是一种潜在的侵入性较小的方法。它们含有不同的生物活性成分（例如，包括细胞因子、脂质和核酸等）（Théry 等，2002），当从细胞中释放出来时，这些成分会循环到远处的细胞中，最终可能使受体细胞进行重编程，并有助于细胞间的通讯（Meldolesi，2018）。自 2000 年以来，源自肿瘤的外泌体由于其生物活性成分参与肿瘤发展和转移的潜力而成为研究的焦点。

16.2　外泌体 microRNA：定义，起源和功能

miRNA 是一种内源性非编码小 RNA，长度为 19 ～ 24 个核苷酸，是外泌体多种可能成分之一（Silva 和 Melo，2015）。已经在人类中发现了 3000 多个 miRNA，在老鼠中发现了约 1920 个 miRNA（miRbase.org；Kozomara 和 Griffiths-Jones，2014），而且这个数字还在不断增加。生物体液中循环的 miRNA 的存在可能是细胞凋亡 / 坏死或慢性炎症被动释放的结果。此外，miRNA 能够被一种叫作外泌体的非

细胞脂质载体包裹起来并释放到循环中去（Valadi 等，2007），它们代表了大多数可检测到的循环的 miRNA（Gallo 等，2012）。然后，外泌体可以通过内吞作用被受体细胞内化，在那里它将释放它的成分，包括 miRNA（Larrea 等，2016）。外泌体 miRNA 可以促进细胞间的通讯。它们通过与信使 RNA（mRNA）结合，作为转录后基因调节因子，导致基因沉默，促进不同的癌症过程，包括进展和转移（Lin和 Gregory，2015）。与其他循环的核酸，如 DNA 和其他 RNA 类别不同，外泌体 miRNA 非常稳定，并免于被 RNA 酶降解，因为它们受到外泌体生物脂膜的保护（Koga 等，2011）。

16.3　外泌体 microRNA 作为癌症液体活检的物质

液体活检是一种侵入性较小的方法，有可能避免肿瘤组织活检的危险和局限性，并已成为一种早期发现肿瘤的技术（Heitzer 等，2017）。它引起了肿瘤学研究人员的关注，因为它需要收集患者的生物体液，并分析血液中循环的肿瘤相关生物分子，如循环的坏死肿瘤细胞、循环的肿瘤 DNA 和含有蛋白质的外泌体，以及由肿瘤细胞释放的核酸（包括 DNA 和 miRNA）（Sestini 等，2015）。

外泌体 miRNA 与细胞生物学的数个方面有关（Kim，2005）。它们可以限制对 mRNA 的翻译，导致其降解或启动某些基因的表达，从而调节许多人类蛋白质编码基因，这些基因影响多个细胞网络，从而影响细胞发育（Friedman 等，2009）。miRNA 水平升高可能是致癌基因导致的，miRNA 水平降低可能像肿瘤抑制基因一样发挥作用，从而导致肿瘤细胞死亡、增殖或血管生成。几项研究已经报道了miRNA 异常表达与肿瘤相关基因变化和癌症发展之间的关系。2008 年，Lawrie 和他的同事第一次报道了血清中高水平 miRNA 的研究，他们报道了弥漫性大 B 细胞淋巴瘤（DLBCL）患者体内 miR-21 水平升高（Lawrie 等，2008）。此后，数项研究表明不同的 miRNA 在癌细胞中的不同表达模式，在其他生物体液中也可以检测到，例如尿液（Street 等，2017）、唾液（Machida 等，2015）、血浆和脑脊液（Yagi等，2017）。已有研究表明尿液是泌尿系统癌症，包括膀胱癌中 miRNA 的来源（Huang 等，2013）。脑脊液是脑相关癌症中 miRNA 的一个很好的研究资源（Machida 等，2013）。这些观察表明，外泌体 miRNA 可能被用作癌症的生物标志物（图 16.1）。

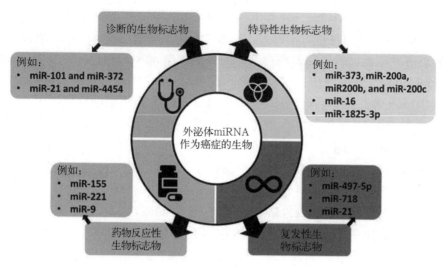

诊断的生物标志物

特异性生物标志物

例如：
• miR-101 and miR-372
• miR-21 and miR-4454

例如：miR-373, miR-200a, miR200b, and miR-200c
• miR-16
• miR-1825-3p

外泌体miRNA
作为癌症的生物

例如：
• miR-155
• miR-221
• miR-9

例如：miR-497-5p
• miR-718
• miR-21

药物反应性
生物标志物

复发性生
物标志物

图 16.1 外泌体 miRNA 作为肿瘤特征性生物标志物的潜在用途

16.4 外泌体作为新的临床诊断生物标志物

早期检测和诊断可显著提高总生存率，并可改善治疗结果（Hiom，2015）。尽管在基于肿瘤组织侵入性活检的癌症诊断和检测方面取得了进展，但由于肿瘤难以接近、肿瘤部位多、对正常组织有潜在损伤以及收集活检组织的过程可能刺激癌症转移和肿瘤进展的危险，这种活检通常难以实现（Shyamala 等，2014）。因此，迫切需要一种有效且侵入性较低的方法来增强早期癌症检测。在癌症出现任何可检测的症状之前，可以观察到 miRNA 水平的变化。2008 年，在从卵巢癌患者血清中分离的外泌体中发现了 miRNA，包括 miR-21、miR-141、miR-200a、miR-200c、miR-200b、miR-203、miR-205 和 miR-214（Taylor 和 Gercel-Taylor，2008）。此外，据报道，从高危个体血清中分离出的 34 个 miRNA 能够识别无症状非小细胞肺癌（NSCLC）（Bianchi 等，2011）。作者提出这些 miRNA 作为这种肿瘤类型的替代诊断标志物的潜在用途，在无症状人群的常规筛查中具有潜在价值。

从癌症患者中获得的外泌体 miRNA 已经被证明是差异表达的（Chen 等，2008）。筛查 miRNA 表达已被证明可以用于某些类型癌症的诊断（Chen 等，2008）。例如，与健康对照组相比，乳腺癌（BC）患者血清中外泌体内 miR-101 和 miR-372 水平显著升高（Eichelser 等，2014）。此外，外泌体内 miR-373 水平升高与三阴性患者相关，这表明外泌体内 miR-101 和 miR-373 可以作为诊断 BC 的生物标志物（Eichelser 等，2014）。此外，对从肺腺癌患者分离的肿瘤活检标本和外泌体进行 miRNA 图谱分析（Rabinowits 等，2009）显示 12 种不同的 miRNA 水平升高，包括 hsa-miR-17-3p、hsa-miR-21、hsa-miR-106a、hsa-miR-146、hsa-miR-155、 hsa-miR-191、hsa-miR-192、hsa-miR203、hsa-miR205、hsa-miR-210、hsa-miR-212和 hsa-miR-214。采用这种方法的另一份报告显示了相似的 miRNA 图谱分析，来自肺腺癌患者肿瘤活检物质和外周血来源的外泌体中 miR-378a、miR-379、miR-139-5p 和 miR-200-5p 水平增加，这提示循环的外泌体 miRNA 可用作肺腺癌的生物标志物（Cazzoli 等，2013）。此外，一份报告显示，食管鳞状细胞癌（ESCC）中外泌体 miR-21 的水平升高与转移相关，这表明 miRNA 作为预后生物标志物的价值（Tanaka 等，2013）。进一步的研究评估了外泌体 miRNA 作为诊断生物标志物的作用，包括 miR-21 和 miR-4454，这两个指标在三种生物体液样本中均升高：膀胱癌患者的肿瘤细胞、白细胞和尿液外泌体（Armstrong 等，2015）。此外，据报道前列腺癌患者尿液外泌体中 miR-21-5p、miR-574-3p 和 miR-141-5p 水平升高（Samsonov等，2016）。大肠癌（CRC）患者血清中 miR-17-5p 和 miR-92a-3p 水平升高（Fu等，2018）。MiR-17-5p 和 miR-92a-3p 的升高与疾病的分期和病理分级有关（Fu 等，2018）。这些外泌体 miRNA 可作为大肠癌诊断和预后的生物标志物。

16.5 外泌体 microRNA 作为治疗反应的预测因子和（或）指标

在许多癌症类型中，化疗经常被用作一线治疗。然而，根据治疗类型、肿瘤类型和患者之间的差异，对最初化疗的成功反应通常是在随后的不同时间通过肿瘤的复发和疾病的发生和进展来展现的。对初始治疗中使用的药物的耐药性通常表现为肿瘤新的生长和进展。临床上，已经确定了许多不同的肿瘤耐药机制（Zahreddine和 Borden，2013）：EV 介导的细胞间通讯就是其中之一（Maacha 等，2019）。某些细胞，包括肿瘤微环境中的肿瘤细胞，可以通过外泌体分泌 miRNA，介导细胞内通讯和遗传物质的交换，从而促进肿瘤的进展（Lin 和 Gregory，2015）。与肿瘤细胞融合后含有 miRNA 的外泌体可以调节肿瘤细胞对信号的反应（Hannafon 和Ding，2013）。据报道，肿瘤相关巨噬细胞（TAM）衍生来源的 miR-21 可直接转移至胃癌细胞，通过抑制细胞凋亡并下调磷酸酶和张力蛋白同源蛋白（PTEN）来激活促肿瘤的 PI3K/AKT 通路（Zheng 等，2017）。这一机制导致了顺铂的耐药性（Radisavljevic，2013）。因此，外泌体介导的 miR-21 向肿瘤细胞的转移可能介导肿瘤的进展和恶化，包括化疗耐药。

具有 11q 染色体缺失（一段包含 miR-125b 基因的区域）的淋巴结阴性乳腺癌（NNBC）患者对基于蒽环类药物的化疗反应更好（Climate 等，2007）。这表明NNBC 患者外泌体 miR-125b 调节异常与蒽环类化疗引起的反应之间可能存在联系替莫唑胺（TMZ）是胶质瘤患者一线治疗用药的一部分（Chibbaro 等，2004）。然而目前还没有可靠地预测哪些患者会产生耐药性的策略。据报道，miR-195、miR-455-3p 和 miR-10a 与 TMZ 获得性耐药有关（Ujifuku 等，2010）。此外，miR-221 水平与胶质瘤细胞对 TMZ 的耐药性有关（Yang 等，2017）。基于这些发现，建议在 TMZ 治疗前和治疗期间对 miR-195、miR-455-3p、miR-10a 和 miR-122 水平进行筛查，以确定适合患者的最佳治疗方法。吉西他滨（GEM）是治疗胰腺导管腺癌（PDAC）的重要化疗药物。然而，长期给药后可能会出现 GEM 耐药性，特定 miRNA 水平的变化可能起到了一定作用。据报道，长期使用 GEM 治疗会导致 PDAC 中 miR-155 水平升高，miR-155 介导抗凋亡活性，从而导致化疗耐药（Mikamori 等，2017）。因此，miR-155 可作为 GEM 耐药的生物标志物，并可能成为 GEM 治疗 PDAC 的新靶点。此外，晚期结直肠癌患者接受奥沙利铂 /5- 氟尿嘧啶（FOLFOX）联合化疗是最常见的一线方案。然而，几乎 50% 的人产生了耐药性，但却没有可用的有价值的标志物来预测这种耐药性。最近发现 miR-19a 在 FOLFOX 耐药患者的血清中表达上调，分层分析表明 miR-19a 可以预测固有和获得性耐药（Chen 等，2013）。这一发现表明，血清中 miR-19a 可以作为接受 FOLFOX 治疗的晚期结直癌患者预测耐药性的生物标志物。此外，miR-34a 降低可以用来预测去除性腺无效的前列腺癌中多西紫杉醇的耐药。MiR-34a 调节 BCL-2，BCL-2 是多西紫杉醇诱导癌细胞凋亡的调节因子（Corcoran 等，2014）。

功能分析表明，恢复 miR-34a 的水平与降低肝细胞癌（HCC）细胞存活率、促进细胞凋亡，以及通过抑制 BCL-2 表达增加对索拉非尼的敏感性有关（Yang 等，2014）。MiR-140 和 miR-215 水平的增加导致人骨肉瘤和结肠癌细胞对甲氨蝶呤、5-氟尿嘧啶和雷替曲塞产生耐药性（Song 等，2009，2010）。

某些 miRNA 的表达也可能有助于提高许多破坏 DNA 的抗癌药的敏感性。例如，miR-9 被报道能抑制卵巢癌的 DNA 损伤修复：miR-9 直接与 1 型乳腺癌（BRCA1）mRNA 的 3′-UTR 结合，介导 BRCA1 蛋白水平的下调，降低 BRCA 复合体进行 DNA 损伤修复的能力。这表明 miR-9 的存在可以增加卵巢癌对 DNA 损伤化疗的敏感性，包括改善对顺铂的反应（Sun 等，2013）。此外，miR-122 水平升高的患者可能对紫杉醇更敏感，正如一份报告所说，肝癌中 miR-122 的抑制和由此导致 Septin-9 的上调与肝癌中的紫杉醇耐药相关（Sun 等，2016）。因此，抑制某些 miRNA 可能导致耐药性。

16.6　外泌体 microRNA 在癌症亚型鉴别中的应用

在不同的癌症亚型和癌症早期、进展期和晚期，循环的外泌体 miRNA 有不同的表达模式（Calin 和 Croce，2006）。这可以用来区分和识别恶性肿瘤和良性肿瘤（Cinpolat 等，2017）。这表明检测 miRNA 的水平图谱可能作为一种侵入性较低的有显著用途的生物标志物。准确识别这些特征对于选择合适的治疗方法以获得更好的治疗效果至关重要。据报道，与健康对照者相比，上皮性卵巢癌患者血清中的外泌体 miR-373、miR-200a、miR200b 和 miR-200c 水平升高（Meng 等，2016）。这表明这些 miRNA 水平的增加可用于区分恶性和良性卵巢肿瘤（Meng 等，2016）。此外，脂肪肉瘤是一种罕见的异质性肿瘤，有四种不同的亚型（Conyers 等，2010）。分化良好的脂肪肉瘤具有局部侵袭性，约占脂肪肉瘤的 40%，由于转移可能性低，很难与良性脂肪肿瘤比如脂肪瘤区分开来（Tirumani 等，2015）。包括所有四种亚型在内的 57 例人类脂肪肉瘤的 miRNA 图谱显示，与正常脂肪相比，miR-143/145 和 miR-144/451 的水平降低（Gits 等，2014），这提示 miRNA 图谱可能有助于区分脂肪肉瘤亚型并有助于治疗决策。

乳腺癌（BC）是女性中最常见的癌症类型（Siegel 等，2019）。某些基因产物的水平，包括雌激素受体（ER）、孕激素受体（PR）和人上皮生长因子受体 -2（HER2），将乳腺癌分为四种亚型，包括 luminal A 型、luminal B 型、HER2 阳性和基底样（三阴性）乳腺癌（Viale，2012）。不同亚型之间的鉴别诊断对治疗方法至关重要。此外，所有乳腺癌中约 20% 是导管原位癌（DCIS），这是一种异质性疾病，也是侵袭性乳腺癌的潜在征兆（Burstein 等，2004）。区分高风险和低风险 DCIS 是一个挑战，因为大部分 DCIS 注定不会成为侵袭性的。与 ER 阴性、PR 阴性和三阴性乳腺癌患者相比，miR-16 在 ER 阳性和 PR 阳性乳腺癌患者中水平更高，同时还发现与 DCIS 患者和健康女性相比，miR-16 在肿瘤复发的 BC 患者中水平更高（Ni 等，2018）。这表明 miR-16 水平可能用来区分不同的 BC 亚型。

在 NSCLC 患者中，许多类型的 miRNA 在疾病的不同阶段显示出不同的组成。甚至在出现明显的临床症状之前，就可以观察到 miRNA 水平的差异。例如，I 期和 II 期 NSCLC 患者的 miR-145、miR-20a、miR-21 和 miR-223 水平升高（Zhang 等，2017）。此外，在结肠癌患者的早期检测到 miR125-3p 水平降低（Wang 等，2017），miR23a-3p、miR-27a-3p、miR-142-5p 和 miR-376c-3p 水平升高（Vychytilova-Faltejskova 等，2016）。在早期胶质瘤中，血清 miR-1825-3p 水平低于健康个体，且与不良预后相关（Xing 和 Zeng，2017）。尿中 miR-21-5p、miR-141-3p 和 miR-205-5p 水平升高与膀胱癌和前列腺癌患者的肿瘤分期相关，与良性前列腺肿瘤相比，这些水平的差异与恶性前列腺癌相关（Ghorbanmehr 等，2019）。

16.7　外泌体 microRNA 作为癌症复发和转移的预测因子

肿瘤转移在削弱治疗效果、增加肿瘤复发和降低总体存活率方面起着关键作用（Gandaglia 等，2015）。不幸的是，目前还没有可靠的生物标志物来预测肿瘤在不同器官部位的复发。由于许多 miRNA 与不同癌症阶段和转移有关 (Calin 和 Croce，2006)，它们是潜在的指示肿瘤复发的生物标志物。在非小细胞肺癌患者中，发现转移灶中 miR-497-5p 水平降低 (Huang 等，2019)。MiR-497-5p 可以靶向和调节多种 mRNA 的翻译 / 稳定性，包括编码 FGF2 等蛋白质的 mRNA，这些蛋白质可能有助于肿瘤的迁移和侵袭 (Huang 等，2019)。miR-148a-3p 水平的降低与卵巢癌的淋巴结转移有关 (Gong 等，2016)，这表明 miR-148a 是卵巢癌复发以及卵巢肿瘤迁移和侵袭的有用标志物。此外，胃癌患者 miR-106a-5p 的水平升高与发生转移的可能性相关 (Yuan 等，2016)。为了提高对肿瘤复发和转移的预测，需要进一步筛选原发灶和转移灶中的 miRNA。

在 Ⅱ 期和 Ⅲ 期结肠癌患者中，miR-4772-3p 的水平与复发风险增加和生存率降低呈负相关 (Liu 等，2016)。结直肠癌患者血清中 miR-19a 水平升高预示着癌症的复发 (Matsumura 等，2015)。肝细胞癌 (HCC) 的复发是包括肝移植在内的治疗的关键因素。miR 718 水平的降低与肝移植后肝细胞癌的复发和不良预后有关 (Sugimachi 等，2015)。在复发性前列腺癌患者中，miR-141、miR-146b-3p 和 miR-194 的水平升高 (Selth 等，2013)，转移瘤和原发性肿瘤中 miR-194 的高水平与不良预后相关 (Selth 等，2013)。复发性胶质瘤患者脑脊液 miR-21 水平高于健康人，但胶质瘤患者血清来源的外泌体 miR-21 水平与非肿瘤对照组无明显差异 (Shi 等，2015)。

16.8 结语

在过去的几十年里，癌症治疗有了巨大的进步。然而，由于治疗抵抗、肿瘤复发和晚期诊断，一些类型的癌症的总体存活率仍然很低。此外，癌症的准确诊断和特定癌症特征的识别在治疗中非常重要，并对治疗结果起着至关重要的作用。虽然随着时间的推移，癌症诊断已经有所进步，但识别敏感且侵袭性较小的癌症生物标志物仍是关键。由于一些因素，循环中的外泌体 miRNA 提供了一种令人兴奋的、可能准确的新的癌症生物标志物 (表 16.1，潜在的外泌体 miRNA 作为癌症生物标志物的列表)，以帮助描述这些特征。首先，许多 miRNA 可以调节不同的致癌途径，它们可以促进癌症的发生，进展，抑制和治疗反应，使其成为潜在的有用的癌症进展预测因子。此外，在具有不同特征的肿瘤中，外泌体 miRNA 的独特或优先表达谱使 miRNA 成为确定和（或）预测这些特征的良好候选者，而不需要肿瘤活检。它可以提供关于肿瘤分期、治疗反应、肿瘤进展、癌症亚型分类及其可能复发的广泛信息。由于外泌体膜含有脂质双分子层，所以 miRNA 是稳定的，并且不会在生物体液中降解：与其他类型的 RNA 相比，miRNA 的稳定性使其成为首选分子，而其他类型的 RNA 可能会由于极端的 pH 和温度或长时间储存等恶劣条件而降解

表 16.1 用作癌症潜在生物标志物的外泌体 microRNA 列表

生物标志物类型	miRNA ID	表达方式	癌症类型	参考文献
诊断生物标志物	miR-101 and miR-372	升高	乳腺癌和三阴性乳腺癌	Eichelser et al(2014)
	(miR-21, miR-141, miR200a, miR-200c, miR-200b, miR-203, miR-205 and miR-214)	升高	卵巢癌	Taylor and Gercel-Taylor (2008)
	(miR-17-3p, miR-21, miR-106a, miR-146, miR155, miR-191, miR-192, miR-203, miR-205, miR-210, miR-212, and miR-214)(miR-378a, miR-379, miR-139-5p, and miR-200-5p)	升高	非小细胞肺癌 (NSCLC)	Rabinowits et al. (2009) Cazzoli et al (2013)
	miR-21	升高	食管鳞状细胞癌 (ESCC)	Tanaka et al(2013)
	miR-21 and miR-4454	升高	膀胱癌	Armstrong et al(2015)
	miR-21-5p, miR-574-3p, and miR-141-5p	升高	前列腺癌	Samsonov et al(2016)
	miR-17-5p and miR-92a-3p	升高	结直肠癌	Fu et al(2018)
复发和转移生物标志物	miR-497-5p	降低	肺转移	Huang et al(2019)
	miR-148a-3p	降低	卵巢癌淋巴转移	Gong et al(2016)
	miR-106a-5p	升高	胃癌转移	Yuan et al(2016)
	miR-4772-3p	升高	II期和III期结肠癌复发	Liu et al(2016)
	miR-19a	升高	结直肠癌复发	Matsumura et al(2015)
	miR-718	降低	肝细胞癌复发	Sugimachi et al(2015)

续表

生物标志物类型	miRNA ID	表达方式	癌症类型	参考文献
区分生物标志物	miR-141, miR-146b-3p and miR-194	升高	原发性癌症复发	Selth et al(2013)
	miR-21	升高	胶质瘤复发	Shi et al(2015)
	miR-373, miR-200a, miR200b, and miR-200c	升高	来自良性卵巢肿瘤的恶性肿瘤	Meng et al(2016)
	miR-143/145 and miR-144/451	降低	脂肪肉瘤亚型	Gits et al(2014)
	miR-16	升高	来自 DCIS 患者的乳腺癌	Ni et al(2018)
	miR-145, miR-20a, miR-21, andmiR-223	升高	I 期和 II 期非小细胞肺癌	Zhang et al(2017)
	miR125-3p miR23a-3p, miR-27a-3p, miR-142-5p, and miR-376c-3p	降低 升高	早期结肠癌	Wang et al(2017) Vychytilova-Faltejskova et al(2016)
	miR-1825-3p	降低	早期胶质瘤	Xing and Zeng(2017)
	miR-21-5p, miR-141-3p, and miR-205-5p	升高	恶性原发癌症与良性原发性肿瘤	Ghorbanmehr et al(2019)
药物反应生物标志物	miR-21	升高	胃癌顺铂耐药性研究	Zheng et al(2017)
	miR-195, miR-455-3p, and miR-10a miR-221	升高 升高	替莫唑胺对胶质瘤的耐药性	Ujifuku et al(2010) Yang et al(2017)
	miR-155	升高	胰腺导管腺癌对西吉他滨的耐药性	Mikamori et al(2017)
	miR-19a	升高	晚期结直肠癌患者的 FOLFOX 耐药性	Chen et al(2013)

续表

生物标志物类型	miRNA ID	表达方式	癌症类型	参考文献
	miR-34a	降低	去势抵抗性前列腺癌中的多	Corcoran et al(2014)
		升高	西紫杉醇耐药性	Yang et al(2014)
			增加肝细胞癌细胞系对索	
			拉非尼的敏感性	
	miR-140 and miR-215	升高	人体对甲氨蝶呤、5-氟尿嘧	Song et al(2009, 2010)
			啶和托莫地的耐药性	
			骨肉瘤与结肠癌细胞	
	miR-9	升高	卵巢癌对DNA损伤化疗的	Sun et al(2013)
			敏感性增加	
	miR-122	降低	肝癌对紫杉醇的耐药性	Sun et al(2016)

（Chen 等，2008）。外泌体 miRNA 的稳定性和可获得性增加了它们作为癌症生物标志物的潜力。

使用 miRNA 作为癌症的生物标志物是一个发展中的领域，有许多应用前景。miRNA 的一个潜在用途是将其用作诊断生物标志物：尽管已经存在多种方法来诊断癌症和识别影响治疗反应的特征，但它们在某些（也许是许多）癌症类型中的使用有限。外泌体 miRNA 是理想的选择，因为它们很容易获得，并且可以以相对较小的侵入性（最多是针刺）从血液、唾液和尿液中获得。在癌症早期和对健康人群的筛查中，可以观察到个体 miRNA 的异常水平和生物体液中 miRNA 的证型，以识别那些有患癌症风险的人。

此外，某些 miRNA 可以解释其在调节癌症患者的治疗耐药性方面发挥作用：根据不同的外泌体 miRNA 水平对患者进行区分，可以帮助选择那些能够带来更好的生存和生活质量结果（包括治疗相关毒性的减少）的治疗方法。miRNA 对治疗反应的影响需要进一步的研究。更好的了解将有助于优化治疗，并有助于预测癌症复发和转移，以确定需要加强跟踪和治疗来减少和（或）治疗转移的患者（例如，长期药物治疗以减少可能但未被识别的转移的生长）。此外，miRNA 在特定的癌症亚型中独特或优先表达，并在良、恶性肿瘤之间存在差异，有可能区分具有不同特征的肿瘤，这些在治疗选择和预后方面具有重要意义。

尽管外泌体 miRNA 作为癌症生物标志物的应用前景广阔，但一些研究报道了这种潜在用途的不可行性（Sapre 等，2014）。这一挑战至少可以部分解释为缺乏获得和评估完整的 miRNA 的方法，缺乏从适当的生物体液和组织中获得完整的 miRNA 组的方法，缺乏在适当的时间收集 miRNA 的方法，以及缺乏在肿瘤进展的适当阶段收集 miRNA 的方法。这些测量方法质量的降低可能会模糊肿瘤特征和 miRNA 之间的相关性和因果关系。此外，单个 miRNA 和肿瘤特征之间的关联可能不如 miRNA 组和肿瘤特征之间的关联有价值。例如，据报道 miR-21 在肺、肝、前列腺和乳腺癌患者中的表达增加：由于迄今为止的重点是前者，因此在未来的研究中更应该突出后者的价值。

致谢：作者要感谢韦仕敦大学舒立克医学和牙科学院肿瘤学、微生物学和免疫学系的 James Koropatnick 教授，感谢他对这篇综述的修改和建议。

资助：本项目的工作得到了加拿大沙特文化局和劳森内部研究基金的支持。

利益冲突：作者声明没有商业或财务利益冲突。本文不包含作者在人类志愿者或动物身上进行的任何研究。

第 17 章　外泌体用于药物递送

Fahad A. Almughem，Abdullah A. Alshehri，Mohammad N. Alomary

摘要

在过去的几十年里，大量的治疗药物和疫苗横空出世，对于药物递送系统的安全有效性提出了更大的需求。设计出可以靶向特定器官和能通过血脑屏障的药物递送系统仍然是一个巨大的挑战。在已经研发的几种药物载体，例如银涂覆的纳米颗粒，脂质体和外泌体中，由于外泌体的来源天然，能通过血脑屏障，从而受到了很多关注。已有相当多的研究和临床试验介绍了外泌体作为递送载体来递送药物例如蛋白质，小分子，核糖核酸（RNA）和脱氧核糖核酸（DNA）。尽管外泌体的应用已经取得了很大的成就，但仍然面临许多挑战，例如可能产生细胞毒性，不必要的体内相互作用和难以达到临床用量，这些都需要进一步研究。在本章中，我们讨论了外泌体作为药物递送的许多问题，并介绍了外泌体的组成，表征和功能。我们关注外泌体在药物递送方面的研究。此外，外泌体作为药物递送系统的主要优点和缺点在本章也有涉及。

缩略词

ATP	三磷酸腺苷	BACE1	β- 分泌酶 1
BBB	血脑屏障	C1C2	连接蛋白 -1 来源的肽
cDNA	互补脱氧核糖核酸	CPP	细胞穿膜肽
DDS	药物递送系统	DLS	动态光散射
DNA	脱氧核苷酸	EGFR	内皮生长因子
EPR	高通透性和滞留效应	FDA	食品药品监督管理局
GM3	单唾液酸四己糖神经节苷脂	HGF	肝细胞生长因子
HMG-17	高迁移率蛋白 -17	IFN-γ	干扰素 -γ
ILV	管腔内囊泡	ISEV	国际细胞外囊泡协会
Lamp2b-IL3	溶酶体相关的膜蛋白	LT	白三烯
LDHB	乳酸脱氢酶 B	miRNA	微小 RNA
MHC	主要组织相容复合物	MS	质谱分析

mRNA	信使核糖核苷酸	ng	纳克
MVB	多囊泡体	PBMC	外周血单核细胞
nm	纳米	PEG	聚乙二醇
PD	帕金森综合征	Rab	Ras 相关蛋白
PS	磷脂酰丝氨酸	siRNA	小干扰 RNA
RNA	核糖核苷酸	TEX	肿瘤来源的外泌体
SM	鞘磷脂	VEGF	血管内皮生长因子
TSG101	肿瘤易感性基因 101		

17.1　引言

将药物递送到靶器官以及避免副作用对于全世界的药物研发者来说都是一个挑战。药物与非靶器官的相互作用也许会对身体造成毒副作用，这在肿瘤化疗药物中比较常见。此外，由于药物难以通过血脑屏障，导致大部分心脑血管疾病都难以治疗。药物递送方向的最新进展旨在增强靶向策略以及控制药物释放。大分子材料由于其体内不稳定性，低吸收率和低生物利用度而不适用于药物递送。

因此，基于纳米材料的药物递送是一种充满吸引力的策略。纳米粒子根据性质可以分为无机纳米粒（例如银和金纳米粒）和有机纳米粒（如脂质体和外泌体）。脂质体已经被用作递送抗肿瘤药、抗寄生虫病药的载体，布比卡因脂质体已经用于缓解疼痛。脂质体人工合成的性质导致许多研究聚焦于脂质体稳定性、细胞毒性、免疫排斥反应。这两种附着或包封药物的纳米粒的特点在于它们的稳定性好，生物利用度高和低细胞毒性。

外泌体被定义为衍生于各种细胞的膜囊泡。细胞膜衍生的膜囊泡，包括凋亡小体（直径 $50 \sim 5000nm$），微泡（直径 $50 \sim 1000nm$）和外泌体（直径 $40 \sim 100nm$）。这些囊泡的生物形成途径，大小，脂质含量和囊泡内装载的物质不同。外泌体的内容物通常是蛋白质或 RNA。外泌体的结构和大小使他们成为药物递送的优良选择。外泌体具有几个特征适用于药物递送，例如①优良的稳定性，使其能够运输到远处的靶器官；②亲水的核心能包封水溶性药物；③来源于宿主的外泌体不会引起宿主免疫排斥反应。此外，它们通过简单的膜融合实现靶向递送。外泌体在体内和体外可以实现同等的递送效率。外泌体的性质允许包载疏水性和亲水物质从而可以包封许多类型的药物，如催化剂，姜黄素、紫杉醇、RNA、DNA、多柔比星和紫杉醇。在体外包药过程中，将药物分子加入预先纯化的外泌体，通过孵育，超声处理，挤出，电穿孔或简单混合的方法来包载。药物在外泌体的生物形成过程中可以实现体内包载，这种方法适用于不能在体外包载的药物，例如大分子量核酸

（信使 RNA，mRNA）以及跨膜和胞质蛋白。接下来将对外泌体的定义，组成，功能，包药的方法及其在药物递送方面的应用进行讨论。

17.2　外泌体的组成和表征

外泌体是在某些细胞外基质中发现的自然来源的纳米囊泡，特别是免疫细胞，如巨噬细胞、T 细胞、B 细胞和树突细胞。外泌体的直径为 40 ~ 100nm，通过内溶酶体膜的折叠内陷形成多囊泡体（MVB）。MVB 内包含着称为腔内囊泡（ILV）的囊泡。MVB 的内容物既可以在溶酶体融合阶段期间在 pH 为 5 时降解，也可以排出细胞外，排出的外泌体被受体细胞内吞。外泌体的生成有别于微囊泡的生成，微囊泡直径为 100 ~ 500nm，是在浆膜中出芽，但难以将外泌体与微泡完全分离出来。外泌体是磷脂双分子层结构，其具有亲水头朝向外膜和核，加上形成疏水性双层核心的疏水尾部。外泌体的组成取决于供体细胞的来源，供体细胞可以是健康的或者癌细胞。此外，在 B 淋巴细胞和树突细胞中发现了几种黏附分子，例如四苯胺，主要组织相容性复合物（MHC）I 和 II。外泌体的组成非常复杂，并包含几种不同功能的蛋白质的脂质双层，例如外泌体配体和转录因子。还含有几种核酸，例如 microRNA，DNA 和信使 RNA（mRNA），这些核酸可以包封在外部或结合到外泌体表面。脂质组分在外泌体中常见且含量丰富，它们对外泌体的外部稳定性和完整性很重要，例如胆固醇、磷脂酰丝氨酸（PS）、花生素、鞘磷脂（SM）和磷脂酸。根据 Exocarda 数据库中记载的，在外泌体中发现有超过 40 000 个分子，包括约 1639 个 mRNA，764 个 miRNA，4400 个蛋白和 194 个脂质。除了外泌体的大小之外，还可以根据其脂质和蛋白质含量为特征进行鉴别。可以使用不同的技术手段来表征外泌体，例如用动态光散射（DLS）和质谱（MS）鉴定外泌体的大小，用流式细胞术和蛋白质印迹来鉴定外泌体的特征蛋白。国际细胞外囊泡协会（ISEV）报告认为可以通过特异性表面蛋白标记物的存在与否来区分外泌体和其他细胞外囊泡。目前在外泌体中发现的表面蛋白质标记有整合素，TSG101、Flotillin 1、Alix、CD9、CD63 和 CD81。

外泌体的组成成分对于药物递送来说是重要的。比如，外泌体表面含有几种黏合蛋白，例如四跨膜蛋白超家族、CD11b、整合素和 CD18 受体，它们可以增强外泌体对靶细胞的结合，从而增强递送药物的细胞摄入。为了研究如何将外泌体用作药物递送载体以及选择外泌体的合适的细胞来源，关键是要了解外泌体的功能以及接下来要讨论的外泌体的结构影响其功能的方式。

17.3　外泌体的功能

17.3.1　外泌体在免疫系统中的作用和外泌体的保护及再生功能

外泌体在细胞通信以及供体和受体细胞之间的肽、核酸和小分子的转移中具有各种重要的作用。外泌体在免疫监视中具有重要作用。例如，外泌体可以将肿瘤抗原转移到诱导 CD8$^+$ T 细胞依赖性抗癌效应的树突细胞受体。接受肿瘤抗原刺激的免疫细胞需要肿瘤细胞分泌的外泌体在受体细胞中诱导免疫反应。例如，用酸洗脱的肿瘤肽刺激树突细胞分泌的外泌体可以抑制鼠肿瘤的生长，并通过 T 细胞依赖的机制清除肿瘤。这项研究的结果表明，暴露于特异性抗原的免疫细胞（如树突细胞）可以在某些疾病的有效疗法中诱导外泌体包封特定物质。具体例子如暴露于人乳腺腺癌细胞（SK-BR-3）的树突细胞分泌外泌体会刺激 T 细胞增强 IFN-γ 的分泌。IFN-γ 导致肿瘤回退。因此，如上所述根据外泌体在免疫应答中的作用，源自免疫细胞的外泌体可用于治疗某些疾病，例如癌症或免疫疾病，这是外泌体用于药物递送的一大优势。

外泌体除了在免疫系统和抗肿瘤中的重要作用之外，在受体细胞的保护和再生中也具有显著的功能。来源于间充质干细胞的外泌体是通过增加腺苷三磷酸（ATP）水平，降低心肌细胞中的氧化应激并预防心肌梗死，显示出对特异心脏病的保护治疗作用。外泌体在心肌梗死中的治疗效果是在外泌体中包含的 800 多种蛋白质作用的结果，这些蛋白质补充了在心肌细胞缺乏的蛋白质。这项研究表明，外泌体可用作通过将多种蛋白质传递到受体细胞来作为再生或保护特异性细胞的治疗工具。

17.3.2　外泌体中天然包含的物质的作用

核酸，尤其是 miRNA 和较小程度的核糖体 RNA，在外泌体中高度富集。外泌体对受体细胞进行单向定位并转移 miRNA，会导致受体细胞中的表型变化。例如，含有 miRNA-320，miRNA-29a，miRNA-1，miRNA-214 和 miRNA-126 的外泌体影响受体细胞的血管生成，肿瘤发生，胞外分泌和造血功能。特别是外泌体可含有长的非编码 RNA。据报道，含有长非编码 RNA 的外泌体影响受体细胞的活性。这是由于长非编码 RNA 与各种蛋白质相互作用，例如 HMG-17、乳酸脱氢酶 B（LDHB）和 CSF2RB。然而，在来源于癌细胞的外泌体中发现的一些长非编码 RNA 在癌症发病中具有至关重要的作用。在人类肝癌细胞中发现了几种改变的长非编码 RNA，其中最有影响力的 Tuc339 可以增强肿瘤细胞的增殖和黏附。研究人员使用 siRNA 特异性敲除 Tuc339，发现能减少肝癌细胞增殖。这些结果表明，外泌体的核酸转移功能有希望用于基因递送，但它具有一些限制，例如脱靶效应。除了对受体细胞产生影响的核酸之外，外泌体还含有脂质，不仅对于外泌体完整性至关重要而且还用于诱导一些脂质衍生的酶。脂质衍生的酶具有几种功能，可对脂溶性活性或脂质合成活性产生影响。源自树突细胞或巨噬细胞的外泌体含有不同的酮脂质生物合成的酶，这对于促炎脂质介质的作用不言而喻。此外，巨噬细胞分泌的外泌体中合成的主要脂质是白三烯（LTA4 和 LTB4），而树突细胞分泌的外泌体的合成的白三烯是LTC4。

随着上述对外泌体的自然功能的认识逐渐清晰，在了解外泌体的分离使用之前先找到合适的靶点更加重要，因为用于外泌体包载治疗分子的若干机制，例如用于基因治疗的核酸，或用外泌体进行免疫治疗需要用到免疫细胞。外泌体的包载机制和外泌体递送的合适路径将在下一节中解释。

17.4　外泌体包载治疗药物

几种来源于不同细胞系的外泌体可用于治疗应用。选择合适的细胞系来源是很重要的，因为在不同的细胞系中分离出的外泌体的组成和性质不同。用于递送治疗性药物的外泌体来源不限于哺乳动物细胞系，包括植物和果实类来源的细胞系，这些可以是更安全的替代品。例如，用植物来源的外泌体将姜黄素递送至结肠治疗结肠癌，这项研究已到达 I 期临床试验阶段。另外，特别的细胞系，例如树突细胞系，可以产生适于治疗癌症或免疫疾病的外泌体。为了将治疗药物包载到外泌体中，必须选择合适的负载方法，这取决于递送的药物类型。例如，该药物是核酸类或肽类。将治疗药物包载到外泌体的两种方法是被动包封和主动包封。

17.4.1　被动包封

被动包封涉及的方法简单，包括在外泌体和供体细胞中孵育药物。治疗药物分散在外泌体中；因此，包封的效率取决于药物的疏水性。疏水性药物可以被外泌体疏水外侧捕获，已有文献报道来源于小鼠淋巴细胞的外泌体包载疏水性药物姜黄素。

第二种被动包封方法涉及在供体细胞中孵育治疗药物，其中药物可以在外泌体的形成过程中被包封。该方法对于外泌体的免疫疗法或癌症治疗可能很有用。供体细胞主要来自免疫细胞系，例如巨噬细胞或干细胞，包括间充质基质细胞。紫杉醇是一种用于治疗癌症的化疗药，与构成间充质基质细胞模型的 SR4987 鼠细胞一起培养。结果表明由来源于 SR4987 鼠细胞释放的外泌体包封的紫杉醇使 CFPAC-1 人胰腺细胞增殖显著减少。

外泌体包封治疗性蛋白质的新方法之一是将编码治疗性蛋白质中的 DNA 转染

到供体细胞中。转染的 DNA 能编码治疗蛋白，并与含有可以编码定位治疗蛋白的肽的 DNA 融合。例如，OVAC1C2 cDNA（互补 DNA）由编码卵清蛋白的基因与编码将蛋白质定位到细胞外囊泡的 C1C2 肽（Claudin-1 衍生肽）的基因组成。Ovac1C2 cDNA 可以在供体细胞诱导卵清蛋白的表达，卵清蛋白在供体细胞中可以存储于外泌体中。彩图 5 显示了外泌体中药物被动包封的三种方法。被动包封通常被认为是最合适的，因为没有使用外力所以不会影响外泌体的完整性，然而，被动包封技术的负载能力低于主动包封技术的负载能力，治疗药物对供体细胞可能有毒性，可能导致分离出的含有药物的外泌体数量减少。

17.4.2　主动包封

外泌体主动包封的几种方法包括物理和化学缀合方法，每种方法都具有优缺点。目前使用的方法包括挤出、电穿孔、超声处理和冻融循环。外泌体的超声处理法是基于超声波能量能激活外泌体。在超声处理过程中，探针超声仪释放超声波能量，影响外泌体的完整性，使得治疗药物在外泌体变形期间能够渗透。文献报道，虽然超声处理过程会扩大外泌体的大小，但疏水性药物紫杉醇在超声处理过程中可以扩散到外部的疏水性脂质双分子层，而不影响外泌体的稳定性。此外，外泌体对紫杉醇的包封能力很高。

在挤出法包封过程中，治疗药物和外泌体的混合物通过挤出机通过多孔膜，孔径为 100 ～ 400nm。通过挤出机施加到混合物上的外力影响外泌体膜的稳定性，导致药物扩散到外部。关于挤出法是否可以通过改变通过在改变表面电荷或蛋白质而影响外泌体的表面特性来影响外泌体的完整性一直存在争论。据报道，卟啉混合物与 MDA-MB-231 乳腺癌细胞分泌的外泌体反复挤出重复 31 次，由该挤出法制备的药物活力与其他包封方法相比较高。可能是由于挤出次数多；当挤出次数少时，外泌体可保持膜完整性。相反，将挤出法应用于小鼠巨噬细胞系 Raw 264.7 分泌的外泌体与过氧化氢酶蛋白的混合物，结果表明制备的药物在体外转染到 PC12 神经元细胞中具有低细胞毒性和高效性。与通过超声处理制备的制剂具有大致相同的功效，比通过冻融方法或被动技术制备的制剂的效率更高。该结果可能归因于几种原因之一：挤出次数，外泌体和转染细胞类型。在前面的实例中，小鼠巨噬细胞系 Raw 264.7 分泌的外泌体与过氧化氢酶蛋白的混合物挤出了 10 次，而卟啉药物与 MDA-MB-231 乳腺癌细胞分泌的外泌体的混合物挤出了 31 次，这远高于大多数外泌体可以承受的。另外，由于这些外泌体的组成取决于供体细胞的类型，因此不同的外泌体的稳定性可能不同，需要进一步调查。最后，关于转染的受体细胞的类型，在不同细胞系之间转染后对细胞毒性的抗性可能不同。因此，挤出法是否会影响外泌体稳定性或者对外泌体完整性有损害不能直接下结论。

几种其他活性方法，例如冻融或电穿孔技术可能在特定条件下或者在前面所述的方法不适合的时候应用。冻融法，是将有药物或脂质体的外泌体的混合物先冷冻然后解冻，适用于外泌体和脂质体的杂交。然而，该方法可以引起外泌体的聚集，这增加了所得制剂的多分散指数。电穿孔方法是将电场施加到外泌体中在外泌体膜上产生孔，从而提高治疗药物的外部渗透性。该方法广泛用于将亲水性分子（例如siRNA 和 microRNA）包载到外泌体的亲水核心中。然而，电穿孔方法可以引起外泌体的聚集，如脂肪来源干细胞的外泌体。表 17.1 总结了每种方法的优势和缺点。

表 17.1　总结了每种方法的优势和缺点

方法	优势	劣势
1. 被动载药		
药物与外泌体孵育	外泌体结构完整性好	低载药能力
药物在供体细胞中孵育	对于免疫疗法和癌症疾病是安全有效的	药物可能对供体细胞有毒性
转染编码治疗药物蛋白的 DNA 进供体细胞	能持续产生包含药物的外泌体	机制复杂（需要 DNA 的转染然后表达蛋白）
2. 主动载药		
超声法	疏水性双层的高载药能力	增加外泌体的大小
挤压法	疏水性双层的高载药能力	影响外泌体的完整性且最后的产品可能有细胞毒性
冻融法	脂质体与外泌体的杂交	外泌体的聚合
电穿孔法	能负载 DNA、RNA 及亲水性药物分子	外泌体的聚合

17.5　外泌体和纳米载体：相似性和差异

外泌体是纳米级的细胞外囊泡，在可溶性因子的分泌中具有重要作用，通过直接的细胞接触和细胞间交流来运输生物材料。不同的细胞内分子，包括胞质蛋白、膜受体、mRNA，microRNA 和其他非编码 RNA，可以自然地包封到外泌体中并在细胞之间运输以促进和调节通信过程。外泌体保留了纳米递送系统的关键性质，例如增强的渗透性和保留效应（EPR），纳米粒子逃逸循环并积聚在内皮组织中。有趣的是，外泌体还表现出额外的新性质，例如特异性的细胞靶向能力和归巢选择性，主要取决于外泌体的细胞来源。外泌体的这些潜在特征促使研究人员研究外泌体和合成纳米粒之间的相似性，以及它们在细胞靶向和其他内在物理化学和生物学作用方面的差异。理解外泌体特性对药物递送领域具有重要意义，可以将治疗药物有效运输到靶向组织而避免细胞毒性。

　　最优的纳米载体应具有将治疗药物分子运输到靶细胞，保护药物免受巨噬细胞吞噬或降解，细胞毒性低，易于配制，容易获取和运输，成本低的特点。在过去几年中，在体内和体外都应用到了各种合成纳米载体。为了评估天然来源的外泌体作为药物递送系统或转染载体，并确定其成功携带治疗药物的能力，将外泌体与最常用的合成纳米载体（例如脂质体和聚合物纳米颗粒）进行比较。应根据与药物递送面积相关的若干标准比较外泌体作为天然递送系统与其他合成递送系统的相似性和差异；如纳米载体的结构、物理化学性质，与血液成分的相互作用和对靶细胞的选择性；制备过程的成本效益；和药物内化进入靶细胞的途径。在这里，我们主要比较外泌体与脂质体，因为脂质体是类似于囊泡双层脂质膜结构的最成功的纳米载体。

　　据报道，外泌体与脂质体有许多相似之处，这解释了为什么大多数类型的仿生外泌体都是模仿脂质体。外泌体和脂质体都具有脂质双层膜，可以包封亲脂性和亲水分子。亲脂性分子通常被脂质双层捕获，而亲水性分子被包封在纳米载体的核心。外泌体的脂质双层结构形成了内体多室隔间，具有高比例的脂质成分，例如磷脂酰丝氨酸、磷脂酰乙醇胺、胆固醇、鞘磷脂、糖磷脂和磷脂酰胆碱。除了其他类型的脂质之外，这些脂质可用于制备具有类似于外泌体的脂质双分子层的合成脂质体纳米粒囊泡。

　　值得注意的是，几种脂质体配方已被食品药品监督管理局（FDA）批准用于临床，还有更多的在临床试验阶段。然而，自 30 年前发现外泌体以来，没有基于外泌体的制剂被批准用于临床。脂质体的制备通常分为几个步骤：脂质混合，混合脂质薄膜的形成和水合，通过超声处理或挤出将多层囊泡转化为单层囊泡。与之相反，外泌体在体内合成，通过胞吐从宿主细胞中释放，将生物材料运输到其他细胞。对于外源性外泌体的制备，则需要多次离心纯化才能得到一定量的外泌体。

　　任何药物递送系统的物理化学性质，包括流体动力学直径和 ζ 电位，对纳米载体与靶细胞的相互作用，以及它们的循环时间都具有至关重要的影响。纳米颗粒太小，不能被巨噬细胞识别到而从体内清除，而较大的纳米粒难以被靶细胞内化。外泌体的特征在于具有平均直径为 5～200nm 的纳米结构，其性质与脂质体类似。外泌体的大小主要取决于来源的细胞类型，而使用不同的技术可以改变脂质体的尺寸，例如挤出和超声处理，将多层囊泡转化为较低的多分散性指数（PDI）和粒度均匀的单层囊泡。DLS 是常用于纳米颗粒的物理化学表征的评估纳米粒子性质的重要技术。由于外泌体折射率低，难以在混合物中用 DLS 表征外泌体。

　　由于阴离子之间的排斥力，表面带负电荷的纳米颗粒通常难以被细胞膜内化。此外，包括 RNA 和 DNA 分子在内的核酸的装载和封装，更有效方法是用阴离子输送系统。研究用的纳米载体通常带正电荷，以改善细胞膜的吸收摄取。应注意，研究中常用的转染试剂主要是阳离子脂质体或聚合物。纳米颗粒和靶细胞细胞膜之间的静电相互作用增加了接触时间，从而增加了药物分子进入细胞。据报道，外泌体结构中磷脂和细胞表面蛋白使囊泡带负电荷。通过添加阴离子，阳离子或两性离子脂质可以容易地改变脂质体的表面电荷，以制备带有最佳表面电荷的纳米颗粒。

最常用于改善纳米颗粒的聚集和靶向性的方法之一是在纳米颗粒表面修饰上靶细胞细胞膜上受体的特异性配体。例如，修饰叶酸或转铁蛋白配体的纳米载体通过与癌细胞上过表达的受体相互作用，能增强包载化疗药物的治疗效果，增强药物在癌症组织积累。然而，外泌体对它们的来源细胞具有高选择性，减少了将外泌体修饰缀合以改善选择性的需要。例如，T 细胞来源的外泌体对 CD11b + Gr1 + 髓细胞有靶向性。此外，间充质干细胞来源的外泌体有免疫抑制和抗癌治疗的效果。

外泌体的表面组成复杂性是外泌体和脂质体之间的主要差异。外泌体含有的成分能改善靶向效率和细胞内摄取，且这些组分在脂质体的脂质双层中不存在。外泌体含有生物活性的脂质，蛋白质和各种 RNA 分子，有助于靶向受体细胞。外泌体的系列膜蛋白，如四跨膜蛋白超家族，可以促进药物对受体细胞的靶向。此外，作为细胞黏附分子家族的成员，外泌体表面的整合素，能介导其转移至靶细胞。外泌体的脂质组成对于膜蛋白的整合是至关重要的，这影响了血清蛋白的调理作用，从而影响给药后的体内循环时间。

低生物相容性和对靶细胞差的靶向性是使用合成纳米载体的阻碍之一。在使用合成药物递送系统后，免疫系统通过血浆检测到纳米颗粒。血浆中的调理素蛋白可以吸附纳米颗粒，导致它们在循环中清除。外泌体表达的内源性组分，能改善循环时间并避免调理作用，从而防止免疫系统的识别和随后的巨噬细胞的识别吞噬。与使用普通的脂质转染试剂，Lipofectamine 2000 相比，外泌体的血清稳定性好。外泌体表面上的内源性组分的存在是区分外泌体与脂质体的主要因素，脂质体其与PEG 缀合，以避免调理作用并延长血液循环的时间。外泌体给合成纳米载体的表面性质如何影响药物递送系统的稳定性并改善靶向性提供了很好的例子。

为了预知纳米颗粒的命运，必须研究其通过细胞膜内化的机制。细胞内化的主要机制是网格蛋白介导的，网格蛋白介导和微胞饮途径。纳米粒子细胞内化的机制取决于若干因素，例如纳米载体表面上缀合配体的性质，细胞类型和生化特性。最新研究表明，A549 细胞吸收包载 siRNA 的阳离子脂质体主要是依赖于网格蛋白。类似的，外泌体还依赖于内吞作用，通过与靶细胞上特异性受体的相互作用引发的受体介导的内吞将生物材料转运到受体细胞。

17.6 基于外泌体的药物递送策略

17.6.1 小分子药物的递送

已有几项关于外泌体作为抗癌药物的载体的研究。肿瘤来源的外泌体也是一种有前景的方法。已有相当多的研究使用肿瘤来源的外泌体作为携带抗癌药物的载体。这些外泌体源自各种细胞系，例如 HEK293T、MDA-MB-231、PC-3 和 SKOV3 细胞系。肿瘤来源的外泌体可以用包载许多抗肿瘤药物，例如紫杉醇，miR-122，血管内皮生长因子（VEGF）siRNA，肝细胞生长因子（HGF）siRNA 和溶酶体相关膜蛋白 2b- Interlukin 3。肿瘤来源的外泌体包载这些分子具有几种抗肿瘤的机制：①抑制迁移和侵袭；②激活凋亡级联；③诱导肿瘤细胞吞噬作用；④增强 T 细胞增殖和干扰素 - γ（IFN-γ）的上调。

外泌体递送小分子如姜黄素、紫杉醇和多柔比星的能力也有研究。姜黄素是衍生自姜黄的天然多酚物质，具有抗炎、抗肿瘤和抗氧化活性。姜黄素的疏水性降低了其生物利用度，研究发现外泌体能增强其递送效率、活性和生物利用度。在细胞和动物模型中测试了包载姜黄素的外泌体的抗炎作用。发现包载姜黄素的外泌体下调巨噬细胞培养中的炎性细胞因子的水平，并且用包载姜黄素的外泌体治疗的小鼠，能减轻脂多糖诱导的小鼠感染性休克，提高存活率。还有研究报道说，外泌体包载提高了紫杉醇和多柔比星的疗效。发现的外泌体包载多柔比星对实体肿瘤有效。此外，含有多柔比星和紫杉醇的外泌体能有效地穿过血脑屏障从而有效治疗脑肿瘤。

17.6.2　蛋白质药物的递送

外泌体能跨越血脑屏障提供了治疗帕金森病（PD），脑肿瘤和多发性硬化症的新策略。已有利用巨噬细胞来源的外泌体将抗逆转录病毒药物递送到小鼠模型的成功例子。用表达过氧化氢酶的质粒转染巨噬细胞得到的外泌体含过氧化氢酶。过氧化氢酶是一种有效的自由基清除剂，据报道，在体外能减少活性氧水平。这些表明它们能够将其成分递送至靶神经元，因为它们诱导了帕金森小鼠中过氧化氢酶的从头合成和功能的增强。在 Haney 等的研究中，PD 小鼠模型鼻内给予含过氧化氢酶的外泌体。结果显示出脑组织中的外泌体的广泛分布。结果，过氧化酶处理的小鼠表现出小胶质细胞和星状细胞增生减少。在另一项研究中，肠内注射包载 PH20 透明质酸酶的外泌体。外泌体深入渗透到肿瘤中，并且透明质酸被透明质酸酶降解。这使肿瘤退化并且能够提高 T 细胞对肿瘤组织的渗透。在共递送 PH20 透明质酸酶和化疗药多柔比星的外泌体后观察到肿瘤退化。

17.6.3　核酸药物的递送

近些年来，基因疗法有希望治疗某些遗传疾病。可以通过病毒载体、核转染和脂质体来递送功能基因。病毒引发的强烈免疫应答和使用逆转录病毒的严重后果阻碍了使用病毒载体进行基因治疗。外泌体可以安全地将目的基因递送至靶器官。RNA 和 DNA 都可以用外泌体包载用于治疗。

可以用外泌体将外源性小干扰 RNA（siRNA）输送到小鼠的大脑和淋巴细胞、单核细胞和内皮细胞。第一项研究探索外泌体/siRNA 沉默的肠道分泌酶 1（BACE1）表达，这是阿尔茨海默病发病过程的重要因素。静脉给予 siRNA 外泌体能减少 60% 的 BACE1 表达。在另一项研究中，用人源性外泌体包载丝裂蛋白激酶 1 的 SiRNA 能有效地将 siRNA 递送至外周血单核细胞（PBMC）中的淋巴细胞和单核细胞。microRNA（miRNA）也可以包封在外泌体内用于治疗。miRNA 是一种非编码 RNA 的形式，通过与其互补序列结合以控制基因表达。miRNA 具有广泛的适用性；例如，外泌体可以作为 miRNA 的递送系统，如在高度表达表皮生长因子受体（EGFR）受体的细胞系中（例如 MCF-7 细胞系）特异性靶向 EGFR。

17.7　外泌体作为药物载体的主要优点和缺点

近年来，研究药物递送的科研人员注意到外泌体由于其基本优势和独特的脂质和蛋白质的组成而有希望成为转染载体。已知外泌体通过从不同类型细胞分泌到细胞外间隙中，通过这种方式将生物分子和遗传物质运输到细胞参与细胞间信息交流。研究人员试图利用外泌体的特征，增加其对细胞的趋向性，细胞的吸收效率，逃避免疫监视的能力以增强其作用作为活性药物载体的效果。由于脂质体与外泌体的相似性，它们通常一起使用互为对照。将外泌体和脂质体掺入混合囊泡中可以形成一种新的药物递送系统。

外泌体具有制备高效纳米载体的明显优势。负载药物的纳米递送系统的清除是主要挑战之一，因为在巨噬细胞识别纳米颗粒后，会触发免疫系统清除血液中的纳米颗粒。使用传统脂质体后，调理蛋白黏附到未修饰的纳米颗粒表面，导致机体清除纳米粒，减少循环时间。外泌体的磷脂双层可以避免调理作用和其他免疫成分的攻击，并通过内吞作用机制或膜融合来促进生物分子和遗传物质到达靶细胞，而不会影响药物的内在活性。不同脂质组成的外泌体可以增加给药后稳定性和循环时间。例如，外泌体中的神经节苷脂糖（Monosialodihexolylganglioside，GM3）作为囊泡的稳定剂，可以防止它们与血液成分的相互作用。还发现这些脂质增强外泌体的渗透，并由于其亲脂性质而适于负载通过 BBB 的生物分子。神经节苷脂糖避免了免疫系统攻击包载药物的外泌体并延长循环时间。

天然存在于外泌体表面的关键蛋白质和配体促使其通过细胞膜被靶细胞内化并增强外泌体的稳定性。据报道，跨膜蛋白包括连接蛋白、整合素和四跨膜蛋白（CD9 和 CD63），在细胞通信过程中改善了外泌体与细胞膜的融合。这些内源性蛋白质黏附到外泌体的表面，并降低外泌体的免疫原性、清除率和毒性，从而避免了吞噬作用从而增加循环时间。这些特征被证明是促进各种疾病的细胞间药物递送的必要调节因素。外泌体的这些关键特征可以在常用的合成药物递送系统被利用，以最大限度地减少副作用并改善转染效率。尽管在药物递送领域使用外泌体仍然面临许多挑战。外泌体的大规模量产被认为是在临床使用的主要限制之一。用于生产和纯化外泌体的分离方法的产率相对较低，蛋白质含量约为 500ng 每 100 个细胞。外泌体的分离纯化是耗时和劳动密集型的，需要昂贵的设备，包括离心、过滤、过柱等一系列步骤。通过增加细胞的培养时间来增加分泌的外泌体的水平或通过使用大量的细胞培养基或降低培养基的 pH 来减少细胞的孵育时间。

　　药物的低负载率是外泌体作为药物递送系统的另一个限制。被动包药的方法，例如用游离药物与外泌体或供体细胞共孵育的方法的药物包载效率低。活性包药技术可以提高包药效率，例如超声处理或挤出，增强了游离药物分子进入外泌体。通常使用诸如凝胶测定和超速离心法评估外泌体封装药物的效率。然而，在外泌体中定量包封的药物分子相比于在纳米颗粒中定量是更具有挑战性的。

　　对外泌体进行表面修饰可以避免一些局限性，例如与脂质体一起使用。外泌体修饰上细胞渗透肽（CPP）或 PEG 可以改善物理化学性质和胶体稳定性，可以通过将膜与脂质体直接融合来进行外泌体的修饰，以提高体内循环的时间并增加其针对靶细胞的选择性。外泌体与脂质体的融合结合了两种递送系统的优点。

　　对于外泌体使用的长期效果，应该注意它们对整体健康和疾病情况的影响，外泌体在体内的命运和对靶组织的影响，这使我们难以估计外泌体的长期治疗效果和安全性。例如，内化外泌体的细胞类型和外泌体的来源细胞是合理使用外泌体递送系统的重要标准，因为已有文献报道，有些外泌体会促进癌症进展。

17.8　结论与展望

　　外泌体作为一种胞外囊泡，由于它们良好的生物相容性，在药物递送领域开辟了一种新的策略。通常，外泌体在细胞通迅以及肽、核酸和小分子在细胞间的交流中发挥着至关重要的作用。这一特征已被研究人员利用，以制备不同的药物制剂。由于外泌体的来源天然，外泌体具有良好的安全性。外泌体也具有稳定性，因此可以将其药物递送到遥远的靶器官。外泌体的亲水核心能包封水溶性的药物分子。药物分子可以通过几种方式装入外泌体，例如孵育、超声处理、挤出、电穿孔或简单的混合。此外，用表达所需药物分子的质粒转染的细胞可用于在体内产生载药外泌体。尽管在临床前和临床研究中使用外泌体都取得了有希望的结果，但仍然面临许多挑战。在临床研究中，需要大量的外泌体，不容易通过现有技术实现。外泌体被动载药的效率低，也许会限制外泌体作为 DDS 的应用。然而，使用上述装载方法克服了这种限制。在外泌体的体内应用中，它们的长滞留效应，细胞毒性，促肿瘤生成的潜力和调节免疫应答的能力是需要解决的问题。尽管外泌体可以由几种类型的细胞产生，但尚未确定最适合临床应用的外泌体的来源细胞。

　　致谢：我们感谢编辑们的支持。

　　遵守道德标准：本文不包含任何作者对人类参与者或动物进行的任何研究。

　　利益披露：所有作者声明他们没有利益冲突。

　　资助：作者没有为本文的研究、作者身份和（或）出版获得任何经济支持。

第18章 作为一种高级天然药物输送系统的外泌体和支持脂质层

Mahmoud A. Elnaggar，Yoon Ki Joung

摘要

在为克服目前使用的外源性纳米材料诱导免疫系统和低载药量等缺点而不断探索新型先进药物递送系统的过程中，一组具有高度生物相容性和多功能性的药物载体脱颖而出，成为药物载体的"脂基家族"。这一家族的载体是独特的，因为它们对细胞膜具有高度的生物模拟能力，使得它们的毒性不受关注，并且可以改变它们的靶向性能。在这里，我们将重点讨论这个家族的两个主要成员，外泌体和天然衍生的支持脂质层（SLB），由于其在靶向传递领域的广泛应用，作为药物传递平台，近年来引起了研究者的关注。本章的意义在于让读者了解这两种天然衍生载体的历史、优点、缺点、潜力以及在生物医学中的应用。

关键词

外泌体、支持脂质层、细胞膜、脂质载体、药物传递、纳米粒

缩略词

BBB	血脑屏障	CCR5	C-C 趋化因子受体 5 型
DDS	药物传递系统	DOX	多柔比星
EDTA	乙二胺四乙酸	EV	胞外囊泡
HIV	人免疫缺陷病毒	KCl	氯化钾
$MgCl_2$	氯化镁	miRNA	微小 RNA
MSC	间充质干细胞	NEM	N- 乙基马来酰亚胺
PEG	聚乙二醇	PLGA	聚酯（乳酸共乙醇酸）
PM	质膜	PTX	紫杉醇
RBC	红血球	SiO_2	二氧化硅
SiRNA	微小干扰 RNA	SLB	支撑脂质双分子层
Tris-HCl	三（羟甲基）氨基甲烷盐酸盐	VCAM-1	血管细胞黏附分子 -1

18.1　脂质载体

几十年来，为了提高药物的生物利用度和在靶点的积累量，同时降低药物在体内的毒性和避免失活，包埋技术已经成为一项关键技术。自从 20 世纪初，保罗·埃利希提出"魔弹"概念作为化疗的未来（Strebhardt 和 Ullrich，2008）以来，包埋一直是实现这一概念的关键技术。这主要是因为这项技术可以让活性物质直接到达目的地，而无须在体内漫无目的地循环，从而避免了不同的内在代谢、消化和免疫过程。

脂质载体虽然不是一种新发现的药物传递系统（DDS），但由于其高生物相容性、仿生性、生物降解性和表面易修饰性，在医药领域仍然具有很高的潜力（Valetti等，2013）。多年来，利用两亲性脂质分子（如磷脂和脂肪酸）开发了多种类型的此类载体，它们根据所承载的负载量，可专门定制表面电荷、形状和大小（Valetti等，2013）。

尽管类型众多，但最常见的研究包括：

（1）脂质体——迄今为止利用率最高，因为它们呈球形、外膜主要由磷脂双层和水核组成，可以携带疏水性和亲水性药物（Elnaggar 等，2016）。

（2）脂质胶束——这些类型的载体因具有疏水核和胶束形状而闻名，是由具有两亲分子的疏水末端构成外层单分子膜形成的空间结构（Lukyanov 和 Torchilin，2004；Ramanathan 等，2013）。

（3）微囊——这些是基于脂质的气体载体，其中治疗性气体被包裹在磷脂单层内，疏水尾部指向内部，亲水头部指向外部（Elnaggar 等，2017）。

（4）固体脂质纳米粒——新一代基于脂质的载体，在室温和体温下，由包裹均为"固体"的脂质材料的磷脂外层构成（Kammari 等，2017；Mehnert 和 Mäder，2012）（图 18.1）。

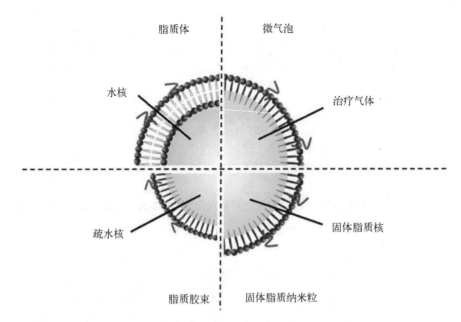

图 18.1　用于药物递送的脂质载体类型的横截面

脂质体由于其磷脂双层外壳而具有水性核心，并且有可能在双层本身携带疏水性药物。微囊、固体脂质纳米粒和脂质胶束由于其外层的单分子膜而具有在其核心携带疏水材料的独特能力。如红线所示，通过抗体、聚乙二醇、配体等物种对外表面进行功能化，可以很容易地增强其靶向性和隐蔽性

18.2　天然衍生脂质载体

18.2.1　外泌体

外泌体是胞外囊泡（EV）家族的一员，首次发现于 1967 年，Wolf 通过高速离心将其从血浆中分离出来（Wolf，1967）。EV 家族还包括微囊和凋亡小泡（Batrakova 和 Kim，2015），它们不仅具有不同的大小范围，而且具有不同的功能和细胞起源（McGough 和 Vincent，2016）。

如图 18.2 所示，凋亡小囊泡粒径是最大的（500～1000 nm），是从死亡细胞上剥落的碎片。微囊为中等大小（100～500nm），是细胞质膜（PM）出芽的结果，而另一方面，外泌体粒径不仅是最小的（40～100nm），而且起源于细胞质中的内小体室，是细胞间通讯的组成部分，因为它们携带重要的生物分子，如蛋白质、脂质、miRNA、DNA 和 RNA（van Niel 等，2018）。

外泌体的特有功能

外泌体具有强大的通讯功能，这点是很重要的，外泌体内含物质（DNA、RNA、蛋白质等）通常与其细胞来源、细胞外环境和功能直接相关。在癌细胞中，

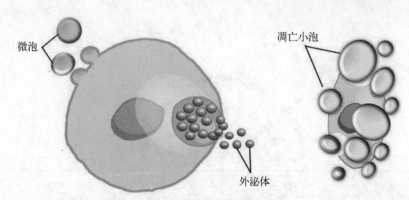

图 18.2　三种主要类型的细胞外囊泡的起源和相对尺寸的示意图：微囊、外泌体和凋亡小泡

外泌体的功能之一是通过在低氧环境中（缺氧期间）传递增强转移的物质来帮助受体细胞适应新的环境（Park 等，2010）。例如，在心血管系统中，来自间充质干细胞的胚胎干细胞外泌体在减少动物模型心肌缺血和再灌注损伤方面发挥作用（Lai 等，2010）。例如，在免疫系统中，外泌体参与 C-C 趋化因子受体 5 型的转移。

将 CCR5 转移到表面不表达 CCR5 的细胞（CCR5-ve），从而促进 HIV-1 的感染（Mack 等，2000）。虽然它们的功能并不局限于这些例子，但它显示了外泌体在维持细胞间生物功能方面的重要性。

外泌体在药物传递中的应用

外泌体的固有结构使其成为在医药领域作为药物递送应用的理想选择。外泌体的外层通常由磷脂双层构成，因此类似于人工制备的脂质体载体，如脂质体。这种相似性使得许多研究人员渴望将其作为新型生物载体加以探索。

外泌体已被广泛应用于神经退行性疾病 [由于其高能力穿越血脑屏障（BBB）]、心血管疾病、抗癌治疗，以及更多的应用，因为其能够携带许多治疗剂，例如 siRNA、miRNA、紫杉醇（PTX）、姜黄素，多柔比星（DOX）和多巴胺等。Liao 等在其他地方总结了所有这些应用和治疗剂（Liao 等，2019）。

外泌体的载药技术

目前，有两种途径将治疗药物装载到外泌体中：预先从细胞中分离出外泌体和载药后再分离外泌体。如图 18.3 所示，在分离前，通过以下方法将其药物装载在供体细胞中。

（1）用微小 RNA 转染细胞，随后微小 RNA 将在外泌体中释放，例如转染 THP-1。携带化学修饰的 miR-143BP 脂质体的巨噬细胞离体细胞，从而导致在供体小鼠体内注射后释放巨噬细胞（Akao 等，2011）。使用这种方法尽管取得了成功，但仍有一个主要缺点，即 RNA 在外泌体中的固有负载尚不清楚，因此通过这种技术产生携带 RNA 的外泌体仍在广泛研究中（Batagov 等，2011）。

（2）外泌体与药物的共孵育，例如，PTX 与间充质基质细胞（MSC）共孵育，然后于在体靶向癌细胞外泌体中释放（Pascucci 等，2014）。尽管该小组取得了成功，并取得了令人满意的试验结果，但由于无法控制外泌体中的载药量，这种方法并非没有局限性。

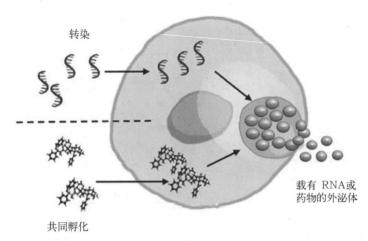

图 18.3　显示了两种主要的外泌体装载方法，即转染法和共培养法。这些方法通过外泌体装载特效治疗剂，然后将其释放到培养基后分离

　　为了克服在分离前进行药物装载的缺点，目前许多研究者采用在分离后将药物加入到外泌体中的方法。分离后载药主要包括两个步骤：第一，体外收集细胞释放的外泌体；第二，在原位手动装载药物。外泌体的收集可以通过三种方法完成：

　　（1）超速离心：即收集培养基，通过逐步增加离心速率，进行一系列离心。每一步离心后，从上清液中分离死亡细胞、细胞碎片和细胞外小泡（完整方案由Théry 等于 2006 年发表）。

　　（2）超滤：这是一种比超速离心更简单、更快、更高效的方法，它涉及一系列连续的过滤步骤，可应用于非常小的样品，最终以滤液中的外泌体结束（Blázquez 等，2018；Heinemann 等，2014）。

　　（3）免疫隔离：这是迄今为止三者中最特异的分离方法；通过在外泌体表面涂有某些生物标志物的特异性抗体的磁珠，使其与样品的其余部分分离，从而在其表面表达某些生物标志物（Clayton 等，2001；Théry 等，2009）。

　　成功分离外泌体后，可通过图 18.4 中总结的任一种方法完成药物装载。

　　电穿孔：这种方法通过短脉冲和高压脉冲在外泌体膜上形成孔，从而使分子进入内核，例如在 Tian 等的案例中，他们将 DOX 添加到从小鼠未成熟树突状细胞中提取的工程外泌体中，这些树突状细胞在其表面表达整合素阳性乳腺癌细胞的靶蛋白。发现包封率约为 20%，与合成脂质载体相当（Tian 等，2014）。

　　主动和被动装载：这些是简单的方法，通过混合外泌体与药物溶液一定时间来装载药物。值得注意的是，当溶液中含有皂苷（导致膜通透性）时，这种方法被称为"主动加载",当溶液中没有皂苷时,只有药物和外泌体存在时,这种方法被称为"被动加载"。使用这些方法,已经证明疏水性药物如 PTX、卟啉、姜黄素等比标准脂质体具有更高的负载效率(Fuhrmann 等,2015;Saari 等,2015;Sun 等,2010)。

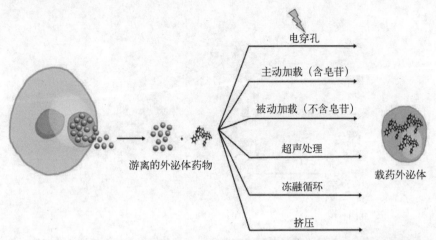

图 18.4 通过超速离心、超滤或免疫分离方法分离后装载外泌体的 6 种最常见方法

超声:是利用超声波破坏外泌体的膜将药物加入到外泌体中,从而使得疏水性药物具有高负载效率和达到药物持续释放。Kim 等的工作表明了这一点,他们用 PTX 装载从巨噬细胞分离的外泌体,并发现装载的外泌体,即使是过度表达药物外排转运体 P- 糖蛋白的耐药癌细胞, 也同样具有非常高的细胞毒性作用(Kim 等,2016)。

冻融循环:在这种方法中,外泌体和药物一起孵育一段时间,然后在 - 80℃快速冷冻,然后在室温下解冻。该过程重复几次,以达到药物的最高装载效率(Haney 等,2015)。

挤出:这是一种简单的方法,使含有外泌体的药物溶液通过具有明确孔径大小的膜来回多次。药物溶液通过孔隙的过程,致使囊泡不断破碎、融合和重塑,从而实现囊泡的装载。正如 Haney 等(2015)所证明的那样,这种方法比超声波方法具有更高的负载率。

18.2.2 基于细胞膜的支持脂质层

为了突破目前使用的纳米载体系统的限制,SLB 在实现尖端制药技术方面发挥了重要作用。自从 Brian 和 McConnell 发现基于磷脂的囊泡在某些基质(如 SiO_2 和云母)上自发形成连续的双分子层(Elnaggar 等,2019)以来,它们在生物传感器等应用中的用途已被广泛研究(Castellana 和 Cremer,2006;Sankaran 等,2015),细胞表面模型(Fabre 等,2012;Tanaka 和 Sackmann,2005),仿生膜(Wang 等,

2015)，药物传递 (Ashley 等，2011；Li 等，2010)。由于药物输送是本章的重点，我们将仅讨论 SLB 作为 DDS 的使用。

从合成到天然之旅

使用这种系统的初步研究仅涉及用于在纳米颗粒上形成包封双层的合成磷脂，例如介孔二氧化硅纳米颗粒和用于基因和药物靶向的磷酸钙 (Lin 和 Haynes，2010；Liu 等，2009a，b；Tarn 等，2013)。由于 SLB 的流体性质，这些"原细胞"也可以用靶向肽和 PEG-2000 等分子进行外部修饰，以分别增强纳米粒子的特异性和隐蔽性 (Ashley 等，2011)。

尽管这些系统取得了成功，但一个更加仿生的系统仍有待实现。一种易于制备且副作用较小的系统，例如由于重复施用聚乙二醇化纳米颗粒而引起的免疫反应。受 20 世纪 80 年代早期利用细胞作为载体在体内传递药物的技术 (DeLoach 等，1981) 的启发，一项涉及提取细胞的 PM 并将其用作纳米颗粒上的 SLB 而不是合成脂质的新技术近年来受到了很多关注 (Luk 和 Zhang，2015)。由于使用这些高度仿生系统，可观察到其靶向能力增强和体内循环时间延长，使得大家对这种系统的研究兴趣浓厚 (图 18.5)。

细胞膜提取方法

形成天然来源的 SLB 包覆纳米颗粒的第一步是从感兴趣的细胞系中提取和纯化细胞膜。提取方法主要有两种：均质法和气泡法。

均质法：在这种方法中，通常先培养细胞，

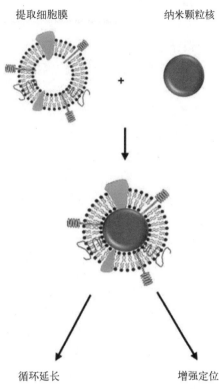

图 18.5　自然衍生 SLB 包覆纳米颗粒。将提取的细胞膜囊泡与不同的载药纳米颗粒混合，制备出循环时间长、靶向性强的药物载体

直到它们达到 80% 的汇合，然后分离细胞，通过离心洗涤并悬浮在低渗裂解缓冲液中。大多数情况下，每 10 毫升溶液中的缓冲液含有 20 mM Tris–HCl、10 mM KCl、2mM $MgCl_2$ 和 1 片不含 EDTA 的微型蛋白酶抑制剂片剂。悬浮后，用一个带紧杆的均质器打碎细胞，然后以 3200g 离心整个溶液 5min，然后收集上清液并以 20 000g 离心 30min，之后丢弃颗粒并且再次以 80 000g 离心上清液 1.5h。此时收集的颗粒应包含 PM 材料 (Rao 等，2016)。使用这种方法的主要缺点是在收集细胞膜时缺乏特异性，因为在经过多轮离心和纯化后仍然可以找到其他基于细胞器的成分。

气泡法：这是另一种方法，可以克服均质的缺点。该方法包括分离囊泡形成剂形成的质膜囊泡，例如甲醛和 N- 乙基马来酰亚胺（NEM），从而获得高纯度囊泡，特别是 PM 来源的囊泡（Scott 等，1979）。一般来说，囊泡可以从多种哺乳动物细胞类型中分离出来，但一般能强烈黏附在培养皿上的细胞类型通常会提供更好的产量和纯度，因为这些细胞在囊泡形成过程中能保持附着在培养皿上，而囊泡本身则被释放到上清液中。收集上清液后，进行离心以收集囊泡，如之前均质方法中所述（Sezgin 等，2012）。

天然衍生支持脂质双层纳米颗粒的给药应用

根据最终产品的目的，最近有大量的细胞膜被用作纳米颗粒的涂层。Gao 等证明，用从大肠埃希菌获得的膜覆盖金纳米颗粒，可以开发出一种抗菌疫苗。他们的研究小组报告说，皮下注射疫苗后，会导致淋巴结中树突状细胞的快速激活和成熟（Gao 等，2015）。Wang 等开发的另一种抗菌疫苗，使用带有葡萄球菌 α- 溶血素的红细胞膜聚乳酸 - 羟基乙酸（PLGA）核心，与未覆盖的纳米粒相比，具有更长的循环时间和对耐药金黄色葡萄球菌的高效性（Wang 等，2016）。

Cao 等开发了独特的抗癌纳米颗粒，对转移到肺部的 4 T1 乳腺癌细胞显示出很高的疗效。他们将载药脂质体包裹在巨噬细胞膜上。巨噬细胞膜含有与癌细胞上的 VCAM-1 相互作用的 α4 整合素，因此巨噬细胞涂层将为颗粒提供递送载药脂质体所需的靶向能力，同时避免在体内被先天巨噬细胞吞噬（Cao 等，2016）。另一方面，Gao 等开发了另一种很有前途的抗癌纳米颗粒，使用明胶纳米凝胶负载 DOX，并用间充质干细胞膜覆盖，因为它们具有癌症靶向性和隐蔽性（Gao 等，2016）。

Rao 等尝试用两种不同的细胞膜包裹的纳米颗粒来获得更好的癌症成像。他们首先测试了含血小板衍生囊泡的铁基磁性纳米颗粒（Rao 等，2017）。其次，他们在上转换纳米探针（即掺杂镧系元素的纳米晶体）上涂上了来自许多细胞系的癌细胞（Rao 等，2016）。纳米颗粒在体内对靶肿瘤细胞表现出更高的亲和力，能够有效逃逸固有免疫系统，增强肿瘤成像。

18.3　结论

外泌体和细胞膜 SLB 具有独特的生物模拟功能，在药物传递领域具有广阔的应用前景。尽管它们具有潜力，但由于许多原因，它们在市场上的大规模使用受到限制。首先，与使用合成产物不同的是，分离和制备的复杂性导致其产率较低（Li 等，2018）。其次，在分离过程中，纯度始终是一个值得关注的问题，因为目前的策略很少提供绝对纯的囊泡，而且总是有一定比例的杂质，含有不需要的细胞成分和细胞外成分，如高密度脂蛋白（Yuana 等，2014）。最后，与人工合成的脂质纳米粒不同，能够控制囊泡上的表面标记物是非常重要的吗？这也是一个挑战，因为我们不仅在一定程度上不知道这些肽的完整功能，而且其中一些还可能引起针对载体的免疫反应。除非开发出新的提取技术，从而使这些系统进入临床试验的下一步，否则解决这些限制是不可能的。要在市场上真正找到这些疗法，我们还有很长的路要走，但由于它们的巨大潜力，我们可以预见它们将成为未来一代的药物输送系统。

致谢：这项工作得到了 KIST 计划（2E30341）的支持，通过国家科学研究基金会、ICT 和未来规划（MSIP，韩国）。

涉及人类和动物研究的伦理批准：本文不包含任何作者对人类参与者或动物进行的任何研究。

彩图

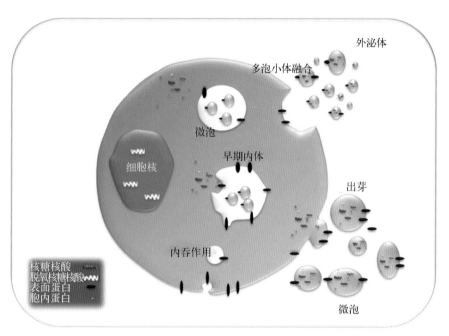

外泌体

多泡小体融合

微泡

早期内体

细胞核

出芽

内吞作用

微泡

核糖核酸
脱氧核糖核酸
表面蛋白
胞内蛋白

彩图 1 EV 分泌和生物发生的主要途径。外泌体通过核内体向内出芽形成，并通过质膜与多泡小体（MVB）融合分泌

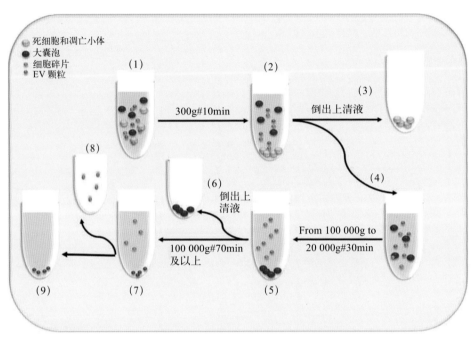

死细胞和凋亡小体
大囊泡
细胞碎片
EV 颗粒

(1)　300g#10min →　(2)　倒出上清液 →　(3)

(4)

From 100 000g to 20 000g#30min

(8)

(6)　倒出上清液

(9)　(7)　100 000g#70min 及以上 ←　(5)

彩图 2　经典超速离心步骤。为了产生更小的微粒，离心力（RCF，单位 g）和离心时间都要增加（1，2）体液样本或条件培养基在 300g 离心 10min 以去除凋亡小体和死细胞；（3，4）弃掉沉淀，保留上清用于下一步骤；（5，6）转速从 100 000g 降低至 20 000g 离心 30min 去除较大的囊泡；（7，8）提高转速至 100 000g 离心 70min 以上收集 EV 颗粒团，弃掉上清；（9）沉淀用 PBS 重悬

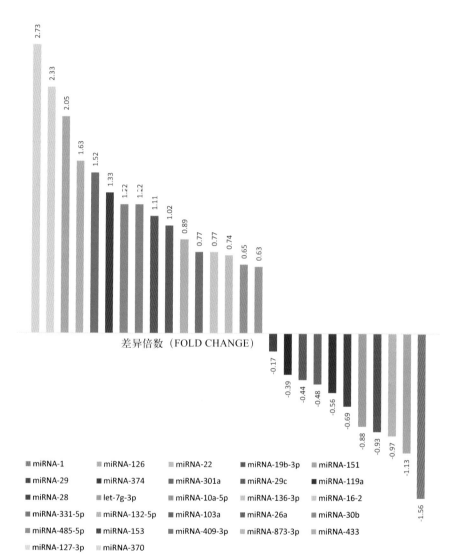

差异倍数（FOLD CHANGE）

彩图 3　PD 患者与健康受试者之间 miRNA 表达的倍数变化（Gui 等，2015）

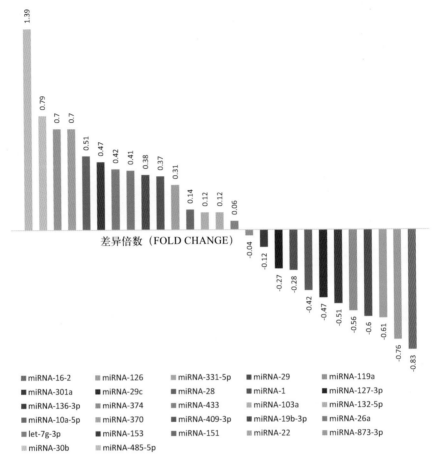

差异倍数（FOLD CHANGE）

■ miRNA-16-2	■ miRNA-126	■ miRNA-331-5p	■ miRNA-29	■ miRNA-119a
■ miRNA-301a	■ miRNA-29c	■ miRNA-28	■ miRNA-1	■ miRNA-127-3p
■ miRNA-136-3p	■ miRNA-374	■ miRNA-433	■ miRNA-103a	■ miRNA-132-5p
■ miRNA-10a-5p	■ miRNA-370	■ miRNA-409-3p	■ miRNA-19b-3p	■ miRNA-26a
■ let-7g-3p	■ miRNA-153	■ miRNA-151	■ miRNA-22	■ miRNA-873-3p
■ miRNA-30b	■ miRNA-485-5p			

彩图 4　AD 患者与健康受试者之间 miRNA 表达的倍数变化（Gui 等，2015）

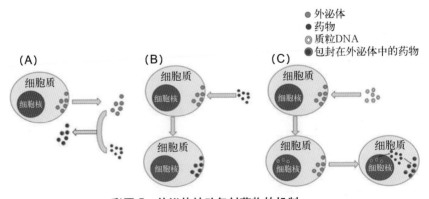

彩图 5　外泌体被动包封药物的机制

A. 从供体细胞中分离出外泌体，然后将纯化的外泌体与药物混合；B. 将药物转染进供体细胞，然后将其包封在细胞内部的外泌体中；C. 含编码治疗性蛋白质药物的质粒 DNA 与编码将治疗蛋白定位于外泌体的肽的 DNA 转进供体细胞的细胞核。此后，发生质粒 DNA 的转录和翻译，就会产生包含药物的外泌体